U0239993

骨肌影像诊断技巧丛书

第2版

肩关节磁共振诊断

〔日〕佐志隆士　　〔日〕井樋荣二　　〔日〕秋田惠一　**编著**

徐妍妍　孟华川　孙宏亮　**主译**

袁慧书　谢　晟　黄振国　**主审**

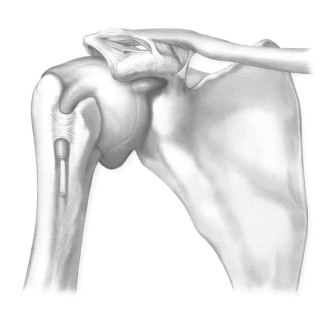

北京科学技术出版社

Authorized translation from the Japanese language edition,entitled
改訂第2版 肩関節のMRI–読影ポイントのすべて

ISBN:978-4-758-31041-3
編集：佐志 隆士　井樋 栄二　秋田 恵一

KAITEI DAI2HAN KATAKANSETSU NO MRI–DOKUEIPOINTO NO SUBETE by Ryuji Sashi
Copyright © MEDICAL VIEW, 2011
All rights reserved.
Original Japanese edition published by Medical View Co.,Ltd.
Simplified Chinese translation copyright © 2021 by Beijing Science & Technology Publishing Co.,Ltd.
This Simplified Chinese edition published by arrangement with Medical View Co.,Ltd.,
Tokyo, through HonnoKizuna, Inc., Tokyo, and Eric Yang Agency, Inc.

著作权合同登记号：图字01–2020–4291号

图书在版编目（CIP）数据

肩关节磁共振诊断 ： 第2版 ／（日）佐志隆士，（日）井樋荣二，（日）秋田惠一编著；
徐妍妍，孟华川，孙宏亮主译. -- 北京 ： 北京科学技术出版社，2021.6
　　ISBN 978–7–5714–1197–8

　　Ⅰ. ①肩… Ⅱ. ①佐… ②井… ③秋… ④徐… ⑤孟… ⑥孙… Ⅲ. ①肩关节—磁
共振成像—诊断 Ⅳ. ①R684.04

　　中国版本图书馆CIP数据核字（2020）第214271号

责任编辑： 尤玉琢
责任校对： 贾 荣
责任印制： 吕 越
封面设计： 申 彪
出 版 人： 曾庆宇
出版发行： 北京科学技术出版社
社　　址： 北京西直门南大街16号
邮政编码： 100035
电　　话： 0086 – 10 – 66135495（总编室）　　0086 – 10 – 66113227（发行部）
网　　址： www.bkydw.cn
印　　刷： 北京捷迅佳彩印刷有限公司
开　　本： 787 mm × 1092 mm　1/16
字　　数： 350千字
印　　张： 20.25
版　　次： 2021年6月第1版
印　　次： 2021年6月第1次印刷
ISBN 978 – 7 – 5714 – 1197–8

定　　价： 260.00元

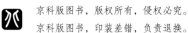

译者名单

主译

徐妍妍　中日友好医院

孟华川　中日友好医院

孙宏亮　中日友好医院

主审

袁慧书　北京大学第三医院

谢　晟　中日友好医院

黄振国　中日友好医院

原著者名单

佐志隆士　八重洲诊所

井樋荣二　东北大学研究生院医学系研究科
　　　　　医科学专攻外科病态学讲座
　　　　　整形外科学专业教授

秋田惠一　东京医科齿科大学研究生院
　　　　　医齿学综合研究科
　　　　　临床解剖学专业教授

中文版序

    佐志隆士、井樋荣二和秋田惠一三位先生合著的《肩关节磁共振诊断》第2版一书从肩关节的基础解剖开始进行讲解，几乎涵盖了所有临床工作中遇到的肩关节非肿瘤性病变。在本书第三部分作者又进一步讲解了肩关节磁共振检查相关知识的诊断要点。内容丰富详细，并配有大量的影像图片，既便于住院医师或影像执业医师的快速学习，也可以用来指导影像专业教学，对其他临床相关专业医师阅读患者的影像资料也有重要的参考价值。针对肩关节病变，MRI检查发挥着日益重要的作用。但由于肩关节本身解剖结构相对复杂，且临床医师对MRI成像原理知识理解有限，因此国内年轻医师在肩关节MRI阅片技能方面有待提升，这也是翻译引进该书的初衷。

    本书以肩关节解剖结构为基础，首先介绍了肩关节解剖结构及在MRI不同方位断面上的正常影像表现。其次在基础部分，分别从解剖学、放射诊断学和临床外科学不同角度对平时所用术语进行解释划定，探讨人体肩部构造的合理性以及潜在的缺陷。最后在临床部分，详细描述了与肩部疼痛相关的一系列非肿瘤性疾病，且每种病变均配有相应的高清影像图片，在适当的地方增加了专业术语的解释。每部分文后还附有作者的个人随笔和感想，使我们在阅读这本书时能真实感受到作者在著书期间的艰辛以及所倾注的心力。

    我国放射科住院医师规范化培训制度正在逐步完善中，翻译并引入本书，既为广大的放射科住院医师和指导教师提供了一本高水平的参考书，也可直接作为临床指导教材。同时令我颇有感触的是《肩关节磁共振诊断》第2版的翻译团队，他们都是年轻的专家学者，富有朝气、又科学严谨，一丝不苟，为了中译本的早日问世，在繁忙的工作之余废寝忘食，字斟句酌，为这本书付出了自己的心血。

    希望这本书的出版能为广大的读者学习肩关节MRI诊断有所帮助。

2021 年 4 月 3 日

译者前言

肩关节是上肢最灵活的关节同时也是最为复杂的关节结构之一，MRI 检查在肩关节病变中发挥着日益重要的作用。佐志隆士先生是日本肩关节影像诊断领域的专家，目前翻译的这本《肩关节磁共振诊断》是日文版第 2 版，在前一版本的基础上增加了肩关节"MRI 正常解剖图谱"及疾病的"诊断要点"。该书几乎涵盖了所有临床工作中常遇到的肩关节非肿瘤性病变，内容极为详实。每一种病变均从基本解剖结构开始讲述，分析相应的运动力学原理并配有典型的影像图片，该书各章节中穿插着一些特别的对话段落，从放射诊断专业新手角度提出问题，然后从临床外科及解剖专业角度予以解答，将影像学表现与基础解剖、临床表现紧密的联系在一起，不仅可以帮助放射诊断专业医师快速入门，对其他临床专业医师也是一本很有参考价值的专业书。

该书的翻译工作启动于 2019 年 3 月，先后经过了初译多次审校，于 2021 年 5 月正式出版。所有译者以及审校专家反复推敲原文，在尽可能保留和表达原著含义的基础上，用符合中文的语言习惯和规范化术语对原著进行阐释，力求将最好的原著内容呈现给读者。

在该书翻译期间国内爆发了新型冠状病毒感染疫情，这一事件无论是对医学界还是整个社会都是一场巨大的冲击和考验，也因此翻译工作曾一度停滞。庆幸的是国家强有力的管控和应对措施有效的控制了国内疫情的蔓延。挺过那段紧张到令人窒息的日子，才发现往日平静的岁月如此珍贵。当我们能够重拾该书翻译工作的时候，内心更多的是感恩，也更希望自己能够为国内医学事业奉献绵薄之力。

本书的翻译工作主要由孙宏亮副教授、孟华川先生和我合力完成，并有幸得到北医三院袁慧书主任、中日友好医院谢晟主任及黄振国主任的精心审校，以及出版社诸位老师的支持，在此一并感谢！

在翻译的过程中书的内容虽经反复校对和推敲，不妥及错误之处在所难免，恳请各位专家、同道批评指正，以期修正补充。

徐妍妍
中日友好医院放射诊断科

推荐序

整形外科（国内主要指骨科）是一门将包扎固定术、形体艺术、外科手术与影像学等充分结合的一门学问。立志做整形外科医师的人，不仅需要习得各种技术，同时还需要提高影像诊断能力。在美国留学期间，让我感到很惊讶的是，医师的诊室内总能看到影像图片资料以及放射科医师标注的读片意见。这种工作习惯在日本这样的医疗系统之所以不能得到普及的原因，也许是放射科医师的人数太少所致，或者也有可能是他们把精力都放在了中枢神经系统疾病、心脑血管疾病、肿瘤等影像诊断上，而对骨关节的关注过少。因此，很多的整形外科医师们自以为他们更加精通骨关节影像的读片与诊断。这就好似负责灭火的消防员们同时兼任了向急诊运送伤员的任务一样。

本书的作者佐志隆士先生将目光放在了被很多人所遗忘的"肩关节"上。目前精通肩关节的专家屈指可数，佐志先生就是其中之一，他具有一种"超凡能力"，可以将拍摄后的 MRI 影像投影出解剖构造图，并在大脑中进行立体组合来解读疾病的形态。佐志先生可以通过几张影像片子想象出患者的表情以及动作，与其说他是一位科学家，不如说他是一位艺术家也许更为准确。

本书中的 MRI 影像详细展示了各个部位的影像所见。通读各个章节后，你肯定会非常吃惊其中的某些论述竟然会挖掘得如此深入。关于肩袖薄弱区损伤，在日本最早报告这一影像表现的是江原茂（1995）、佐志隆士（2000）两位先生。美国 DW.Stoller、PF.J.Tirman（2004）等放射科医师对此都有所知悉。对于这一疾病整形外科医师们由于缺乏经验而未曾注意到，而上面两位先生通过影像所见准确地捕捉到。笔者对他们的这种卓越见识深表敬意。

MRI 是目前最先进的影像检查技术之一，在诸多影像检查中，人们对 MRI 拍出的影像最为信任。但是，肩关节还属于正被开拓中的检查领域，在静止状态下拍摄的影像，与三维动态关节造影相比略胜一筹的时刻还为时尚早。虽然软组织特别是肌腱断裂损伤的破损形状是可以通过读片发现的，但是无法对瘢痕组织所取代的肌腱组织及功能异常进行准确的解读。作为目前的一个现实难题，即便用最新的 MRI 机器采集的影像，跟术中所见进行对比时也仅有 50% 的一致性。

在本书中的"采集方法"中，整形外科医师曾坦陈应该进行非常细致的拍摄。的确，在不了解临床病情的情况下进行扫描本身就有失对疾病的敬畏之情，也是对患者的一种傲慢、粗暴与不负责任的行为。如果被说成缺乏诊断能力的话实在有些让人哭笑不得。整形外科医师在熟读本书后，应该会去验证和推敲影像诊断与手术所见是否相符。

本书作者用颇具文采的表达以及比喻进行了详实的说明，让读者有一种想一口气读完的冲动与愉悦感。作为朋友虽然也有一些想去补充或修改的地方，但这不属于本人责任范畴。希望各位读者通过仔细咀嚼揣摩书中所写的知识，对今后的临床诊断有所裨益。

2011 年 5 月

信原病院・生物力学研究所

院长　信原克哉

他 序

　　我第一次遇到佐志隆士是在北美放射学年会上，当时他正围绕职业棒球投球手的肩关节MRI影像进行发言。尽管他的英文水平只能说是刚及格，但他对发言主题的把握和展示都非常棒。随后在和他交流时，他问我是否可以到美国杜克大学进修一年，而我当时是杜克大学放射科肌骨影像分组的主席。我感受到了他的热诚和智慧，因而欣然答应他的这一请求。佐志在这一年内仔细地观察我们扫描的技术、阅片的方法以及与骨科医师之间的交流合作方式。他非常努力地完成这本书，并且有时会对我们正在分析的病例提出他的见解（他经常指出我们忽视的一些问题，而这些问题多数对诊断非常有意义），他是我们的一个好伙伴也是我们的好同事。我们非常感谢他的帮助。

　　这本书是关于肩部MRI的综合性手册。它包含了很多实用性信息，使得这个最复杂的成像研究看起来相对简单易懂。这本书不仅适合那些对肩部成像经验不足的放射科新手医师参考学习，还可以为中高年资医师提供帮助。书中的诊断要点以及"失误"讲解能够提高大家肩部MRI影像诊断的准确性，同时这会是一个非常有趣的阅读体验，因为在这本书中很容易感受到佐志的性格魅力。

　　佐志工作非常努力，而且为了离开日本和我们共同学习一年，他做出了很大的牺牲。他的勤奋值得赞扬，而这本书的出版也证明他的付出是值得的。我们十分想念他的笑容和爽朗的笑声，他的确是我们团队的一员，并且让我们的团队变得更好。佐志，感谢你曾经和我们共同学习的时光，我相信会有更多的人会感谢你写了这本书。

2000 年 8 月

杜克大学医学中心放射科

Clyde A.Helms, M.D.

自　序

第 1 版的《肩关节磁共振诊断》于 2000 年发行时，笔者感觉很有成就感，甚至觉得笔者这一生活得很值。但是，笔者很快就想要修订再版，于是向 MEDICAL VIEW 出版社询问了修订再版的条件。具体如下：①销路良好；②内容陈旧；③时隔五年。在这三个条件都满足后笔者进行了多次尝试。

2010 年 12 月笔者从秋田大学辞职，正好得到一个机会，到影像中心八重洲诊所作为常勤医师开始工作。这里不仅有可以让我全身心投入肩关节 MRI 读片的环境，还有丰富的病例，以及东京八重洲这一绝佳的地理位置。

这次修订出版第 2 版《肩关节磁共振诊断》有三个要点。

（1）病例照片来自最新 MRI 的最清晰影像。

（2）为使比较难以理解的肩关节 MRI 说明得更加通俗易懂，笔者将病变进行多个方向展示。另外，还展示了病变前后切面图像。

（3）为了更好地有助于实际读片，本书的前面与最后部分分别增加了"MRI 正常解剖图谱"与"诊断要点"。

无法写下来的内容以及新的病例等都通过相关网页进行了逐一介绍。

初版时同在秋田大学工作的笔者和两位挚友井樋、皆川后来都调动到了新的地方。尊师井樋荣二先生在东北大学整形外科担任教授后变得日理万机，因此无法像初版时那样对全文进行详细校对。皆川洋至先生作为超声诊断第一人也是每日四处奔波。所幸得到了临床局部解剖领域的专家秋田惠一教授、井樋先生的得意门生山本宣幸先生的协助。两位先生虽然事务繁忙，还是倾注心力著述本书。推荐序文为名著《肩的功能与临床》的作者信原克哉所写，他是一位非常有热情的人。我们大约用了一年半完成了初稿，进行校对时，无论文字内容还是病例图片都进行了大量修改，一年前完成的初稿，于笔者而言有点陈腐，但是病例非常丰富。此外，在多姿多彩的东京，笔者自身的进步也在加速。每隔两周笔者都会与 MEDICAL VIEW 出版社的两位编辑松原薰、永石秀树见面商量具体细节，每次都让他们很为难。这两位编辑可以说是幕后的作者。

最后，笔者要感谢支持笔者完成本次修订再版的各位前辈，关于修订内容给予笔者很多宝贵意见的各位同道，以及支持笔者的所有人。

2011 年 5 月

佐志隆士

目　录

1. 基础

2. 临床

3. MRI的基础知识

4. 诊断要点

MRI 正常解剖图谱

要了解人体解剖结构在 MRI 上是什么样的表现，需要将正常的大体解剖图与相应结构的 MRI 图像反复地进行对照比较。

无论是正常解剖结构还是病变，都需要进行完整连续扫描以观察每一层面的变化，直到异常结构或病变消失。检查至少包含两个正交方向，最好是三个方向。根据断层图像在自己脑海中对解剖结构或病变进行三维的重建。不一定是肩关节，也可以是脊柱或膝关节，当你可以识别所有正常结构的时候，就可以从断层影像照片中建立起一幅完整的画面。你的读片能力也会飞速提高，图像中的异常变得十分明显，似乎会自己说"请看我"。

■ 斜冠状位（oblique coronal）

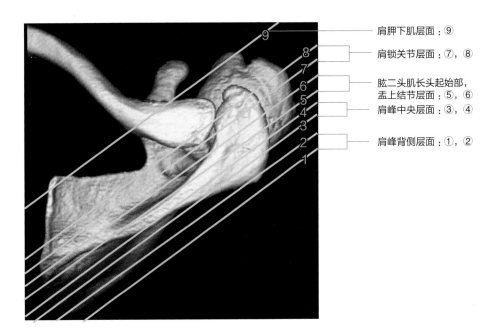

肩胛下肌层面：⑨

肩锁关节层面：⑦，⑧

肱二头肌长头起始部，
盂上结节层面：⑤，⑥

肩峰中央层面：③，④

肩峰背侧层面：①，②

斜冠状位

肱骨头由于生理性或病理性原因会发生内旋或外旋，故平行于肩胛骨平面进行扫描，也就是与肩关节窝垂直的平面，该断面对冈上肌和冈下肌腱构成的肩袖断裂、肿胀的判定具有重要意义，特别是对滑囊侧 / 关节侧部分断裂，是否存在全层断裂的鉴别诊断有意义。对后上方关节盂唇损伤、肩袖薄弱区损伤的评估也有帮助。

肩峰背侧层面：①，②
• 能够对冈下肌腱关节侧部分断裂、后上方关节盂唇损伤，以及是否存在关节盂唇旁囊肿进行判定。

肩峰中央层面：③，④
• 能够对冈上 / 下肌腱、冈上肌背侧损伤，上关节盂唇损伤进行判定。

肱二头肌长头起始部，盂上结节层面：⑤，⑥
• 能够观察肱二头肌长头起始部、盂上结节。
• 能够对冈上 / 下肌腱、冈上肌损伤，上关节盂唇损伤进行判定。

肩锁关节层面：⑦，⑧
• 能够观察肩锁关节、长头肌腱滑车部、腱鞘内长头肌腱。

肩胛下肌层面：⑨
• 能够观察锁骨、喙突
• 能够对肩袖薄弱区是否存在损伤，以及损伤程度判定。

① 肩峰背侧层面

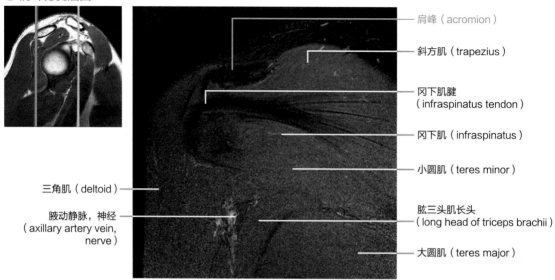

肩峰（acromion）

斜方肌（trapezius）

冈下肌腱
（infraspinatus tendon）

冈下肌（infraspinatus）

小圆肌（teres minor）

三角肌（deltoid）

腋动静脉，神经
（axillary artery vein,
nerve）

肱三头肌长头
（long head of triceps brachii）

大圆肌（teres major）

② 肩峰背侧层面

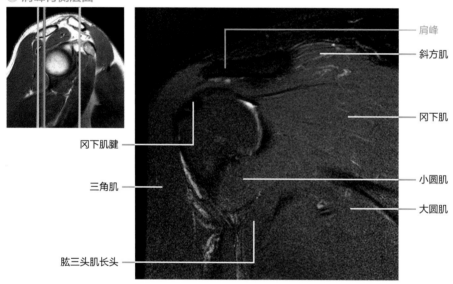

肩峰

斜方肌

冈下肌腱

冈下肌

三角肌

小圆肌

大圆肌

肱三头肌长头

③ 肩峰中央层面

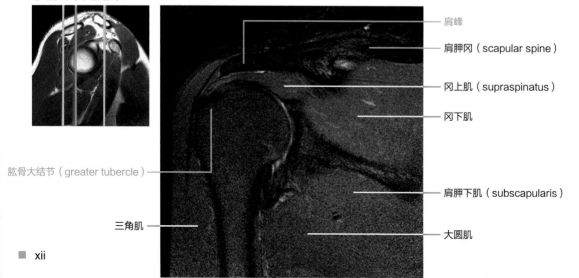

肩峰

肩胛冈（scapular spine）

冈上肌（supraspinatus）

冈下肌

肱骨大结节（greater tubercle）

肩胛下肌（subscapularis）

三角肌

大圆肌

④ 肩峰中央层面

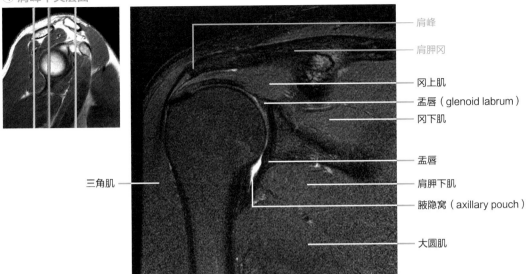

肩峰
肩胛冈
冈上肌
盂唇（glenoid labrum）
冈下肌
盂唇
肩胛下肌
腋隐窝（axillary pouch）
大圆肌
三角肌

⑤ 肱二头肌长头起始部，盂上结节层面

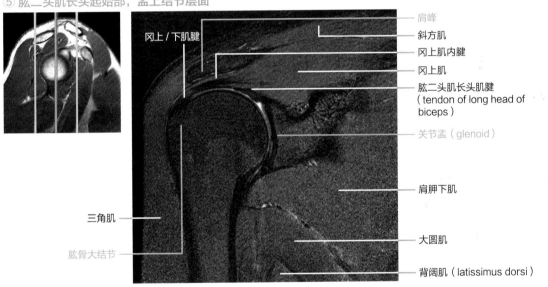

冈上/下肌腱
肩峰
斜方肌
冈上肌内腱
冈上肌
肱二头肌长头肌腱
（tendon of long head of biceps）
关节盂（glenoid）
肩胛下肌
大圆肌
三角肌
背阔肌（latissimus dorsi）
肱骨大结节

⑥ 肱二头肌长头起始部，盂上结节层面

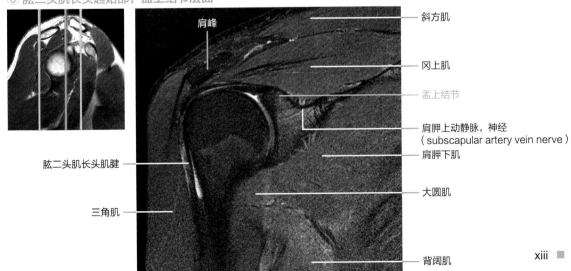

肩峰
斜方肌
冈上肌
盂上结节
肩胛上动静脉，神经
（subscapular artery vein nerve）
肩胛下肌
大圆肌
肱二头肌长头肌腱
三角肌
背阔肌

⑦ 肩锁关节层面

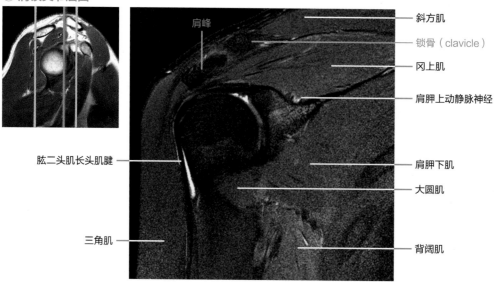

斜方肌

锁骨（clavicle）

冈上肌

肩胛上动静脉神经

肩峰

肱二头肌长头肌腱

肩胛下肌

大圆肌

三角肌

背阔肌

⑧ 肩锁关节层面

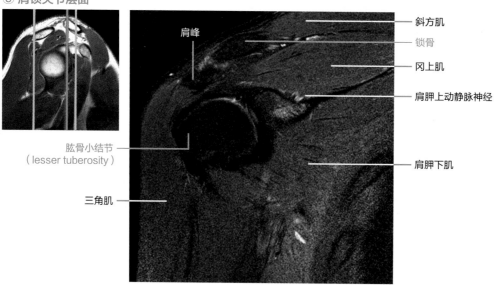

斜方肌

锁骨

冈上肌

肩胛上动静脉神经

肩峰

肱骨小结节
（lesser tuberosity）

肩胛下肌

三角肌

⑨ 肩胛下肌层面

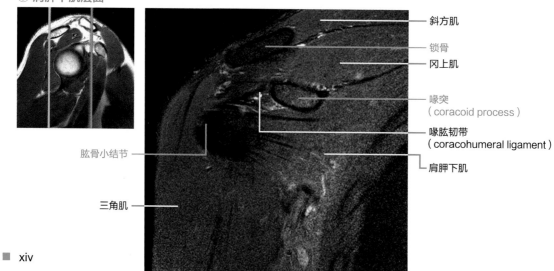

斜方肌

锁骨

冈上肌

喙突
（coracoid process）

喙肱韧带
（coracohumeral ligament）

肩胛下肌

肱骨小结节

三角肌

斜矢状位（oblique sagittal）

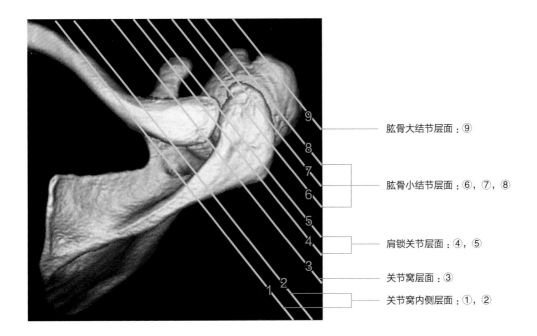

肱骨大结节层面：⑨

肱骨小结节层面：⑥，⑦，⑧

肩锁关节层面：④，⑤

关节窝层面：③

关节窝内侧层面：①，②

斜矢状位

斜矢状断面是与斜冠状断面垂直的平面，也就是说与关节窝平行的平面。根据这样两个垂直方向上的 MRI 图像，能够明确病变是否存在，以及在两个方向上的分布范围。

在斜矢状断面上，由于能够同时观察构成肩袖的肩胛下肌、冈上肌、冈下肌以及小圆肌的肌腹垂直断面，各肌肉以及肌肉内肌腱的甄别就会很容易。对肌肉萎缩的判定也很有帮助。

关节窝内侧层面：①，②
- 冈上肌于肩胛上动静脉神经（冈盂切迹）内侧，起自肩胛冈。即使冈上肌腱全层断裂，肌腹也很少受累。

关节窝层面：③
- 冈上肌走行于关节窝、肩峰、锁骨以及喙突之间，该层面对冈上肌腱部分断裂发生的肌肉萎缩判定很有帮助。
- 该层面是关节窝顺时针位置标记的参照示意图。

肩锁关节层面：④，⑤
- 能够对肩袖薄弱区损伤、喙突下滑囊炎、肩锁关节损伤有无以及程度进行判定。

肱骨小结节层面：⑥，⑦，⑧
- 能够对肩胛下肌腱断裂、冈上和冈下肌腱损伤有无以及程度进行判定。

肱骨大结节层面：⑨
- 能够对是否存在冈上、下肌腱剥离以及损伤程度进行判定。

① 关节窝内侧层面

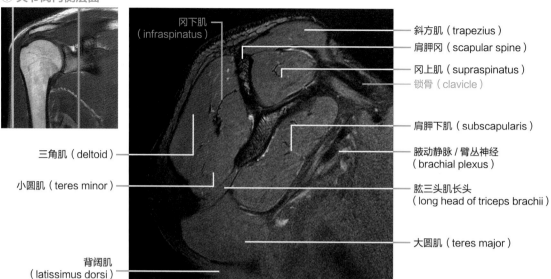

冈下肌（infraspinatus）
斜方肌（trapezius）
肩胛冈（scapular spine）
冈上肌（supraspinatus）
锁骨（clavicle）
肩胛下肌（subscapularis）
腋动静脉，臂丛神经（brachial plexus）
肱三头肌长头（long head of triceps brachii）
大圆肌（teres major）
三角肌（deltoid）
小圆肌（teres minor）
背阔肌（latissimus dorsi）

② 关节窝内侧层面

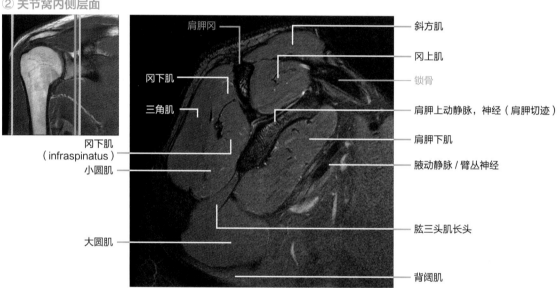

肩胛冈
斜方肌
冈上肌
锁骨
肩胛上动静脉，神经（肩胛切迹）
肩胛下肌
腋动静脉／臂丛神经
冈下肌
三角肌
冈下肌（infraspinatus）
小圆肌
肱三头肌长头
大圆肌
背阔肌

③ 关节窝层面

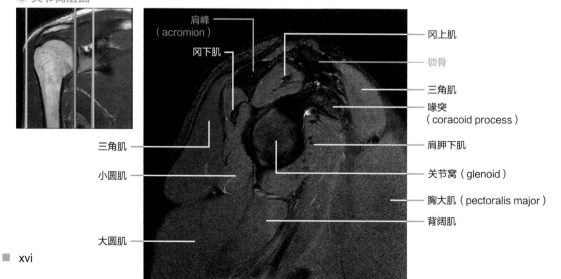

肩峰（acromion）
冈上肌
冈下肌
锁骨
三角肌
喙突（coracoid process）
三角肌
肩胛下肌
小圆肌
关节窝（glenoid）
胸大肌（pectoralis major）
背阔肌
大圆肌

④ 肩锁关节层面

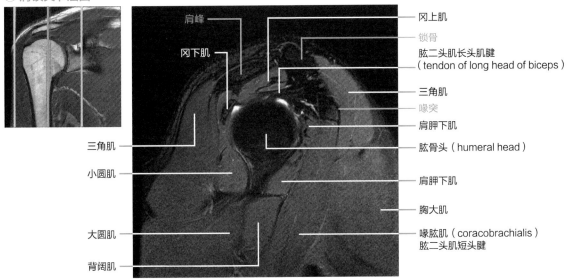

肩峰
冈上肌
冈下肌
锁骨
肱二头肌长头肌腱
（tendon of long head of biceps）
三角肌
喙突
肩胛下肌
肱骨头（humeral head）
三角肌
小圆肌
肩胛下肌
胸大肌
大圆肌
喙肱肌（coracobrachialis）
肱二头肌短头腱
背阔肌

⑤ 肩锁关节层面

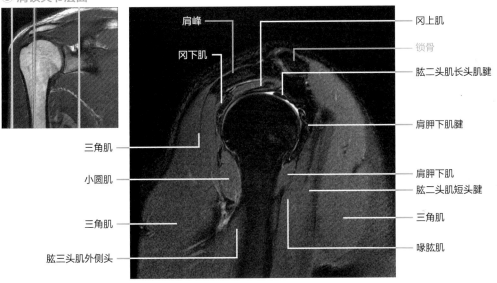

肩峰
冈上肌
冈下肌
锁骨
肱二头肌长头肌腱
肩胛下肌腱
三角肌
小圆肌
肩胛下肌
肱二头肌短头腱
三角肌
三角肌
喙肱肌
肱三头肌外侧头

⑥ 肱骨小结节层面

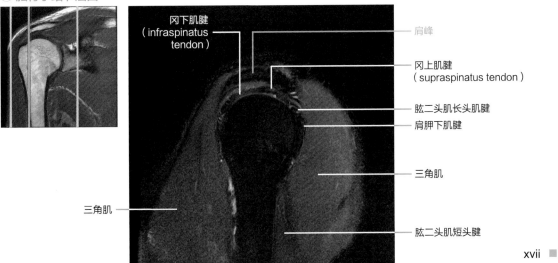

冈下肌腱
（infraspinatus
tendon）
肩峰
冈上肌腱
（supraspinatus tendon）
肱二头肌长头肌腱
肩胛下肌腱
三角肌
三角肌
肱二头肌短头腱

⑦ 肱骨小结节层面

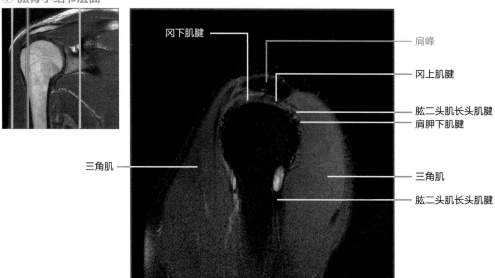

冈下肌腱
肩峰
冈上肌腱
肱二头肌长头肌腱
肩胛下肌腱
三角肌
三角肌
肱二头肌长头肌腱

⑧ 肱骨小结节层面

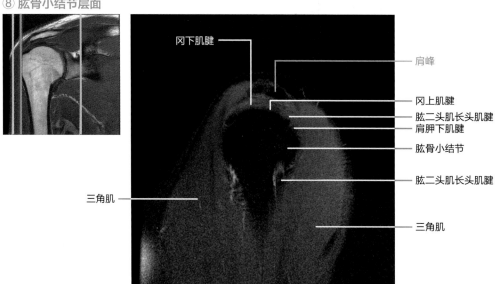

冈下肌腱
肩峰
冈上肌腱
肱二头肌长头肌腱
肩胛下肌腱
肱骨小结节
肱二头肌长头肌腱
三角肌
三角肌

⑨ 肱骨大结节层面

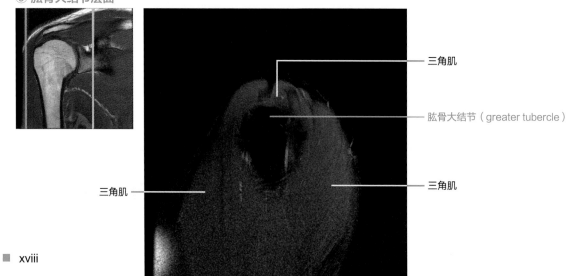

三角肌
肱骨大结节（greater tubercle）
三角肌
三角肌

■ 轴位（axial）

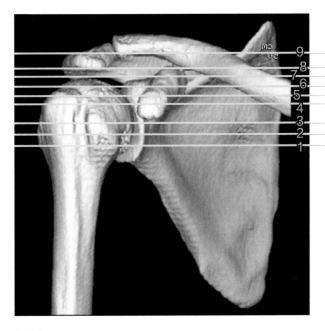

肩锁关节层面：⑨

关节内长头腱，肩袖薄弱区层面：⑥，⑦，⑧

肱骨小结节上部，喙突层面：④，⑤

关节窝中央层面：③

关节窝下缘层面：①，②

轴位

　　轴位断面是 MRI 图像采集以及阅片的基础图像。肩关节轴位不一定非要调整角度进行扫描。有时也会进行垂直于关节窝、肩胛骨平面进行扫描。

　　对于肩关节不稳、关节盂唇损伤的患者，这是对疾病诊断最重要的扫描方位。笔者会要求扫描该方位的 T2 压脂图像和 T2* 图像。

关节窝下缘层面：①，②

- 该层面对于复发性肩关节脱位所致 Bankart 损伤判定十分重要。
- 棒球肩的 slant appearance、小圆肌水肿可在该层面观察到。

关节窝中央层面：③

- 该层面能清晰显示肩关节的结构。
- 观察该层面肱骨结节间沟位置，能够对是否存在肱骨内外旋以及旋转程度进行判定。

肱骨小结节上部，喙突层面：④，⑤

- 能够对 Hill-Sachs 损伤、后上方盂唇损伤、肩胛下肌腱舌部损伤、肱二头肌长头肌腱半脱位进行判定。

关节内长头腱，肩袖薄弱区层面：⑥，⑦，⑧

- 能够对关节内长头腱、肩袖薄弱区以及喙突进行判定。

肩锁关节层面：⑨

- 能够对肩峰、锁骨损伤、肩锁关节半脱位、肩峰骨进行评估。
- 这是轴位扫描必须要包括的扫描层面。

① 关节窝下缘层面

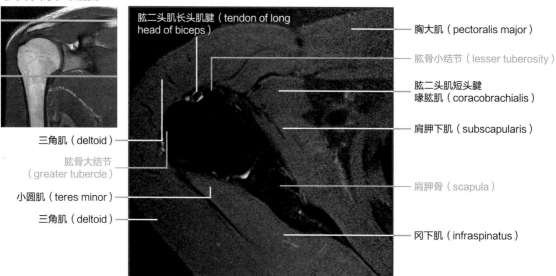

肱二头肌长头肌腱（tendon of long head of biceps）

胸大肌（pectoralis major）

肱骨小结节（lesser tuberosity）

肱二头肌短头腱
喙肱肌（coracobrachialis）

肩胛下肌（subscapularis）

三角肌（deltoid）

肱骨大结节
（greater tubercle）

小圆肌（teres minor）

三角肌（deltoid）

肩胛骨（scapula）

冈下肌（infraspinatus）

② 关节窝下缘层面

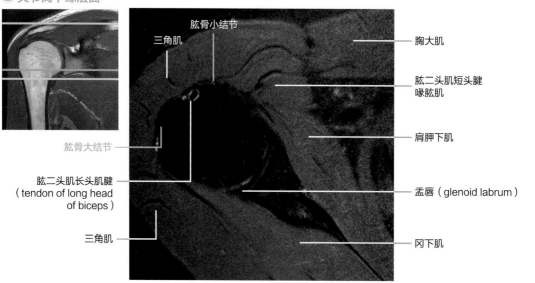

三角肌

肱骨小结节

胸大肌

肱二头肌短头腱
喙肱肌

肩胛下肌

肱骨大结节

肱二头肌长头肌腱
（tendon of long head
of biceps）

三角肌

盂唇（glenoid labrum）

冈下肌

③ 关节窝中央层面

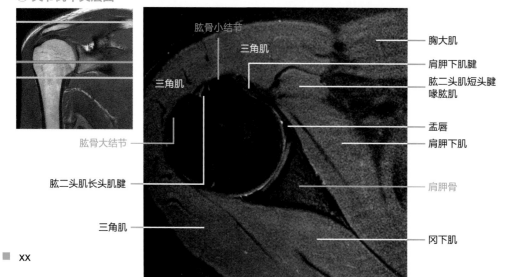

肱骨小结节

三角肌

胸大肌

肩胛下肌腱

肱二头肌短头腱
喙肱肌

三角肌

盂唇

肩胛下肌

肱骨大结节

肱二头肌长头肌腱

肩胛骨

三角肌

冈下肌

④ 肱骨小结节上部，喙突层面

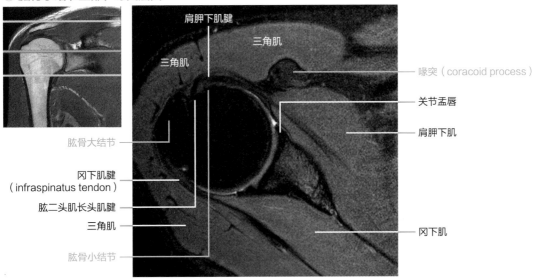

肩胛下肌腱
三角肌
三角肌
喙突（coracoid process）
关节盂唇
肩胛下肌
肱骨大结节
冈下肌腱（infraspinatus tendon）
肱二头肌长头肌腱
三角肌
冈下肌
肱骨小结节

⑤ 肱骨小结节上部，喙突层面

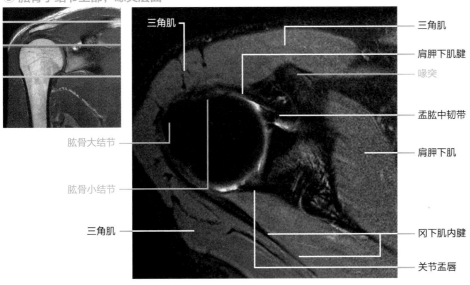

三角肌
三角肌
肩胛下肌腱
喙突
盂肱中韧带
肱骨大结节
肩胛下肌
肱骨小结节
三角肌
冈下肌内腱
关节盂唇

⑥ 关节内长头腱，肩袖薄弱区层面

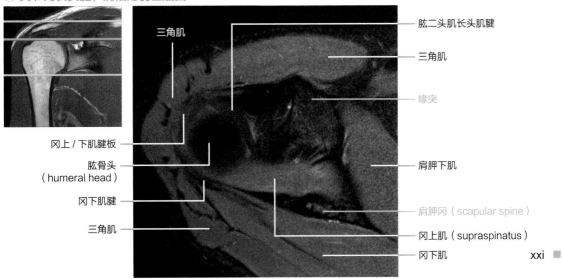

三角肌
肱二头肌长头肌腱
三角肌
喙突
冈上/下肌腱板
肱骨头（humeral head）
肩胛下肌
冈下肌腱
肩胛冈（scapular spine）
三角肌
冈上肌（supraspinatus）
冈下肌

⑦ 关节内长头腱，肩袖薄弱区层面

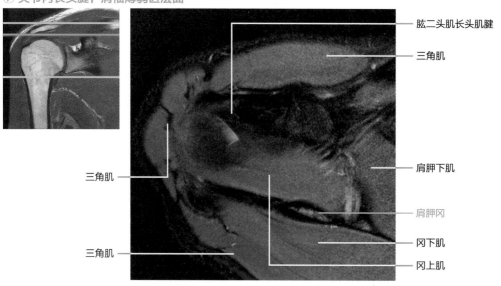

肱二头肌长头肌腱

三角肌

三角肌

肩胛下肌

肩胛冈

三角肌

冈下肌

冈上肌

⑧ 关节内长头腱，肩袖薄弱区层面

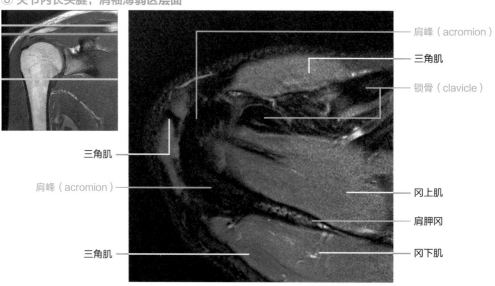

肩峰（acromion）

三角肌

锁骨（clavicle）

三角肌

肩峰（acromion）

冈上肌

肩胛冈

三角肌

冈下肌

⑨ 肩锁关节层面

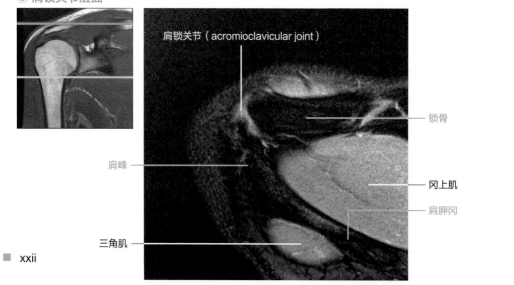

肩锁关节（acromioclavicular joint）

锁骨

肩峰

冈上肌

肩胛冈

三角肌

1 基础

1.1 肩关节的 MRI 影像

肩关节的 MRI 影像阅片很难，初学者并不是很喜欢。笔者最初连"肩袖"是什么都不知道，肩关节有哪些病变也不知道。而且做肩关节 MRI 检查的患者很少，即使当时好好地学习了，等到下次遇到患者时又完全忘记了。随着 MRI 设备的更新以及普及，肩关节的 MRI 检查以及阅片诊断越来越多见。既然有这个设备，我们就有义务好好地利用它，不断提高图像采集、疾病诊断以及治疗的能力。

如果脊椎关节被称为"King"，髋关节被称为"Queen"，膝关节被称为"Jack"，那么肩关节应该被称为什么呢？与前面这些大关节相比，肩关节的 MRI 图像采集以及阅片诊断都很难。肩关节具有图像采集和阅片诊断都更难的"解剖学的、功能学的以及病态的特征"。相关必备知识的学习往往都很无聊。但跨越一定的困难后，肩关节也可以成为"朋友"。一旦揭开肩关节的神秘面纱，它甚至有可能会成为你的最爱。

了解肩关节的解剖

从动物进化角度而言，人类解剖构造在 10 年甚至 100 年里都没有变化。解剖课本里记录着相关的基础知识，在笔者上高中的时候，偏重课本知识的教育模式受到批判，而重视思考能力的教育模式受到大家关注。教科书上的内容翻书就可以了，词典记载的内容查词典就可以了。人们开始提倡"知识不重要，重要的是思考能力"这种主张。笔者对这种想法有很大的共鸣，感到很高兴。结果就是，大学入学考试失败多次。无论是鉴赏艺术，还是阅片，基础训练和掌握必备的基础知识都是必要的。为了更好地"享受"肩关节的世界，理解并记住相关临床解剖知识也是必要的过程。

● "肩"的范围

提到"膝"就是指膝关节。解剖学的定义和我们的常识是一致的。但是，髋关节并没有对应的日本的古语名词。非要说的话，有"股"这个词，但日本人并没有很清晰地意识到它的存在。那么"肩"又是什么情况呢？肩关节的中心很明确，是盂肱关节，也就是肩胛骨偏外侧关节窝与肱骨头构成的关节。那样，说到"肩的范围"的话，并不是很明确。这时候我眼前会浮现出玛丽莲·梦露的美肩。从感觉"肩部紧张"的后背，到颈部肌肉（斜方肌上部、肩胛提肌）也算肩部范围。教科书上盂肱关节（狭义的肩关节）、肩锁关节及胸锁关节三个解剖学上的关节构成了功能学上的肩胛胸廓关节，从而构成了"肩"（图 1.1.1）。当翻阅整形外科的教科书时，会遇到"肩峰下关节"这样的术语。它是指肱骨大结节构成了肩峰下来回运动的功能学上的关节（图 1.1.2）。这个肩峰下关节间的肩袖很容易损伤，在临床上与肩胛肱关节同样重要。盂肱关节是"第一关节"，而肩峰下的功能学关节被称为"第二关节"。

肩胛骨与胸廓间也存在功能学关节。虽然动作幅度较大，但"肩"多运行良好，很少发生损伤。所以我对它的结构产生了兴趣。以上这些解剖学关节及功能学关节被统称为"肩关节复合体"，或者"上肢带复合体"。这个肩关节复合体是指广义上的肩关节，包含骨、肌腹 – 肌腱、韧带、关节囊、滑囊及滑膜等结构。

放射科医师的**疑问**

对于狭义的肩关节，"glenohumeral joint"直译过来是"关节窝肱关节"，为什么日语说成"肩胛肱关节"（盂肱关节）。反过来，"肩胛肱关节"直接翻译成英语是"scapulohumeral joint"。这到底是怎么回事？

整形外科医师的**解说**

Glenoid 在日本整形外科学会词汇表中是指"肩胛关节窝"，这是日本整形外科学会认可的正式的日语术语。平时多会简写成"关节窝"。这样就比较容易理解为什么"glenohumeral"翻译为"肩胛肱"。然后，需要注意的是"glenohumeral ligament"翻译成"关节肱韧带"（图 1.1.3）。"关节"没有什么特指的含义，在

这里个人认为应该是"肩胛肱韧带"（中文术语"盂肱韧带"）。

Glene 是希腊语 socket（"窝、穴"）的意思，而后缀 –oid 是"像、似"的意思。关节窝对于 socket 而言大概太浅了，所以后面加上"–oid"。

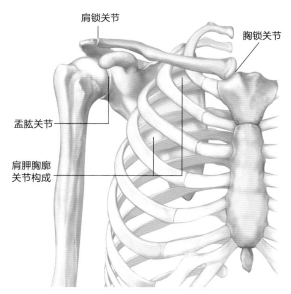

图1.1.1　肩关节复合体

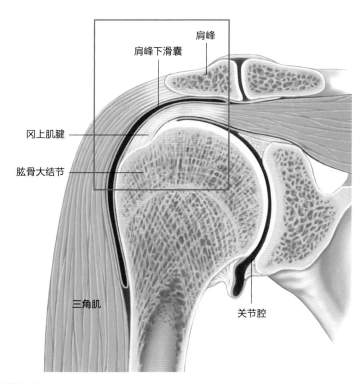

图1.1.2　肩峰下关节构成

解剖专家的 解说

术语很长的时候常常会缩写。"关节窝肱关节"最初不就是因为太长，而改写成"关节肱关节"吗？但是有点不明白，"肩胛骨关节窝肱关节"简写成"肩胛肱关节"（中文术语"盂肱关节"）与实际情况不同。

所谓的"关节肱韧带"，很可能是与髋关节的坐股韧带、髂股韧带、耻股韧带相对应的结构。肩关节和髋关节都是位于自由上肢和肩胛带以及自由下肢和骨盆带结合位置上的关节，比较解剖上的位置非常相似。肩胛骨是一块骨头，与三块骨结合成的扁骨不同，故肩胛骨关节窝与肱骨间韧带命名为"关节窝肱韧带"，表示两者间相结合的意思。如上所述，缩写为"关节肱韧带"（中文术语"盂肱韧带"）。

这可能是由于缩写没有明确的规则而导致的命名混乱。

肩关节的层构造

肩关节的中心是由肩胛骨浅小的关节窝（图1.1.3）与肱骨头构成的盂肱关节（图1.1.4）。与关节窝相比肱骨头相对较大，仅仅这样关节是不稳定的。肱骨头完全是被肌肉组群包裹起来的。这些肌肉组群在肱骨头侧附着点处呈片状，称为肩袖。特别是冈上肌腱和冈下肌腱附着十分紧密，即使是剥离也十分费力。这也是功能学构造之一。

肩袖被喙肩弓这样一个圆弧形结构所覆盖（图1.1.5）。喙肩弓是由喙突－喙肩韧带－肩峰构成。肩峰是三角肌的起点之一，包纳盂肱关节。首先，要把这个"肱骨头－肩袖－喙肩弓－三角肌"的多层构造牢牢地记住。这种层构造在其他关节是看不到的，是神秘

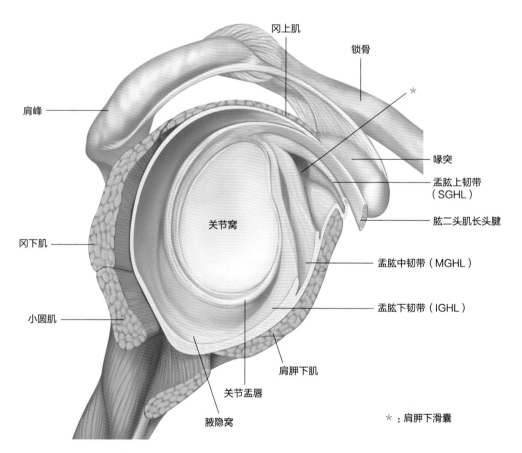

图1.1.3　关节腔内面

冈上肌
锁骨
＊
肩峰
喙突
盂肱上韧带（SGHL）
肱二头肌长头腱
关节窝
冈下肌
盂肱中韧带（MGHL）
盂肱下韧带（IGHL）
小圆肌
肩胛下肌
关节盂唇
腋隐窝
＊：肩胛下滑囊

而又有吸引力的肩关节的根本。构成肩袖的肌肉为内侧肌群，其外周包绕三角肌、胸大肌、斜方肌、背阔肌组成的外侧肌群。

● 前足演变成手

下肢在支撑身体的同时主要负责站立和行走。上肢则需要负责爬树、抱小孩等诸多功能。在人体的关节中肩关节可以说是活动范围最大的关节。双足行走成为可能后，"肩"演变成复杂的多功能关节，肩关节才如此神秘又富有魅力。靠双足行走，获得自由的"前足"演变成可以抓取东西的手。

上肢可以自由操纵双手。可以说人是开始用双足行走才解放了双手。手指灵活，双手就可以做很多事情。在视力范围内，人们开始想自由使用自己的双手。上肢的功能就是，把双手伸到任意位置并发挥活力。上肢演变成了手臂。在视力范围内，为了能够自由使用双手，肩关节需要具有尽可能大的活动范围。前足失去了支撑身体的功能，但发展了能够进行很大范围活动的功能。而将这一功能变成可能，靠的就是"肱骨头－肩袖－喙肩弓－三角肌"的多层构造（图1.1.5）。

解剖专家的 **解说**

经常有人问四足动物的肩是怎么回事。四足动物站立时四条腿支撑身体，似乎通过骨骼直接将自身重量传递给地面。人在做俯卧撑时，肢体在最伸展的状态下能够支撑自身体重相对较长的时间。这似乎说的通，但实际并非如此。如果去动物园，进一步仔细观察四足动物，特别是牛或者马时，就会明白了。它们就像是在做俯卧撑动作中间停住一样，保持不动立在那里，而这个状态在我们看来是非常艰难的。此外，它们从肩到上臂肌肉的基本构成与人类是相同的。因此，四足动物并不是靠关节或者骨骼直接支撑自身重量的，而是依靠肌肉的力量。

肩关节复合体（上肢带复合体）

一般而言，一说到肩关节，就会想到肱骨与肩胛骨关节窝构成的盂肱关节。为了获得尽可能大的活动范围，"肩"形成了由三个解剖学关节（盂肱关节、肩锁关节、胸锁关节）和一个功能关节——肩胛胸廓关节构成的肩关节复合体，或者称之为上肢带复合体（图1.1.1）。肩峰下关节也是肩关节复合体的一部分。肩峰下关节就是肱骨大结节与喙肩弓间关节样的结构，也被称为"第二关节"

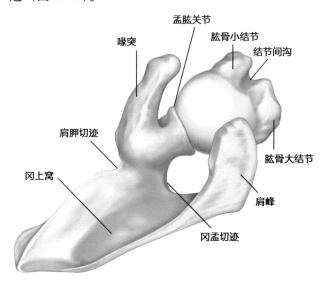

图1.1.4　肩胛骨与肱骨头的俯视图

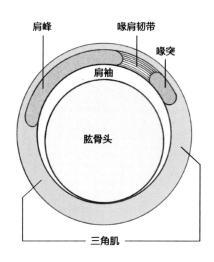

图1.1.5　肩关节的层构造

（图1.1.2）。第一关节是肱骨头与关节窝构成的盂肱关节。肩关节不稳〔（译者注：日语，动摇肩，loose shoulder），复发性肩关节脱位〕就发生于盂肱关节（第一关节）。肩周炎或者肩袖断裂等发生在肩峰下关节（第二关节）。对于临床解剖而言，发生肩关节不稳的第一关节和出现疼痛的第二关节都十分重要。

● 盂肱关节（第一关节）

关节窝（见图1.1.6）和肱骨头构成的盂肱关节（ball and socket joint），是由较大的球样的肱骨头与浅窝样的关节窝构成的球窝关节。该关节呈窝状结构，范围从解剖学关节窝延伸至明显外张的喙肩弓。即使与粗大的肱骨头相比，该窝状结构也是十分深大的。这个深大的空间内包含冈下肌上部、冈上肌、肱二头肌长头腱、肩胛下肌上部。

肱骨的活动范围很大，因此盂肱关节稳定性不好，是人体关节中最容易发生脱位的关节。

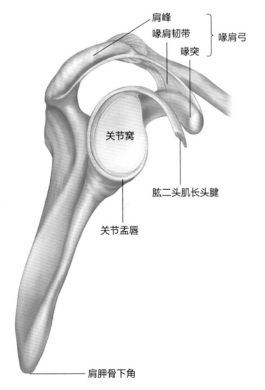

图1.1.6　肩胛骨外侧观

某种意义上讲，肩关节的构造是不合理的。人类直立行走后，肩关节不再承担负重的功能，不再需要宽大的骨性关节面。与髋关节的髋臼相比，肩关节的关节窝又浅又小，无负重的功能。重力或者手臂运动本身是向远离关节面的方向运动的，因此肩关节需要有把肱骨头向关节窝回拉的功能，而这个功能主要是肌肉和韧带来完成的。冈上肌、冈下肌、小圆肌、肩胛下肌构成的肩袖肌群（图1.1.7）和附着于关节腔后上方关节盂唇的肱二头肌长头腱起到很重要的作用（图1.1.8）。虽然肩胛骨关节窝很小，但肩峰和喙突的骨构造很发达。它们穿过肩袖肌群，紧贴肩袖形成喙肩弓。

肩峰和喙突处是很多肌肉的附着点，十分关键，同时在肩关节受到外力冲击时，它们还担负防止肱骨头脱位的功能。它们在关节上方就像保护神一样存在着。"肩"从负重关节的角色中脱离出来，进化成很大活动范围的关节，具有浅小的关节窝以及周围较大的容纳空间，既可以有大的活动范围，又能保证上肢稳定有力的活动，靠的就是"肱骨头－肩袖－喙肩弓－三角肌"的层构造。由于是非负重关节，软骨性结构较少，肩关节很少发生骨性关节炎。

◆ 盂肱关节脱位

盂肱关节是全身最易发生脱位的关节。出于某种原因肱骨头向关节窝前下方脱位时，关节囊（包含下盂肱韧带）和前下方关节盂唇会发生剥离损伤。关节盂自身发生的损伤被称为"Bankart损伤"。下盂肱韧带和前下关节盂唇构成的复合体是肩关节进行外转外旋时维护关节稳定性的结构。一旦发生了脱位，后期出现复发性肩关节脱位的概率就会增高。MRI影像采用轴位T2加权像对Bankart损伤程度进行评估。

a. 冈上肌、肩胛下肌前面观

b. 冈上肌、冈下肌后面观

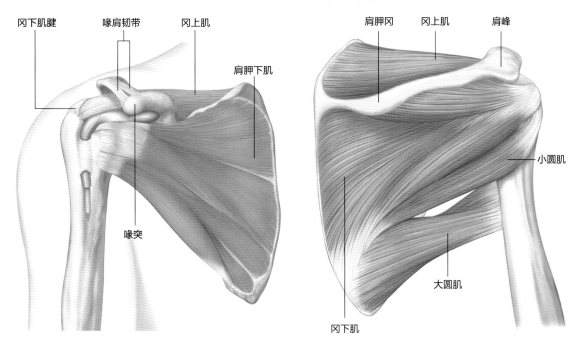

c. 冈上肌、冈下肌上面观

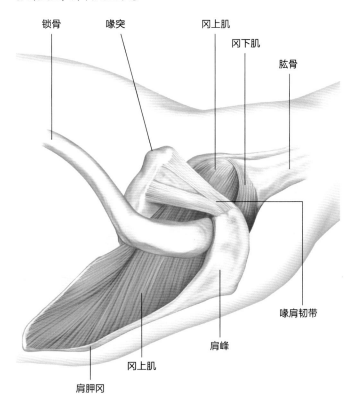

图1.1.7 冈上肌、冈下肌

a. 肱二头肌、胸小肌前面观

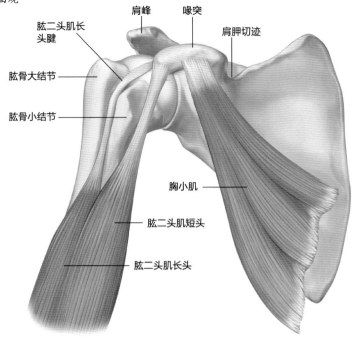

肩峰　喙突

肱二头肌长头腱

肩胛切迹

肱骨大结节

肱骨小结节

胸小肌

肱二头肌短头

肱二头肌长头

b. 肱二头肌长头腱冠状剖面图

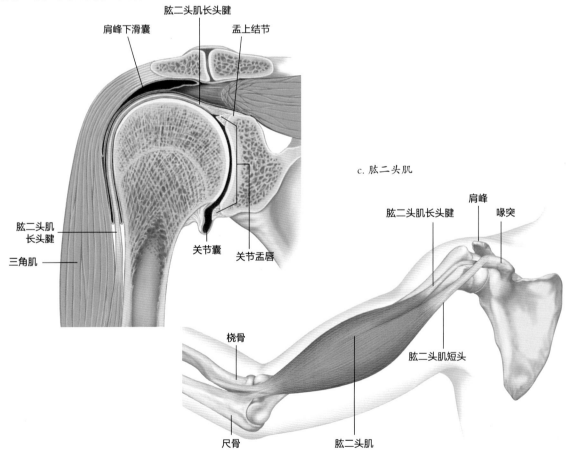

肩峰下滑囊　　肱二头肌长头腱　　盂上结节

肱二头肌长头腱

三角肌

关节囊　关节盂唇

c. 肱二头肌

肱二头肌长头腱　肩峰　喙突

桡骨

肱二头肌短头

尺骨

肱二头肌

图1.1.8　肱二头肌、肱二头肌长头腱、胸小肌

● 肩峰下关节（第二关节）

肩峰下关节样结构（肩峰下关节）是由肱骨大结节 – 关节腔 – 肩袖 – 肩峰下滑囊 – 肩峰五大要素构成（图 1.1.2）。信原克哉指出在这个肩峰下关节内，肩袖的功能就与膝关节内的半月板类似（文献：信原克哉：肩・その機能と臨床，第 3 版）（图 1.1.9）。也就是说肩袖是作为缓冲器会不断地受到冲撞摩擦（通俗点说就是撞击）。

◆ 肩袖

肩关节的特殊之处在于，冈上肌、冈下肌腱所构成的肩袖这一肌肉 / 肌腱结构夹在肱骨头与喙肩弓之间，穿行于肩峰下关节样的构造之中（图 1.1.2）。而且，冈上肌起于冈上窝，一般从被称为 "supraspinatus outlet" 的漏斗样空间穿出肩袖。没有发生撕裂的肩袖，由于在肩关节上举时冲击摩擦力很大，出现 "supraspinatus inlet"。关节窝无法稳住肩袖出入口底面的肱骨头。肩袖在受到肱骨头的冲击同时，也受到喙肩弓的摩擦力。因而即使在没有明确外伤史的情况下，也会出现肌腱撕裂这样极端特殊的情况。这与跟腱断裂情况不一样。冈上肌和冈下肌腱呈片状终止于肱骨大结节，参与构成肩袖结构。这个片状结构会出现从肱骨大结节附着处剥离、中间出现裂口等导致肩袖撕裂的情况。发生肩袖损伤时，疼痛往往在功能障碍之前出现。

因运动锻炼等致冈上肌肥大水肿的话，肩袖的出入口就会相对狭窄。肩袖发生广泛撕裂时，由于失去肩袖作为缓冲垫，肱骨头受到三角肌牵拉向上方移位，因而肩峰下 – 肱骨头间距缩小。

肩峰 – 喙肩韧带 – 喙突构成的喙肩弓，可以被看作是以盂肱关节为中心的"肩"延伸的一部分。作为喙肩弓一部分的肩胛下关节，不仅是肩关节的外缘结构，还帮助加深了关节窝的相对"内陷"程度。这个关节样构造很容易受到损伤，也是临床十分重要的部位之一。

◆ 喙肩弓

关节窝前上方是喙突，后上方是肩峰，两者之间有坚实的喙肩韧带连接，从而三者构成喙肩弓（图 1.1.10）。虽然喙肩韧带被附以"韧带"的称呼，但并不是起到固定这两块骨头作用的意思，而是指肩胛骨自身的肩峰和喙突之间存在的韧带，从功能上形成喙肩弓这样的硬性结构。喙肩韧带在肩峰下向后面贯通，而在喙突的附着面是存在个体差异的。幸亏有喙肩弓和锁骨，我们既可以背负双肩包，也可以保持俯卧位这样的动作。

a. 肩峰下关节（肩关节矢状位断面）

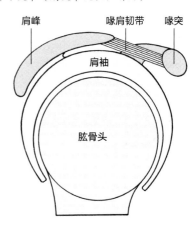

b. 膝关节（矢状位断面）

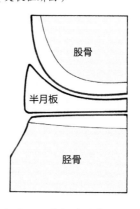

图1.1.9　肩峰下关节与膝关节对比

喙肩弓是浅小关节窝的辅助结构。喙肩弓与肱骨头之间的间隙保证了肱骨有足够的活动空间，而这个间隙由肩袖结构填充。因为有喙肩弓的存在，肱骨头不容易向上方或前上方脱位。

放射科医师的 疑问

听说有时在手术中喙肩韧带会被切除，这个结构没有的话也没关系是吗？

整形外科医师的 解说

喙肩韧带将肩胛骨的两个部分连接在一起，功能不是很明确。但是根据人体力学研究，它与肱骨头的上移运动相对，能防止肩峰喙突间隙增大，并且能阻止肱骨头直接向前上方移位。因而，近来有人反对将此韧带切开，还有人特意将此韧带加固缝合。但是，有报道说数年后对喙肩韧带切除患者再次观察时，发现局部再次形成了韧带样结构。从而我们得知，对于一些必要的结构，即使进行切除，人体依然会再次形成。

解剖专家的 解说

喙肩韧带以肩峰为顶点，以喙突长轴为底，大致呈三角形。这个三角形底边正中往往比较薄弱，有时会出现孔隙。本应该止于喙突的胸小肌腱从这个孔隙中穿过，汇入冈上肌下方止于肱骨头大结节及关节窝。像胸小肌这样不止于喙突反而延伸至肱骨的情况在灵长类动物中很常见，这种情况下由于胸小肌腱覆盖了喙突，喙肩韧带就不存在了。因此，喙肩韧带并不是肩关节的必需的结构。在那种情况下，胸小肌起到了防止肱骨头过度上移的作用。

放射科医师的 疑问

喙突是肱二头肌短头 – 喙肱肌的起始点，肩峰是三角肌的起始点。这些肌肉在肱骨的止点给予远离上臂运动中心支点的部分强大的动力。但是肱骨也有可能会被外力猛然推动，这种情况下喙突作用又是如何？

解剖专家的 解说

喙突及关节窝一部分本来是独立地被称为喙骨的骨头。从关节窝外侧看该骨中途变细。在年轻人形成骨端软骨，与该处变细保持一致，当然这在成人是看不到的。但是，这个骨端软骨似乎并不是喙骨与肩胛骨的分界点。喙骨原本是哪个区域的并不明确。通常，同一块骨头中形成韧带的话，一般是血管或神经的走行通道，有时发生骨化也很常见。但是如果把它考虑为将最初不同的骨头连接起来的韧带，那么它的存在就合理了。

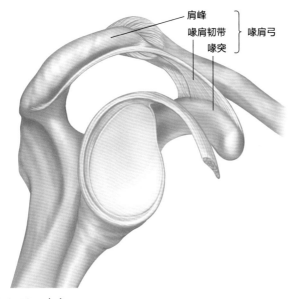

肩峰
喙肩韧带 } 喙肩弓
喙突

图1.1.10 喙肩弓

构成肩关节的诸骨

肩关节是由锁骨、肩胛骨以及肱骨构成的。每块骨的形态不一样，特点也不一样。虽然肩位于胸廓上方，胸骨和肋骨不算构成肩关节的骨头。

● 锁骨

锁骨（图 1.1.1）在英语中称为 "collar bone"，在医学术语中称为 "clavicle"，有钥匙、门闩的意思。看西部片时你可能会注意到看守所的钥匙与锁骨形状相似。鸟的锁骨被称为畅思骨、叉骨。据说拽着这根骨头的两端直至断裂，拿到较长那截的人会先结婚或愿望能够达成。两者中有一个会应验这一预测确实是不错的概率。据说四足动物没有锁骨，锁骨是与人类有关的骨。

人类的锁骨有什么功能呢？锁骨细长，有斜方肌、三角肌、胸大肌等大肌肉附着，在颈部、肩部及上臂运动中发挥重要作用。这是显而易见的，锁骨是肩部与躯干正中分离的"边缘"构造，从而使上臂 - 前臂 - 手的活动范围扩大。锁骨内侧与胸骨构成胸锁关节，这是上肢与躯干间唯一的直接连接。虽然上肢又大又重，这个骨性连接形态反而较小。正因为如此，"肩"能够在肩胛骨这个平台上进行很大范围的灵活的运动。锁骨的外侧与肩胛骨肩峰形成肩锁关节。肩锁关节会长骨刺（骨质增生），与冈上肌产生摩擦。锁骨与肩胛骨喙突间由喙锁韧带紧密连接（图 1.1.11）。

锁骨是人体中最容易发生骨折的骨，占全身骨骨折的 10%。锁骨直接位于皮肤下，骨折时可不伴有软组织损伤，后期也可完全愈合不留后遗症。锁骨还肩负着保护下方臂丛神经、锁骨下动脉的职责，所以最好不要让它骨折。

解剖专家的 解说

锁骨使上肢能够尽可能从事远离躯干的运动。双手能够触及肩膀以上的高度，这时短时间的手臂上举是没问题的，但是长时间的话就不得不支撑住手臂的重量。锁骨在支撑上肢的过程中发挥作用。当然支撑沉重的上肢不一定非要粗大的关节，关节周围的肌肉也在发挥作用，但锁骨似乎起到了轴心的作用。正因如此，双手臂上举状态很容易疲乏。

● 肩胛骨

肩胛骨的形状很不可思议。据说俗称"贝壳骨"，笔者自诩对俗称还是很了解的，但对这个说法从未听过。外形上看是像卷曲的贝壳（图 1.1.12）。看起来不像扇贝的一个扇面吗？肩胛骨位于后背，自己很难触及，故很少在意它。英语中称为 "blade bone"，"blade" 是指锄的刀刃，或者风扇的扇叶，这无疑能够让人想到肩胛骨的形状。肩胛骨三角形的平坦的骨面在解剖学上被称为 "blade"。虽然平时自己很难意识到肩胛骨的存在，但肩胛骨本身是人体非常重要的组成。

肩胛骨为什么会有这样的形状，理由是为了配合背部的运动。能够上下左右、回旋运动，简直和气垫船一样灵活（图 1.1.15）。没有其他骨骼可以像这样进行位置变换的。肩胛骨是支撑上肢的运动平台，而这个平台自身也能自由来回运动。

"肩"为了能扩大手的活动范围发生了根本性的进化。笔者虽然认为中心位置的盂肱关节在"肩"运动中起到主要作用，但了解肩胛骨的作用后，还是被它的构造震惊到了。

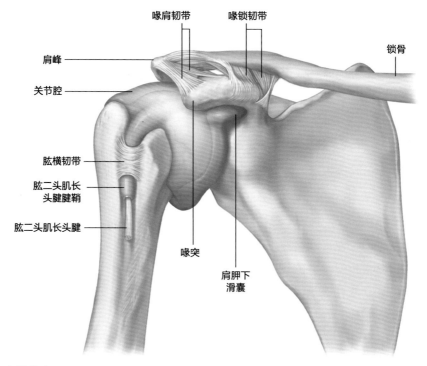

喙肩韧带　喙锁韧带

锁骨

肩峰

关节腔

肱横韧带

肱二头肌长
头腱腱鞘

肱二头肌长头腱

喙突

肩胛下
滑囊

图1.1.11　肩关节腔

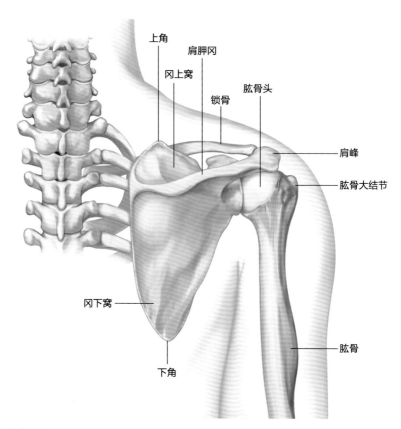

上角　肩胛冈

冈上窝

锁骨　肱骨头

肩峰

肱骨大结节

冈下窝

肱骨

下角

图1.1.12　肩关节诸骨背侧观

解剖专家的**解说**

低等哺乳动物（单孔类）的肩胛骨和胸骨、锁骨都是与躯干紧密延续的结构。鸟类利用翅膀飞行时需要肩部有充分的活动范围，但在地面上缓行时肩部不需要活动。直到高等哺乳动物"肩"的功能才得以充分发挥，由于与躯干相互独立并包埋在肌群之中，快速行走时上肢起到缓冲器的作用。因此，仅有肌群支撑的肩胛骨能够在胸廓旁灵活地进行运动。

◆ 肩胛上臂的律动

看教科书中有关"肩"的内容，会碰到"肩胛上臂的律动"（图 1.1.13）这一术语。律动的意思理解起来很困难，在这里律动作"反复、规律地运动"解释。也就是说上肢上举时，盂肱关节和肩胛骨 - 胸廓的功能关节连动旋转的同时将手臂上举。如此反复进行上肢上举、放下时，这两部分关节发生旋转的比例是固定的，大概是 2∶1。例如，上臂上举 90°，盂肱关节大概上抬 60°，肩胛胸廓间关节大约改变 30°。肩关节无论何处出了问题，这个律动都会发生紊乱。

肩胛骨外侧关节窝在支撑肱骨头的同时可以变动位置并进行旋转。原因就在于肩胛骨奇特的形状以及周围附着的肌群，后者像气垫船一样移动肩胛骨。肩胛骨内侧与胸廓背面之间是前锯肌和肩胛下肌（图 1.1.14，1.1.15）。前锯肌将肩胛骨从胸廓上托起。虽然很多人说肩疼肩酸，但是很少有人肩胛骨的活动性出现障碍。肩胛骨 - 胸廓间的功能性关节的稳定度是很高的。肩胛骨外侧具有支撑肱骨头的浅小的关节窝，甚至可以说肩胛骨就是为了这个关节窝而存在的。

◆ 关节盂唇

关节窝很浅，肱骨头在其上可以来回旋转。关节盂唇（图 1.1.3、1.1.6、1.1.14）在关节窝的外缘像堤坝一样的，加深关节窝的可容纳性，防止肱骨头从中滑落。关节窝在肱骨头转动的过程中不断受到挤压，承受压力。而关节盂唇是富有弹性的柔软的纤维类结构，意味着它的柔韧性要强于骨组织，同时也起到预防骨性关节炎的作用。它是与关节窝相匹配的解剖结构。

关节窝上方由于有肩峰，盂唇的作用相对不显著。因而盂唇与关节软骨之间结合松缓，存在盂唇下间隙。关节窝前上方喙肩韧带和喙突像巨大的保护伞一样突出，此处盂唇的堤坝功能完全是没有必要的。因而该处盂唇体积多较小，甚至有时缺如。再者即使存在像盂唇下孔、Buford 复合体（盂唇缺损加盂肱中韧带肥厚）这样的变异，肱骨也不会从关节窝前上方脱位。

◆ 盂唇损伤的 MRI 诊断

通常在 T2 加权像上对盂唇损伤进行评估。关节液较充足的时候，T2* 图像能够将解剖结构轮廓显示得更清楚，对诊断也有帮助。肩关节脱位易出现前下方盂唇损伤（Bankart 损伤），这在轴位断面图像上诊断最明确。

肱二头肌长头腱起始部后上方盂唇，主要是在进行投球这样的过头动作时受损，一般被称为 SLAP（superior labrum both anterior and posterior）损伤。可能原因包括肱二头肌长头腱牵拉造成盂唇剥离，肱骨头外旋 - 内旋滑动造成磨损，再者盂唇卷入关节窝与肱骨头间等。上方关节盂唇损伤采用 MRI 斜冠状位及 T2 加权像轴位进行诊断评估。

● 肱骨

在肩部肱骨是典型的长管状骨（图1.1.1、1.1.12）。肩关节MRI中仅能观察到肱骨近侧（MRI图像采集范围受采集线圈敏感范围限制）。采集范围越小，获取的图像越清晰。一般不设置大的扫描范围。

肱骨近端包括在关节窝来回滑动的肱骨头，肩袖附着的大结节和小结节（图1.1.5）。大结节和小结节间是结节间沟，肱二头肌长头腱走行其间。肱骨近侧常会发生骨折，骨肿瘤发生概率也很高。有时会发生无菌性骨坏死，但骨性关节炎发生率很低。

放射科医师的 疑问

类人猿在四足行走的时候，负重是顺着关节窝压向肱骨头的方向；当进化成人直立行走后，各种力量在将肱骨头牵拉远离关节窝。盂肱关节也成为人体最易发生脱位的关节（占外伤性脱位50%）。

整形外科医师的 解说

盂肱关节容易发生脱位的原因是骨性支撑相对较少，而关节自由度相对较大。手向后放的时候（外旋、外转、外展）发生脱位情况很多。脱位造成的肱骨大结节凹陷性骨折被称为Hill-Sachs损伤。

解剖专家的 解说

手向后放发生肩关节脱位的时候，"肩"向躯干外暴露部分较大。灵长类动物在抓住树枝甩动上臂时"肩"也有很大的暴露。但是从胸廓的形状来看，横径远大于前后径的大型动物只有人类。因此，沿着胸廓活动肩胛骨时，人的肩关节相当大的部分暴露出来，这和手向后放容易造成脱位是类似的情况。肩关节脱位暴露了人这种动物在解剖构造上的弱点。

a. 胸廓肩胛骨夹角0°+关节窝肱骨夹角0°=胸廓肱骨夹角0°

b. 胸廓肩胛骨夹角30°+关节窝肱骨夹角60°=胸廓肱骨夹角90°

c. 胸廓肩胛骨夹角50°+关节窝肱骨夹角100°=胸廓肱骨夹角150°

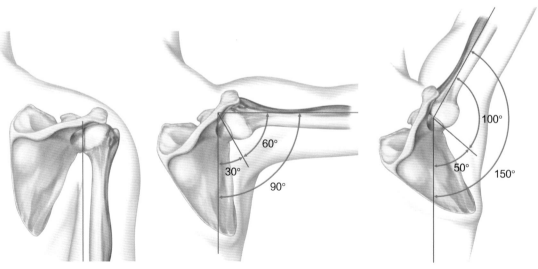

图1.1.13 肩胛上臂的律动

● 骨的MRI诊断

骨表面是骨皮质，在 T1 加权像、T2 加权像上均表现为低信号（黑色）。这是由于骨皮质结构紧、密、水分少造成的。钙化也经常表现为低信号，但是矿物质钙自身有缩短 T1 的效果，故薄层的钙化可能表现为高信号（白色）。钙化变得密集，水被释放出来的话局部变成低信号。

◆ 红骨髓的存在

骨髓腔内骨髓在 T1 加权像、T2 加权像上表现为脂性骨髓信号。但在年轻人还保留较多红骨髓，表现为低信号（比肌肉信号稍高）。大概到 25 岁基本都变成成人脂性骨髓信号。但是骨端（epiphysis），即使在年轻人也会出现骨髓脂肪化的高信号，吸烟者即使在骨端也表现为红骨髓。肿瘤性病变与红骨髓的鉴别在于，肿瘤病变在 T1 加权像上信号低于肌肉。

◆ 病变的存在

无论是炎症还是骨挫伤都表现为 T1 低信号。病变在 T1 低信号差异并不明确，在 T2 又多表现为高信号。在脂肪抑制联合 T2 加权像上病变表现为明显高信号。如果骨病变在 T2 加权像上表现为低信号，意味着"干性"组织，大概会是骨硬化或钙化改变。由于 MRI 的信号会随着磁场强度、施加的脉冲强度等因素发生变化，与正常周围皮下脂肪、骨及肌肉等信号进行对比，判定病变的软硬度是诊断的小诀窍。同时还要考虑到靠近接收线圈的部分组织信号会变高。但是近来的 MRI 设备都进行了接收线圈敏感度校正，这种信号差异程度笔者就不清楚了。

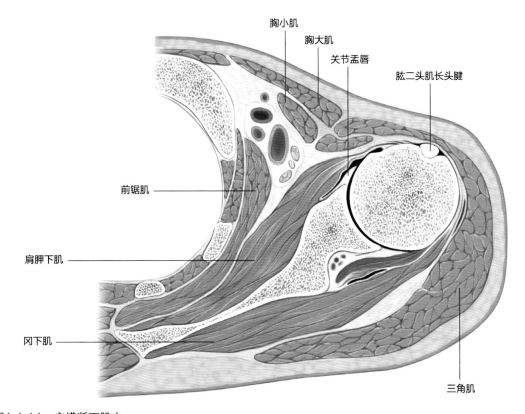

图1.1.14　肩横断面肌肉

肩部肌群

肩关节共被 17 块肌肉包裹，要全部记住是很头疼的事情。初学者当前要记住的只是冈上肌（图 1.1.3，1.1.7）。需要仔细观察的是冈上肌腱前部的 T2 高信号。为什么呢？因为多数医师想知道的事情是"肩袖是否存在撕裂"。

肩袖小的撕裂多是从冈上肌腱前部开始，然后裂口变大。肩袖缺损区关节液滞留表现为 T2 高信号。联合脂肪抑制序列可提高诊断敏感度。

肩部肌群分类，请参照表 1.1.1 及图 1.1.17～1.1.19。

如果称肩关节内侧肩袖肌群为内侧肌群（图 1.1.3），像胸大肌、三角肌位于肩关节外侧，加强并驱动肩关节运动的肌肉则为外侧肌群（图 1.1.16）。

构成肩部的肌肉大多数起始或终止于肩胛骨，这也是肩胛骨能够自由活动，并构成牢固关节结构的基础。虽然肩胛骨大部分区域是扁平的，但众多肌肉起始或终止于它是值得注意的事情。

◆ 起始或终止于躯干骨与肩胛骨的肌肉

斜方肌、大菱形肌、小菱形肌、肩胛提肌、胸小肌、前锯肌，像气垫船一样自由移动肩胛骨的同时将其牢牢稳定住。前锯肌位于肩胛骨与胸廓之间，将肩胛骨从胸廓上支撑起来。它自第 1～第 8 肋骨发出，止于肩胛骨内侧缘。肩胛骨、前锯肌和胸廓构成"Z"字形（图 1.1.15a）。不同于其他肌肉，依靠这个"Z"字形，前锯肌能够将肩胛骨向前外侧牵引。前锯肌与其他肌肉保持平衡同时带动肩胛骨滑动。它不断地收缩舒张，使肩胛骨在胸廓上以最小的摩擦进行滑动。

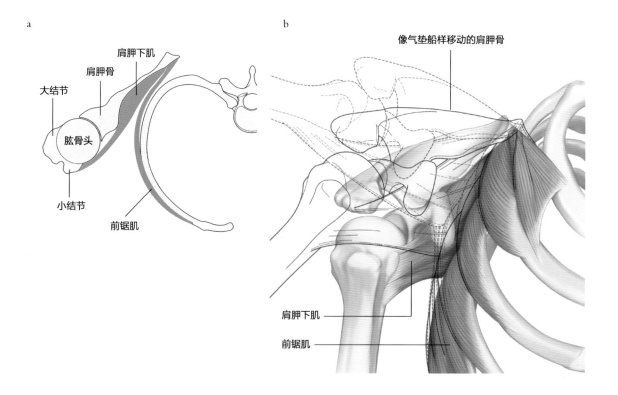

图1.1.15 肩胛胸廓关节

a. 三角肌前面观

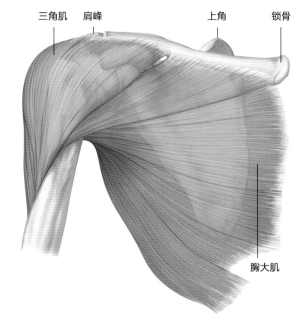

三角肌　肩峰　　　　　　　上角　　锁骨

胸大肌

b. 三角肌后面观

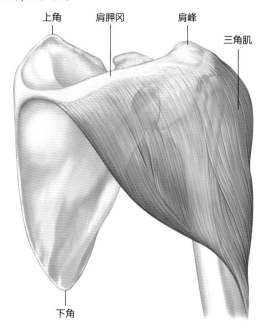

上角　　肩胛冈　　肩峰

三角肌

下角

c. 三角肌侧面观

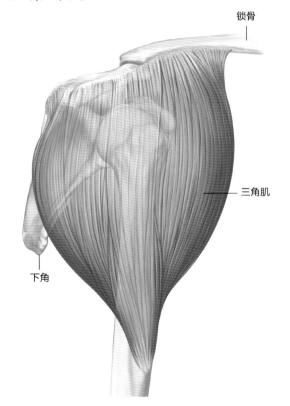

锁骨

三角肌

下角

图1.1.16　三角肌

表 1.1.1　肩部肌群

起始或终止于躯干骨与肩胛骨的肌肉
① 斜方肌　　　　② 大菱形肌，小菱形肌
③ 肩胛提肌　　　④ 胸小肌　　　⑤ 前锯肌

起始或终止于肩胛骨与肱骨的肌肉
① 三角肌　② 大圆肌　③ 喙肱肌　④ 冈上肌
⑤ 冈下肌　⑥ 小圆肌　⑦ 肩胛下肌

起始或终止于肩胛骨与桡骨 – 尺骨的肌肉
① 肱二头肌　　　② 肱三头肌

起始或终止于躯干骨与肱骨的肌肉
① 背阔肌　　　　② 胸大肌

放射科医师的 疑问

　　在肩诸多精巧的构造中有对前锯肌进行详细叙述，那如果前锯肌出现了问题岂不是很麻烦？

解剖专家的 解说

　　胸长神经麻痹或 FSH 型肌营养不良造成的前锯肌麻痹，在临床上表现为翼状肩胛。

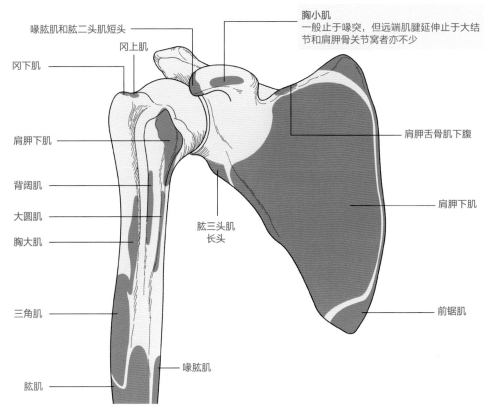

喙肱肌和肱二头肌短头

冈上肌

冈下肌

胸小肌
一般止于喙突，但远端肌腱延伸止于大结节和肩胛骨关节窝者亦不少

肩胛下肌

肩胛舌骨肌下腹

背阔肌

大圆肌

胸大肌

肱三头肌长头

肩胛下肌

三角肌

前锯肌

喙肱肌

肱肌

图1.1.17　肩部肌肉起点（█）/止点前面观（█）

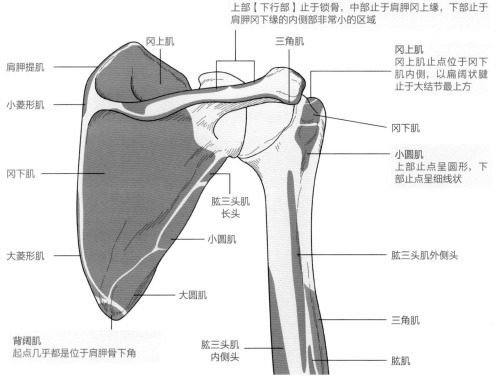

斜方肌
上部【下行部】止于锁骨，中部止于肩胛冈上缘，下部止于肩胛冈下缘的内侧部非常小的区域

冈上肌

三角肌

肩胛提肌

冈上肌
冈上肌止点位于冈下肌内侧，以扁阔状腱止于大结节最上方

小菱形肌

冈下肌

冈下肌

小圆肌
上部止点呈圆形，下部止点呈细线状

肱三头肌长头

大菱形肌

小圆肌

肱三头肌外侧头

大圆肌

三角肌

背阔肌
起点几乎都是位于肩胛骨下角

肱三头肌内侧头

肱肌

图1.1.18　肩部肌肉起点（█）/止点后面观（█）

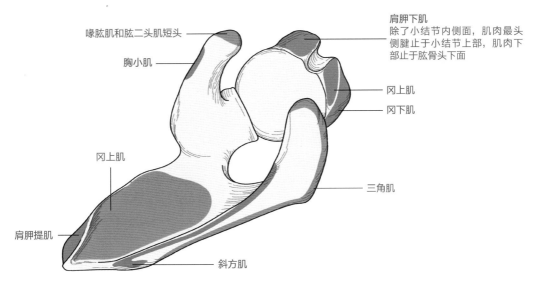

喙肱肌和肱二头肌短头

胸小肌

冈上肌

肩胛提肌

斜方肌

肩胛下肌
除了小结节内侧面，肌肉最头侧腱止于小结节上部，肌肉下部止于肱骨头下面

冈上肌

冈下肌

三角肌

图1.1.19　肩部肌肉起点（■）/止点上面观（■）

解剖专家的 解说

　　解剖学中关于肌肉的学习需要将"肌肉名称""起点 / 止点""相应的神经支配""功能"都要完全记住。这对肌肉的初步了解十分重要，但同时太多背诵的内容的确让人头痛。然而，进行实际解剖时虽然记住了肌肉的起点 / 止点，但肌肉走行范围时宽时窄，且支配的区域并不是某个特定的面，从而变得非常复杂。有时还会遇到与邻近肌肉紧密地结合在一起的情况。另外，肌肉通过肌纤维收缩起作用，虽然可以根据肌肉起点 / 止点来预测每个肌肉的功能，但肌肉并不是单独收缩的，而是肌群同时收缩产生动作。因而，将每块肌肉单独分开来考虑其功能是没有什么实际意义的。由于这样矛盾的想法，为了能够理解各个肌肉的特点，最开始分了四大类，并且表示各个肌肉起 / 止点的（图 1.1.17 ~ 1.1.19），只是为了大致提升基础认识，绝对不是就此对肌肉功能进行描述。

　　解剖学的矛盾在于，这样准确的描述反而会使它变得模糊不清。平均值这种东西必然包含"波动范围"。解剖学是理解"波动范围"，并在此基础上来思考到底是如何创造这种复杂的形状。有必要了解的是，解剖学的发现只不过是复杂而又精致的发展过程中的一方面。结果，在这里再次产生了一个大的疑问：说出正确的解剖内容又表示什么呢？对于解剖而言，你必须理解感官认识这点非常重要。

放射科医师的 疑问

　　试想影像诊断与肌肉的起 / 止点的相关性。

　　（1）阅读骨 X 线片时，要意识到肌肉的起 / 止点的存在。骨组织自肌肉起 / 止点获取血流。考虑骨折时是否存在流向骨折碎片的血流，以及骨碎片会被肌肉牵拉移位的可能。

　　（2）阅读 MRI 图像时，在某一层面看到的东西，要向相邻层面及相邻层面的相邻层面进行追溯观察。肩袖构成肌需要追溯到肱骨头大 / 小结节止点。

　　#以这种方式理解的话，解剖与病变会变得很生动，能够真实了解临床的实际情况。

● 起始或终止于肩胛骨与肱骨的肌肉

三角肌、大圆肌、喙肱肌支配肱骨运动的同时，对肩胛骨也起支撑的作用。

冈上肌、冈下肌、小圆肌、肩胛下肌四块肌肉都是从肩胛骨发起（图1.1.17～1.1.19），覆盖肩胛骨并包绕肱骨头。除小圆肌以外它们在肩胛骨起始部都很宽大，四块肌肉在止点附近汇合构成肩袖（图1.1.20）。

◆ 肩袖（rotator cuff）

"Rotator"是使回旋、旋转的意思，提示了肩袖的功能。"Cuff"是袖的意思，表现了肩袖的形态特点。恰似衬衫的袖子一样下方开放，肱骨从中穿过，形成腋隐窝处无肩袖组织。关于"rotator cuff"的命名，即使在被称为"圣经"的教科书 *The Shoulder* 中也不是很明确。

放射科医师的 看法

肩袖很好表现了体表无法看到的那些构造的形态功能。

解剖专家的 解说

肩袖结构会让人很难理解。提到"rotator"，对于整形外科医师而言这是髋关节常用到的词，也就是指起到转动作用的肌群。髋关节的转动肌群附着于股骨头基底部周围，与髋关节旋转运动密切相关。股骨头紧贴宽大的髋臼窝，关节构造十分稳定，可以认为关节周围的肌肉主要是起到活动关节的作用。肩关节基本和髋关节类似，周围有肌肉包绕完成旋转活动。但是肩关节的骨性关节窝非常浅，稳定性较弱。因此，周围起转动作用的肌群构成袖口样结构来稳固肩关节。在讨论盂肱韧带时，肩关节与髋关节被认为是对应的结构，在两者相互比较后以韧带进行命名。虽然名称的概念非常相似，但可能因为结构完全不同，毫无同源性而出现混乱。

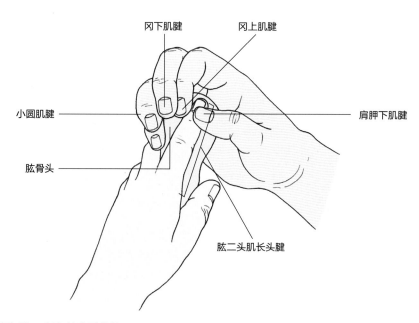

图1.1.20　肩袖和肱二头肌长头腱模拟图

肩袖是由覆盖包绕肱骨头的冈上肌、冈下肌、小圆肌、肩胛下肌终端肌腱构成的肌腱复合体。肌腱复合体是指诸肌腱在深部关节囊处纤维束相互交叉连续走行构成的一个整体。肩胛下肌止于肱骨小结节，冈上肌腱、冈下肌腱、小圆肌腱止于肱骨大结节。特别是冈上肌腱与冈下肌腱相互交叉构成宽扁的腱束紧密附着于大结节。如果冈上肌腱断裂的话，冈下肌腱部分纤维束也会存在断裂。构成肩袖的诸肌腱，在肩关节深部紧密包绕关节囊。外部肌肉较粗大，以远离旋转支点的位置作为动作止点。与其相比，构成肩袖的内部肌肉较纤细，加在肱骨上的动力也较弱。构成肩袖的肌群是肱骨在某个方向上开始转动时最初的力量施加者。再者将肱骨头向关节窝方向牵拉，维系盂肱关节稳定性，在能动关节中起到轴承作用。肱骨为了获得较大的可活动范围，肱骨头周围需要有足够的自由活动空间。肩袖构成肌群的存在也是为了填充这个空间。

肩袖肌群远端肌腱呈扁片状内衬滑膜组织。肩袖出现肿胀，局部剥离，局部缺损时较关节功能障碍更容易出现滑膜炎相关的疼痛。

肩胛下肌、冈上肌以及冈下肌起始部在肩胛骨范围很大，非常惊人，几乎可以将肩胛骨完全覆盖（图 1.1.17 ~ 1.1.19）。然而它们的远端止点范围仅仅局限于肱骨大结节和小结节，范围很小（图 1.1.17 ~ 1.1.19）。与肌腱相连并在肌肉深部走行的肌腱内，可能有肌纤维的分布。

◆ 肌腱 MRI 诊断

肌腱内氢质子含量少，因而理论上在 T1 加权像、T2 加权像以及 T2* 图像上均表现为低信号。但是在短 TE 的 T1 加权像、T2* 图像上，当肌腱与主磁场夹角成 55° 时，会出现磁共振"魔角效应"现象（magic angle phenomenon），表现为高信号，与肩袖损伤难以鉴别。肩袖撕裂一般在长 TE 的 T2 加权像进行诊断，压脂 T2 加权像能提高诊断灵敏度。

放射科医师的 疑问

肌腱的功能到底是什么？起自肩胛骨的深部肌纤维和外侧肌纤维收缩舒张功能进行比较，一般认为外侧肌纤维收缩舒张程度比较大，实际情况是怎样？肌纤维是否也起自肌膜？

解剖专家的 解说

肌腱一般说成"tendon"。从词根上讲，希腊语的"tenon"，拉丁语的"tendo"都有"榫"的意思。榫是木材、石料以及铁料等器材进行相接时做成的突出的部分，插入做成卯眼的另一部分。因此，它被认为是末端插入骨骼并与骨骼牢固结合的部分。肌肉组织和肌腱的组织来源不同，肌肉组织和肌腱共同构成完整的肌肉。肌肉组织的力量传递给肌腱，后者通过牢固地插入至骨骼内，将力量传递给骨骼。

肌肉深侧和浅侧肌纤维曲率差对肌肉的活动是有影响的。但是每根肌纤维都是与肌腱相连，通过肌腱起作用，它们之间并没有太大的差异。例如在冈下肌，斜行肌纤维为主的肌束的浅层有横行肌纤维，即横行肌束在斜行肌束表面。这样的情况下，斜行肌束边缘由于肌束的活动被抬起，而横行肌束会压制其上抬幅度。

肌纤维并非发自肌膜，它们的附着点是被称为腱膜的结构。

● **起始或终止于肩胛骨与桡骨-尺骨的肌肉**

有肱二头肌、肱三头肌。

● **起始或终止于躯干骨与肱骨的肌肉**

有背阔肌、胸大肌，这两块肌肉能够加强上肢的力量，是男子汉的象征。

● 肱二头肌长头腱

肱二头肌长头腱（以下简称长头腱）是肱二头肌（图1.1.8）起始部之一，与后上方关节盂唇存在纤维性连接。虽然肌纤维束是从盂上结节开始的，但长头腱能够在MRI图像上辨识的肌纤维束很少。长头腱紧贴肱骨头前上方，沿着结节间沟向下出关节腔。肌腱自关节腔发出并不奇怪。长头腱在关节腔内呈"扁面条"扁平形状（图1.1.3，1.1.6，1.1.21）。

长头腱自后上方关节盂唇起始，肩袖位于喙肩弓和肱骨头之间，生理学上彼此间会不断存在撞击和摩擦。三角肌将肱骨头向上方牵拉，而长头腱则将肱骨头向下压，以减轻肩袖与喙肩弓的撞击。上臂肱二头肌常表现为鼓起的肌肉包，被大家熟知。

肱二头肌起始端分成两个部分，故命名为二头肌。长头腱起始于后上方盂唇，短头起始于喙突。肱二头肌止于桡骨粗隆，横跨盂肱关节-肱骨-肘关节。前臂可以做到有力地屈曲，但是如果长头腱没有进入关节腔，而是从肩峰起始发出，情况会是怎样呢？不仅失去牵拉肱骨头靠近关节窝的功能，而且前臂每次屈曲时肱骨头会将肩袖明显地上顶到肩峰。因此，即使看起来似乎极不寻常的构造也有它存在的道理。

长头腱和冈上/下肌腱构成的肩袖结构围绕肱骨头交叉走行。肩袖和肱二头肌紧张时，在保证肱骨有尽可能大的活动范围的同时，保障关节的稳定性。固定长头腱的结节间沟位于前方，长头腱将肱骨头从前方向后下方压制。结节间沟的位置靠近冈上肌腱前缘，而冈上肌腱是肩袖中最容易受到冲击摩擦的部分。长头腱将肱骨头向下牵拉，三角肌收缩造成冈上肌腱对肩峰的压迫感就会减轻。

长头腱出现炎性水肿、脱位、肌腱断裂时，需要进行影像检查。由于长头肌腱结节间沟入口的滑车部包括肩胛下肌腱止点的上缘，长头腱病变常导致该区域肩胛下肌腱撕裂，小结节止点剥离等损伤。这些损伤在常规的术野中观察不到，故被称为隐藏性病变。

维持肩关节稳定的前、下方结构

肩关节囊两端附着于肩胛颈和肱骨解剖颈，将肩胛骨关节窝和肱骨头包裹其内，防止肱骨头从关节窝脱位。

关节囊前方有肥厚的三条皱襞（盂肱上、中、下韧带），以强化关节囊稳固性。虽然以韧带命名，但属于关节囊的一部分。

关节囊下方是腋隐窝，肱骨下垂位时呈松弛状。当肱骨上举时隐窝紧紧包裹肱骨头使其紧贴关节窝，发挥稳固的作用。反过来说，如果腋隐窝不松弛，上肢也无法上举。

关节镜下可见关节腔内被关节液填充，将上臂外展能够观察到腋隐窝前缘和后缘的"皱襞"，分别被称为前束（anterior band）和后束（posterior band）。

前束相当于解剖学上的盂肱下韧带（IGHL）。在组织学，盂肱上、中、下韧带显示为关节囊周边局部肥大部分（图1.1.22）。

后束是腋隐窝后缘皱襞，起到加强稳固肩关节的作用。在关节镜下仅从外观看似实性的带样结构，实际上是并无实物的关节囊皱襞。

● 关节囊

关节囊和滑囊均内附滑膜，表面十分顺滑，减弱关节中骨、肌腱以及肌肉间的摩擦。因为关节囊足够松弛，可以在一定程度上

a. 前外侧观

b. 上面观

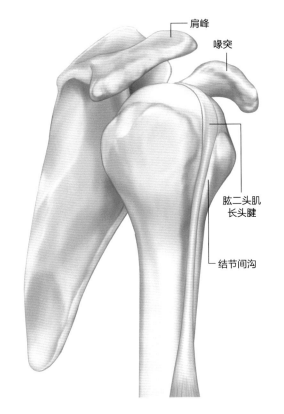
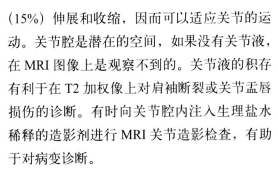

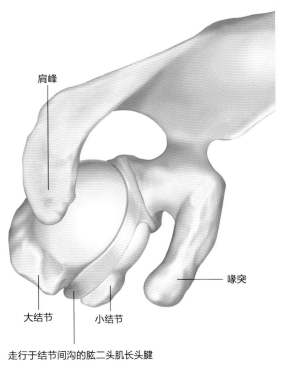

图1.1.21 肱二头肌长头腱

（15%）伸展和收缩，因而可以适应关节的运动。关节腔是潜在的空间，如果没有关节液，在 MRI 图像上是观察不到的。关节液的积存有利于在 T2 加权像上对肩袖断裂或关节盂唇损伤的诊断。有时向关节腔内注入生理盐水稀释的造影剂进行 MRI 关节造影检查，有助于对病变诊断。

关节囊包绕肱骨头，无论是盂肱关节（狭义的肩关节，第一关节）脱位或是会导致肩峰下关节（第二关节）形成的肩袖撕裂都会造成关节囊受损。肱二头肌长头腱由于自关节腔后上方盂唇起始，腱鞘与关节腔是相通的。另外大约 90% 关节腔与肩胛下滑囊相通。某种程度上，关节囊可以像气球一样膨胀，据说囊腔大概容量是 30ml。复发性肩关节脱位患者这个关节腔容量会增大，而肩周炎患者关节腔容量会变小。

放射科医师的 疑问

关节囊内附滑膜，附着于肩胛骨关节窝和肱骨解剖颈，包绕肱骨头。关节囊算不算是广义上的韧带结构?

解剖专家的 解说

关节囊最内层是滑膜，后者周围包绕结缔组织构成关节囊。根据施加的力量不同，关节囊会不同程度增厚。关节囊增厚的一部分纤维结构按照特定的方向进行排列就被称为韧带。因此从广义上讲，关节囊被称为韧带是没有问题的。

● 盂肱上、中、下韧带

有关肩部的解剖学介绍，都有关于盂肱韧带（SGHL，MGHL，IGHL）的描述。但是在 MRI 图像上却观察不到该结构。韧带起到加固关节及限制运动幅度的功能，类似于膝关节内的前、后十字韧带样的结构，但在 MRI 图像上却观察不到。实际上，盂肱韧带是关节囊的皱褶样结构。关节囊从肩胛骨的关节窝，或者是肩胛骨颈部开始，向肱骨解剖颈延伸的帐篷样结构。在相对较厚、较短或者延展性较差的部分会出现一些皱襞，被称为盂肱韧带。没有关节液的情况下关节囊自身在 MRI 上观察不到，更不用说盂肱韧带了。利用 MRI 关节造影，在关节腔内注入稀释造影剂才能观察到这些皱襞样结构。

● 腋隐窝

在关节囊下垂时，通常上臂位于下垂位，在关节囊下方可以观察到腋隐窝，因而检查时需要关节窝下方和肱骨解剖颈附着的关节囊部分明显松弛。当手臂上举，这部分紧紧包裹肱骨头使其紧贴关节窝，起到稳固的作用（图 1.1.22）。

复发性肩关节脱位可造成腋隐窝破裂，松弛，后者又继发复发性肩关节脱位，从而进入恶性循环。在肩活动受限时腋隐窝存在肥厚短缩。

放射科医师的 疑问

手臂上举时关节囊上部是怎样松弛的？

整形外科医师的 解说

腋隐窝是关节窝下缘与肱骨颈附着处方向的关节囊，在上臂外展时紧张，上臂下垂位时松弛。但关节囊上部与冈上肌腱紧密结合，上臂外展时冈上肌腱向内滑动，关节囊上部也随着向内侧滑动，不会发生关节囊上部的松弛样

a. 关节腔内侧观

冈上肌
盂肱上韧带（SGHL）
盂肱中韧带（MGHL）
关节盂唇
腋隐窝
盂肱下韧带（IGHL）

b. 经静脉MRI关节造影示含盂肱下韧带的腋隐窝（→）

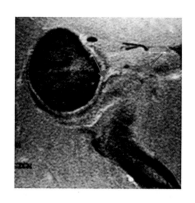

图1.1.22　腋隐窝（axillary pouch）

改变。但是理论上，关节囊在与肩袖分离的关节窝上缘附着反折的部分（最内侧）存在松弛样改变。

肩袖薄弱区

肩胛冈从冈上、下肌之间向上突。冈上、下肌腱在肩胛骨上左右呈横向走行的长薄结构，两者融合的肩袖不存在裂隙（图 1.1.8，1.1.9）。而喙突起始部靠近肩胛关节窝，从冈上肌与肩胛下肌间穿过。因此，冈上肌与肩胛下肌间的间隙称为"薄弱区"。没有肩袖组织覆盖的肩袖薄弱区，在肩峰下－三角肌下滑囊和关节腔之间，由滑囊侧滑膜－喙肩韧带－关节囊－关节腔侧滑膜构成。肩袖薄弱区并不是一个腔隙，而是由膜结构形成的区域。薄弱区前部的关节囊部分是盂肱上韧带。沿着薄弱区后方与肱骨头之间是肱二头肌长头腱。肩袖薄弱区是肩袖前上方间隙，正是局部的松弛，减缓了肩关节外展外旋时造成的肩袖扭曲和紧张。薄弱区的喙突基底侧，由于局部炎性病变或损伤会造成薄弱区的肩活动受限。

冈上肌腱和肩胛下肌腱之间的肩袖薄弱区没有覆盖关节囊的肌腱 / 肌肉（图 1.1.7）。如果这部分存在肩袖组织，由于肱二头肌长头腱和肩袖没有足够的间隙，会必然受到喙肩弓强烈的冲撞。

肩袖薄弱区存在的原因是，冈上肌和肩胛下肌在喙突起始部分离较大，同时这些肌肉的止点处存在结节间沟。另外，肩袖薄弱区给予前上方肩袖和关节囊一定空间，保证它们的可活动范围。

整形外科医师的 解说

肩袖薄弱区是肩胛下肌头侧肌腱与冈上肌最前方肌内腱间间隙，内存喙肩韧带。后者虽被冠以"韧带"之名，但与关节间起加固作用的一般韧带不同，非常柔软并富有伸缩性。因而，对关节的活动能够柔和地缓冲。而且该韧带在冈上肌、冈下肌及肩胛下肌之间，防止上述肌肉肌腱在活动过程中幅度过大。

肩胛下滑囊

肩胛下滑囊从肩袖薄弱区跨越至肩胛下肌腱上缘的前方, 分布于喙突下方 (图 1.1.11)。因位于喙突下方，与喙突下滑囊很容易弄混，但是喙突下滑囊与关节腔并不相通，是独立存在的，很少在 MRI 图像上观察到。喙突下滑囊减轻了肩胛下肌与喙肱肌腱－肱二头肌短头间的摩擦。

专栏

后束—皇帝的新衣

腋隐窝前缘被称为前束，后缘被称为后束。通常在上臂下垂位进行 MRI 关节造影检查，这时包含盂肱下韧带的腋隐窝（图 1.1.22a）呈松弛状态。这种松弛状态下的关节囊内相当于前束的皱襞像粗大的横行蛇样，常常在 MRI 关节造影时观察到（图 1.1.22b）。但是，关于后束的情况并不是很明确。虽然在教科书上看过记载后束的图谱，但在尸体解剖时没有看到类似结构，可是在关节镜中明确看到了这一结构——它只不过是在加压注水、上臂外展时产生的关节囊的皱襞而已。这和拽动帐篷一角时造成的皱褶是类似的。因而，那些描述后束断面像韧带样结构的图谱，都和国王的新衣一样，是虚幻的存在。

肩胛下滑囊多与关节腔相通，常常存在关节液积存的情况，这在 T2 加权像上可以观察到。采用关节造影观察到的概率也很高。肩胛下滑囊能够防止喙突及关节窝前缘与肩胛下肌的摩擦。肩胛下滑囊与关节腔相通的情况下，从关节腔向滑囊侧观察可以看到很深的腔隙（图 1.1.3*）。

肩峰下滑囊

肩峰下滑囊广泛覆盖于肩袖之上，位于喙肩弓下（图 1.1.23）。这也是被称为肩峰下关节的部位。据说人体中总共有 50 个滑囊，这是最大一个。广义的肩峰下滑囊包括三角肌下滑囊。初学者常把三角肌下滑囊和肩峰下滑囊间的关系弄混。肩峰下滑囊中位于三角肌下的部分被称为三角肌下滑囊。大概 11% 的肩峰下滑囊与喙突下滑囊相通。喙突

与喙肩韧带以及肩峰构成的喙肩弓，位于肩袖的上部。肩峰下滑囊和坚固的喙肩弓，隔着肩袖不断受到肱骨头"冲撞，摩擦"带来的机械应力。这种机械应力及其较大的受力面积会引起原发性和继发性机械性炎症，从而引起肩部疼痛。

放射科医师的 疑问

整形外科对于炎症的定义是什么？也有人认为肌腱炎（tendinitis）这种表述是不准确的。

整形外科医师的 解说

在整形外科领域，有些疾病虽然没有炎症反应，但以"炎"命名。例如剥脱性骨软骨炎，英文中是"osteochondritis dissecans"，并非炎性病变。再者变形性关节症（中文称骨性关节炎）写成"osteoarthritis"，但是与炎症没有什么关系，英文后缀带有"itis"。最近开始使用更加准确的用词"osteoarthrosis"（骨关节病）。日语用词"变形性关节症"，能够更好地表示病变特征。同样的道理，肌腱源性疼痛但无肌腱撕裂时，会简单地用"肌腱炎"（tendinitis）这个词表示，但是否真正具有炎症并无确实证据。因而，"tendinitis"有时说成"tendinopathy"（勉强翻译成肌腱病）。但是，如果不是因为病情很明确而不使用"炎症"这个词的话，对临床而言本质上并没有区别。日语中如果最初不知道是否有炎症的话，使用"肩袖肌腱炎"这个词很适合。

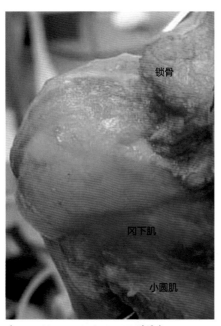

锁骨

冈下肌

小圆肌

（Dr. Yilihamu Tuoheti, MD 赠予）

图1.1.23 三角肌下/肩峰下滑囊（肩峰切除）后面观

从解剖图片观察骨形态

● 结节

肱骨近侧外缘是被称为结节的骨性隆起。这个骨性隆起被肱二头肌长头腱通行的间沟分为前方的小结节和中后方的大结节（图 1.1.24）。这个沟存在于大、小结节间，故称为"结节间沟"。日语中结节这样的结构，在翻译成英语时常令人很头疼。结节原本的意思是指"两个以上结构结合后形成结节状部分"，在这里是指"骨面上外凸隆起的地方"。大结节的拉丁语解剖学名为"*Tuberculum majus*"，英语中为"greater tubercle"。但在整形外科领域写成"greater tuberosity"。英语 tuberosity 在日语中是"结节状隆起"的意思，而解剖学拉丁语"*tuberositas*"则翻译成"粗糙面"。这个粗糙面意味着"突起的粗糙的表面"，同时被认为是肌腱等附着的地方。也就是说，大结节、小结节中"结节"的意思，在解剖学上是指"肱骨头与肱骨干之间局部的凸出隆起"，在整形外科是指"骨的局部隆起，肌腱等附着处"。

仅就术语之间的使用差异而言，就不得不注意到所看的东西是不同的。在此处与整形外科领域术语的意思是吻合的，解释为附着面。

● 肱骨大结节

冈上肌、冈下肌及小圆肌止于肱骨大结节。要观察肱骨大结节，大致从 3 个面来看。根据传统的解剖学教科书，肱骨近似矩形，被分为 3 个面进行描述（图 1.1.25）。向上的上表面，向后外方的中面，向后方的下表面。这里说的上、中、下被认为与高度相关，但它们也可以被称为实际面对方向上的上表面、后外侧面及后表面。肱骨大结节形成的各个面与目前所考虑到的肩袖各肌附着处分别对应吻合。也就是说，上表面对应冈上肌，中面对应冈下肌，下表面对应小圆肌（图 1.1.24）。如果观察它们的话，冈下肌与小圆肌之间可

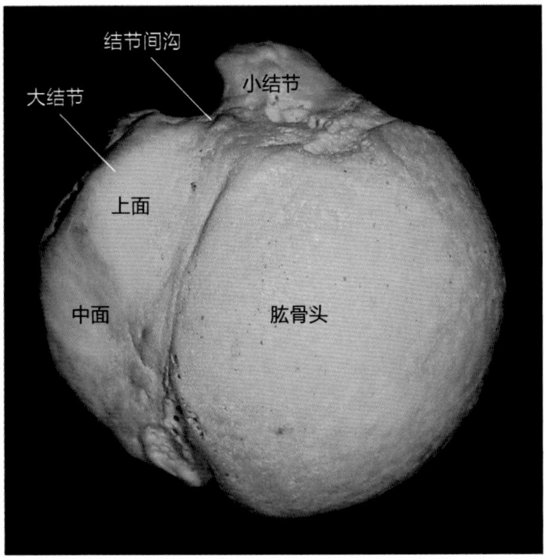

图1.1.24 肱骨的风干骨标本
左侧肱骨头上面观，大结节上表面近似三角形，中面呈五角星样是冈下肌附着处

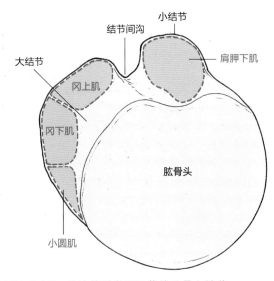

图1.1.25 传统教科书所记载的肱骨大结节
肱骨近似矩形，被分为3个面进行描述

以看到比较明确的边界（图1.1.29），对应中面与后面的拐点。但是，对冈下肌的止点进行解剖学观察发现，它并不是止于内侧面，而是向冈下肌外侧伸展（图1.1.28），像是到达"上表面"的前端。实际上，仔细观察风干的骨标本的话，大结节的"上表面"和"中面"的形态并不都是矩形（图1.1.25）。上表面近似三角形，中面像是为了对应冈下肌的附着呈五角星样宽大。在肩关节CT 3D重建图像上发现，从大结节上表面到中面的外侧向外倾斜（图1.1.26），这与风干骨标本上所看到的类似。这个情况如果从肌腱附着处考虑的话就不难理解了。如果考虑肩袖肌肉对应肩关节各个活动方向运动的话，具有明确拐点的肌腱附着点确实显得不自然。

大结节表面多被描述为紧邻肱骨头关节软骨外缘肌腱附着处（图1.1.25）。但是肱骨头软骨和大结节上、中（内侧）、下表面间有个区域，与上述诸表面存在明显区别。这个区域被称

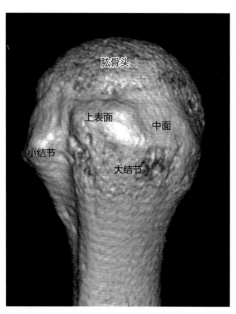

与风干骨标本上所看到的类似，从大结节上表面到中面的外侧向外倾斜。

图1.1.26　肱骨头的3D-CT图像

为肌腱附着点与关节软骨的移行部。这个区域就像无任何附着的沟状结构，一般被称为"沟"，不是肌腱而是关节囊的附着处。

● 肱骨小结节

一直以来，小结节被描述成肩胛下肌腱附着处。实际上，只有肩胛下肌中部如一般记载的那样止于小结节，肩胛下肌头侧肌腱止于小结节的上面，而肩胛下肌下部止于小结节内下方。关于肌肉止点的详细内容在后面陈述。

从解剖图观察肩袖肌内腱及关节囊的附着情况

● 肩胛下肌腱

肩胛下肌从肩胛骨前面也就是肩胛下窝起始，起点范围较宽，止于肱骨小结节。但实际止点范围要远宽于此。仔细观察肩胛下肌会发现有多条肌内腱，在去掉肌肉成分后会观察得更清楚（图1.1.27a，1.1.27b）。范围宽广的肌纤维附着于多条肌腱后止于肱骨。小结节的表面确实有肌腱紧密附着，肩胛下肌数条肌内腱中最粗大有力的是最头侧肌腱，与其说它附着于小结节，不如说它是附着于小结节与肱骨头关节软骨间区域。而且，它从肌腱外侧缘像伸舌样伸到肌腱的前段（图1.1.27b*），也称为"舌部"。这个舌部支撑着肱二头肌长头腱进入结节间沟时的路线。因而舌部附着于从结节间沟到肱骨头关节软骨的区域，甚至是消减了关节软骨的一部分。这个关节软骨被削减的部位常被称为"肱骨头窝"。肱二头肌长头腱被滑膜包裹，滑膜从膜状关节囊突入至结节间沟内。

肩胛下窝是肩胛骨前面的骨性凹陷，因

此在上臂下垂状态时，肩胛下肌的中下部依然可以向小结节方向走行。但是肩胛下肌上部肌束在抵达小结节之前要跨越肱骨头最前方的突出部分。因此，从关节窝至肱骨头的区域，肌腱先明显向前运动，而后改变角度向后转向结节（图 1.1.27b）。肩胛下肌腱上部的走行在肩关节外旋或伸展状态时会更明显。

● 冈上肌

冈上肌自肩胛骨冈上窝和肩胛冈上表面起

a. 右肩前面观

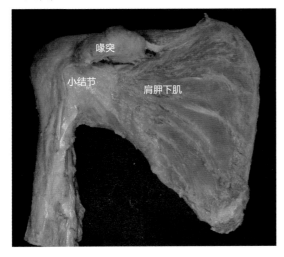

b. 剔除肌肉暴露出肌腱结构的肩胛下肌腱，头侧部分止于小结节上，形成"舌部"（*）

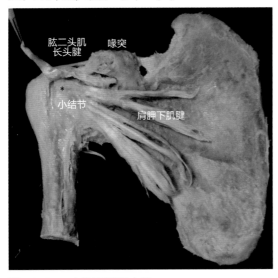

图1.1.27 肩胛下肌肌内腱

始，止于肱骨大结节。从上面看，会发现冈上肌肌纤维很多是向前走行的（图 1.1.28a）。为了观察肌纤维与肌腱的连接方式将肌纤维剔除后，发现肌肉前方肌腱非常粗大，附着于大结节前方（图 1.1.28b）。冈上肌后部肌腱又细又短，在大结节附着部的后部亦变薄。因而在变薄部分的外侧有冈下肌的肌纤维覆盖其上。

对冈上肌止点进行调查发现，大约 20% 的肌腱并没有止于大结节，而是通过结节间沟止于小结节前上部。这个位于前方的粗大的肌腱如同展开的扇面一样附着于大结节和小结节上。因而冈上肌的作用主要集中于大结节的前方。

● 冈下肌

冈下肌自肩胛骨冈下窝和肩胛冈下表面起始，止于肱骨大结节。冈下肌分为在肩胛冈下表面开始在背侧横向走行的横行部和从冈下窝开始向腹侧斜行的斜行部（图 1.1.29）。横行部最后在肱骨头附近附着于斜行部肌腱外侧。因而如果将肌纤维剔除，几乎看不到横行部肌腱（图 1.1.30）。斜行部肌腱在肌肉斜行部上半部可见，下半部肌腱并不粗大，反而又薄又短。冈下肌主要起作用的是肌肉的上半部分。冈下肌腱较粗大的肌腱部分明显向前方走行，也就是包绕冈上肌外侧，附着于大结节上面的前端部。在最前方的部分与冈上肌的肌内腱最坚韧部分几乎完全连接起来了。但是根据走行的方向，很大程度上还是能够将冈上肌后半部与冈下肌腱区分开来。

冈上肌和冈下肌止点非常靠近，就像整块密实的肌肉一样，但将肌腱翻开会发现，两块肌肉近乎平行走行包绕肩关节（图 1.1.28b）。肌腱的止点形态是由于包裹球形肱骨头的肌纤维聚集引起的，能够观察到非常自然的纤维走向。

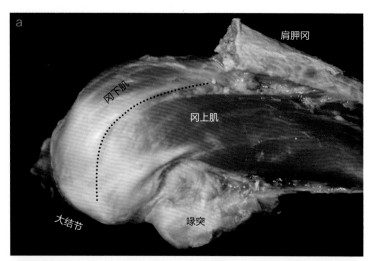

a. 右肩上面观

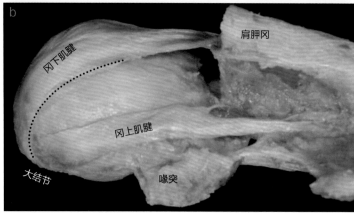

b. 冈上肌、冈下肌肌纤维成分去除后，冈上肌前方有非常坚韧粗大的肌腱存在，止于大结节前方

图1.1.28 冈上肌、冈下肌走行及肌内腱（a, b图中虚线表示冈下肌前缘）

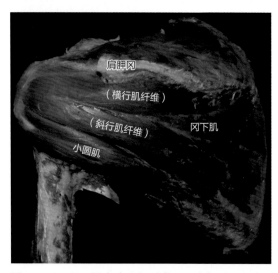

图1.1.29 冈下肌和小圆肌形态以及走行（左肩去掉肩峰后后面观）

冈下肌横行部从肩胛冈下表面开始在背侧横向走行，止于斜行部肌腱外侧。斜行部从冈下窝开始向腹侧斜行，止于大结节前外侧。小圆肌在近端表现为一个整体，到远端位置分为上部和下部两部分肌束

● 小圆肌

小圆肌位于冈下肌下方，自肩胛骨冈下窝起始。冈下肌与小圆肌之间有腱膜样隔膜结构，存在分界清楚和不清楚的地方。与该隔膜紧密接触的冈下肌和小圆肌部分从该隔膜起始。然而，即使隔膜组织在近端位置非常明确，在远端也通常看不到。小圆肌在近端表现为一个整体，到远端位置分为上部和下部两部分肌束（图1.1.29）。上部肌束以较粗大的肌腱附着于大结节的下表面，下部肌束较菲薄，沿着上部肌束下缘纵向展开，广泛附着于肱骨（图1.1.29）。如果将肌纤维剔除进行观察，会发现上部肌束中上半部并不是那么强健，下半部的肌腱止于肱骨下表面的最下部（图1.1.30）。

● 关节囊

令人惊讶的是，肩关节关节囊相关知识很少。是因为它是肩袖内衬的一个微不足道的结构吗？但是实际上并非如此，关节囊远端填充关节软骨与肩袖止点间隙，在冈下肌后缘和小圆肌上缘间缺乏强健肌腱的区域关节囊局部增厚附着于大结节（图1.1.31*）。反而在大结节上部有冈上肌腱和冈下肌腱紧密包裹的地方关节囊并不是那么肥厚。肩袖肌群覆盖的区域肌腱的止点及关节囊的附着大概呈相辅相成的关系。

参考文献

1） Clemente CD ： Osteology. In Gray's Anatomy 30th American Edition. Philadelphia: Lea & Febiger; 1985，p 233-234.

2） Arai R, et al ： Subscapularis tendon tear ： an anatomic and clinical investigation. Arthroscopy, 24 ： 997-1004, 2008.

3） Mochizuki T, et al ： Humeral Insertion of the supraspinatus and infraspinatus ： New anatomical findings regarding the footprint of the rotator cuff. J Bone Joint Surg Am，90 ： 962-969, 2008.

4） 加藤敦夫，ほか：冈下肌の形態とその支配神経における解剖学的解析. 肩関節，33： 257-259, 2009.

5） 加藤敦夫，ほか：小圆肌の形態とその支配神経の解剖学的解析. 肩関節，34：301-304, 2010.

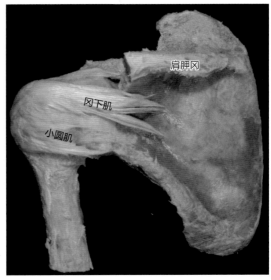

图1.1.30 冈下肌和小圆肌走行以及肌内腱–左肩后面观

去掉冈下肌和小圆肌肌纤维成分，对比冈下肌腱斜行部上半部，下半部肌腱并不是那么强健，反而有些短薄。小圆肌上部肌束中上半部并不是那么强健，下半部的肌腱止于肱骨下表面的最下部

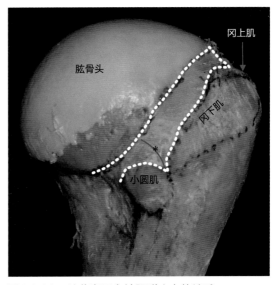

图1.1.31 关节囊于肩袖肌群止点的关系

右肱骨去除肩袖以及关节囊进行观察。与冈上肌/冈下肌附着的大结节上表面比较，无肌腱附着的冈下肌与小圆肌分界处关节囊局部肥厚附着于大结节（*）。虚线区域代表关节囊附着处

1.2 肩关节的功能解剖和病变

肩关节的功能

肩关节是人体中活动范围最大的大关节。它的灵活性依赖于构成关节诸骨的形态。即与半球形肱骨头关节面相对，类似肾脏形态的盂肱关节窝仅包绕肱骨头 1/4（图 1.2.1）。因此，半球形肱骨头能在小的关节窝上灵活地来回转动。但是作为这样灵活性的代价，肩关节失去了其稳定性。肩关节是人体中最容易发生脱位的关节，占全身外伤性脱位 45%。

肩关节可以进行屈曲，外转，外展，以肱骨为中心的内旋外旋，甚至是 90° 上举时进行水平内转外转等动作。

肩关节能够实现上述动作靠的是肩周骨骼肌，后者大致分为三群：

（1）自胸廓起始附着于肩胛骨的肌群（肩胛胸廓间关节肌群）

（2）自胸廓开始附着于肱骨的肌群（胸廓肱骨间肌群）

（3）自肩胛骨起始附着于肱骨的肌群（盂肱关节肌群）

上述肌群中，特别是盂肱关节肌群所属的肌肉结构，包括三角肌，肩袖构成肌，大圆肌，喙肱肌，肱二头肌，肱三头肌等，与狭义的肩关节的运动直接相关。盂肱关节肌群中三角肌横断面约占肌群全部面积的 1/3（生理性最大收缩状态下），是最粗大的一块

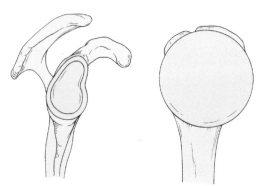

a. 肩胛骨关节窝　　　b. 肱骨头

图1.2.1　构成肩关节的骨骼形态

关节窝容纳的关节面仅占肱骨头的1/4，就算将关节盂唇算上也不过1/3

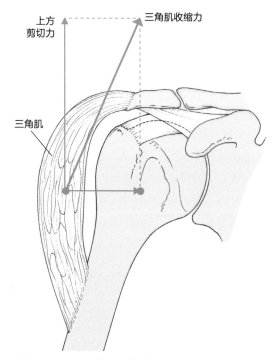

上方剪切力　　　三角肌收缩力

三角肌

图1.2.2　三角肌向上的剪切力

三角肌的收缩力产生将肱骨头向上提拉的剪切力

肌肉，在肩部上举运动中起到关键作用。

但是三角肌从其走行向肱骨头方向施加向上牵拉的剪切力（图 1.2.2）。肩袖在肩部各种动作中所占作用比例如下：外转动作中占 20%（冈上肌和肩胛下肌），内旋动作中占 50%（肩胛下肌），外旋动作中占 80%（冈下肌和小圆肌）。肩袖肌群除了负责上述这样单独的运动外，前后方的肩袖肌还共同作用将肱骨头向关节窝方向牵拉。

● 关节的稳定性

关节的稳定性靠的是韧带，关节囊以及关节盂唇等静态的稳定化结构和上述的骨骼肌。上述的稳定性结构中具体是哪个结构起作用，是由肩部的肢体位置和肌肉是否活动来决定的。如果肩位于中间的可活动范围内，关节囊韧带是松弛的，稳定化功能没有被激发。在中间可活动范围内肌肉是完全放松的

话，关节腔负压用于压制肱骨头的移位。肌肉活动带动上肢运动时，通过肌肉收缩将肱骨头向关节窝牵拉维持关节稳定性。肩关节达到最大可活动范围界值时关节囊韧带紧张，获得关节稳定性。这种根据肢体位置的不同起到稳定作用的结构也存在不同，前者是中间可活动范围稳定性（mid-range stability），后者是最大可活动范围稳定性（end-range stability）。

◆ 静态稳定结构

其中最重要的结构是盂肱韧带（图 1.2.3），从上至下依次为盂肱上韧带（SGHL），盂肱中韧带（MGHL），盂肱下韧带（IGHL）。上臂下垂位时 SGHL 和 MGHL 负责前向稳定性，上臂外转位时 IGHL 负责前向稳定性。上述韧带在解剖学上变异很大，例如 MGHL 缺损时 IGHL 十分发达，反过来 MGHL 发育很好

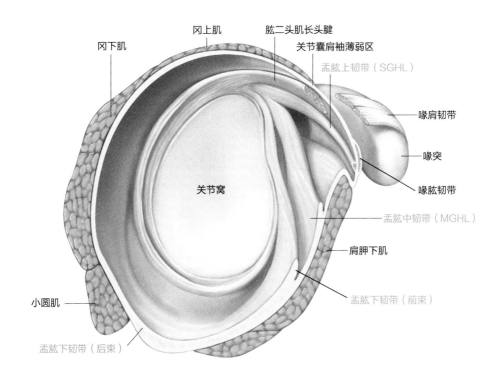

图1.2.3 盂肱韧带

关节囊的肩袖薄弱区内侧有盂肱上韧带，外侧有喙肱韧带进行补充强化

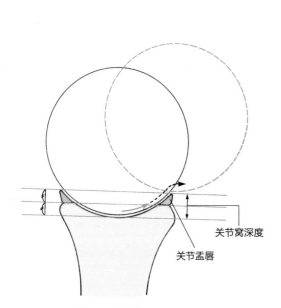

关节窝深度

关节盂唇

图1.2.4　关节盂唇的功能

关节盂唇的附着，使关节窝深度加深一倍。肱骨头发生脱位时不得不跨越关节盂唇

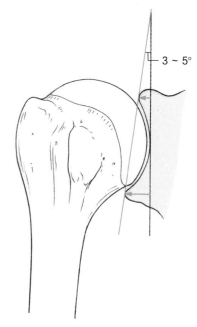

3 ~ 5°

图1.2.5　关节窝的倾斜增加关节稳定性

由于关节窝相对于肩胛骨骨体向上倾斜3°~5°，比起向上滑动，肱骨头向下滑动要克服更大的障碍

时 IGHL 发育欠佳，像这样彼此间功能出现互补。重要的是这些韧带在可活动范围最大界值，也就是韧带拉伸达到最大时，才开始起作用。在中间可活动范围这些韧带处于松弛状态，关节盂唇，关节窝凹陷，关节窝倾斜，关节内负压等在维系关节稳定性。

关节盂唇在关节窝周边环绕附着其边缘，使关节窝深度加深一倍（图1.2.4）。肱骨头要从关节窝脱位的话必须跨越关节窝边缘，因此关节窝深度加深的话肱骨头脱位就不会那么容易。

关节窝的倾斜也与关节稳定性密切相关。由于关节窝相对于肩胛骨骨体向上倾斜3°~5°，比起向上滑动，肱骨头向下滑动要克服更大的障碍（图1.2.5）。如果关节窝的倾斜角度增大这种困难程度会进一步加强，肱骨头更难向下移位。

关节内压在肩关节下垂位呈负压，牵拉肱骨头靠近关节窝。向下牵拉肱骨头时负压值增大，并将肱骨头向关节窝牵拉的力与外力成比例增加（图1.2.6）。当上肢上举时关节

内压力上升变为正压，这时候软组织和肌肉张力增加，不需要负压的稳定作用。

◆　**动态稳定结构**

三角肌虽然作为动作肌非常重要，但当肌肉收缩将肱骨头向关节窝方向牵引时，上述肱骨头跨越关节窝所需的力会更大，关节得以稳定。肩袖或者肱二头肌以同样的原理稳定肱骨头。肱二头肌长头腱在关节内通行，故它与肱骨头间的关联受到关注。肱二头肌长头腱断裂时，进行上举动作时肱骨头会向上移位，由于肱二头肌不自主收缩，发生肩袖断裂的肱骨头上移受限等情况被认识到后，肱二头肌有拮抗肱骨头上移的作用受到关注。但从解剖位置来看，肱二头肌收缩时也将肱骨头向关节窝方向牵拉，可防止肱骨头向各个方向移位。

上述功能出现问题时即肩关节出现病变的时候。

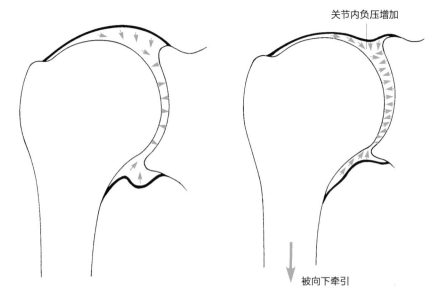

关节内负压增加

被向下牵引

图1.2.6　关节内压增加关节稳定性
　　肱骨头被向下牵拉造成关节内负压增加，拮抗肱骨头向下方移位

肩关节病变

● 动作肌出现问题

◆ 麻痹肩

　　由于动作肌活动出现问题，肩关节运动会出现不同程度障碍。臂丛损伤，外伤性末梢神经损伤等导致肩周围肌肉麻痹，特别是腋神经麻痹，肩胛上神经麻痹常常遇到。

◆ 肩袖撕裂

　　肩袖撕裂是肩关节病变中出现频率最高的一种，居民检查中成人 21.7%（秋田县），20.7%（群马县）出现肩袖全层的撕裂而被报道，每五个成人中有一个会出现肩袖的全层撕裂。但这其中有症状的肩袖撕裂不足 1/3，2/3 患者没有出现疼痛等临床症状表现为无症状性撕裂。虽然出现撕裂的原因不明，有外因假说和内因假说两种完全不同的假说。外因假说是"与肩峰间机械性摩擦导致撕裂"，而内因假说是"肩袖结构自身退行性改变导致的撕裂"。大概与这两种原因都有不同程度关系从而导致肩袖撕裂。

　　由于肩袖撕裂肌力下降同时关节失去稳定性。肌力低下程度与撕裂的范围和部位有关，冈上肌腱单独断裂情况下外转肌力下降 20% ~ 30%。如上所述肱骨头在肩袖的作用下向关节窝靠近，肩袖功能不全时作用于肱骨头的牵引力减弱，而三角肌将肱骨头向上牵拉的力相对变强，因而会出现肱骨头上移。再加上肩袖作为隔垫的功能也减弱，肩袖撕裂的肩部会出现特征性变化（图 1.2.7）。由于肱骨头上移容易出现肩峰下滑囊炎，可能导致疼痛加剧。

● 稳定性的破坏

◆ 麻痹肩

　　肩关节是最容易发生脱位的关节，其中最常发生的人群是年轻人和中老年人，呈双峰样分布。年轻人发生外伤性脱位比较常见，换而言之与活动性密切相关。而中老年人肩袖撕裂发病率增高，这也与脱位的发生有很大关联。脱位的另一个特点就是它容易反复发生，特别在年轻患者中47%～100%发生反复性脱位。脱位造成的损伤被称为Bankart损伤，实质可以说成是IGHL功能不全。虽说IGHL发生关节窝侧剥离是经典的Bankart损伤，近年，肱骨侧损伤（humeral avulsion of glenohumeral ligament; HAGL损伤），韧带中央部撕裂（关节囊撕裂），肩袖松弛及上述病变混合型等不断被报道。经典的Bankart损伤大约占所有病变的80%。此外脱位造成的关节窝骨软骨损伤或者肱骨头凹陷性骨折（Hill-Sachs损伤）也会使脱位更容易发生。

那样的话Bankart损伤无法治愈是吗？Hovelius等进行10年的调查结果显示，反复性脱位的肩关节中22%会自行痊愈。这也是Bankart损伤能够治愈的证据。那么为什么大半的病例没有痊愈，而再次发生脱位？跟腱撕裂时采用尖足位固定可使撕裂处愈合，同样的，Bankart损伤时将损伤部位保持紧密结合状态也能使其愈合。虽然有一些研究围绕脱位关节整复后固定时间，对0～8周不同固定时间患者进行比较分析，结果显示不同固定时间患者间愈合率并不存在差异。肢体进行固定时是以靠近躯干并采取下垂内旋位，但这种固定体位完全没有任何科学道理，只是因为这个体位相对便利而已。

笔者等，利用尸体肩部摸索适合Bankart损伤部紧密结合的各种体位，发现下垂位时内旋到外旋30°范围会紧密接触，外转30°位及30°屈曲位时从中位到内旋位均会紧密接触。而且在活体肩关节下垂时内旋位和外旋位进行比较的话，有Bankart损伤的关节，外旋位的紧密结合状态要优于内旋位。基于这个结果，进行传统的下垂内旋位固定与新的下垂位外旋固定随机对照临床试验，下垂外旋位固定的患者发生再次脱位概率是26%，而下垂内旋位固定患者的再脱位概率是42%，发生再脱位的相对危险度下降38%。虽然随后也有

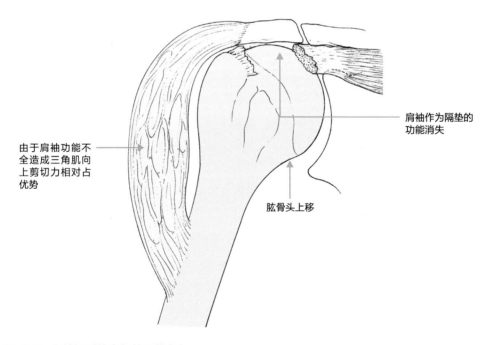

由于肩袖功能不全造成三角肌向上剪切力相对占优势

肩袖作为隔垫的功能消失

肱骨头上移

图1.2.7 肩袖撕裂的肩部特征性变化

几次研究进行了随机对照临床试验，但有研究报告并不支持笔者的结果，后期希望有更多的相关研究。现在，在探求比下垂外旋位更有利于损伤处紧密结合的体位，此外也在研究探索使患者舒适的固定体位。

参考文献

1） Kazar, Relovszky E: Prognosis of primary dislocation of the shoulder. Acta Orthop Scand, 40: 216-224, 1969.

2） Poppen NK, Walker PS: Forces at the glenohumeral joint in abduction. Clin Orthop, 135: 165-170, 1978.

3） Itoi E, et al: Scapular inclination and inferior stability of the shoulder. J Shoulder Elbow Surg, 1: 131-139, 1992.

4） Itoi E, et al: Biomechanics of the shoulder. In: The Shoulder, 4th Ed. Rockwood CA Jr, Matsen FA III, Wirth MA, Lippitt SB, eds. Philadelphia: Saunders/Elsevier, 2009，p213-265.

5） Warner JJ, McMahon PJ: The role of the long head of the biceps brachii in superior stability of the glenohumeral joint. J Bone Joint Surg Am, 77: 366-372, 1995.

6） Kido T, et al: The depressor function of biceps on the head of the humerus in shoulders with tears of the rotator cuff. J Bone Joint Surg Br, 82: 416-419，2000.

7） 皆川洋至，ほか：腱板断裂肩の疫学．日整会誌，80：S217，2006.

8） Yamamoto A, et al: Prevalence and risk factors of a rotator cuff tear in the general population. J Shoulder Elbow Surg，19: 116-120，2010.

9） Itoi E, et al：The effect of a glenoid defect on anteroinferior stability of the shoulder after Bankart repair：a cadaveric study. J Bone Joint Surg Am，82: 35-46，2000.

10） Yamamoto N, et al: Contact between the glenoid and the humeral head in abduction, external rotation, and horizontal extension: a new concept of glenoid track. J Shoulder Elbow Surg，16: 649-656，2007.

11） Hovelius L, et al: Primary anterior dislocation of the shoulder in young patients: a ten-year prospective study. J Bone Joint Surg Am，78: 1677-1684, 1996.

12） Itoi E, et al: Position of immobilization after dislocation of the shoulder: a cadaveric study. J Bone Joint Surg Am，81: 385-390，1999.

13） Itoi E, et al: Position of immobilization after dislocation of the glenohumeral joint: a study with use of magnetic resonance imaging. J Bone Joint Surg Am，83: 661-667，2001.

14） Itoi E, et al.: Immobilization in external rotation after shoulder dislocation reduces the risk of recurrence: a randomized controlled trial. J Bone Joint Surg Am，89: 2124-2131，2007.

1.3 肩关节的门诊检查

问诊-如何引导

在繁忙的门诊中提高效率，准确听取患者病情并进行鉴别诊断是有技巧的。当问到"您哪里不舒服"时，有很多的患者不断地说这里那里疼，如果全部听完不知道要多长时间，还有的患者说"我不知道"。另一方面，面对同样的问题有的患者会很简单的说"肩部疼"。无论哪一种患者，开始引导式提问的话都能够节约时间。也就是开展引导式问诊。

引导是为了得到肩袖撕裂或钙化性肩袖肌腱炎等诊断。在诱导式问诊中怀疑某种疾病同时继续追查，收集能够证明推测的证据（影像检查）。不只局限于肩部，一般的问诊都能够在一定程度上进行疾病鉴别诊断。肩部疾病也是如此。特别是肩部疼痛时，关于疼痛进行详细的引导式问诊经常有助于鉴别诊断。关于疼痛需要问哪些问题，下面对其中的关键点进行解释说明。

● 疼痛的诱因—有明确的外伤以及轻微的外伤

向患者询问疼痛是否有什么诱因。关于诱因可以分为两类：明确的外伤和轻微外伤。

明确外伤史包括跌倒或者交通事故等，轻微外伤史包括如拿轻的物件，肩部稍微扭了一下等。在有明确外伤史时需要对受伤的肢体进行更加详细的问诊。患者出现外转外旋被动体位的话要怀疑外伤性关节前部不稳定，肩被动上举或者肩下垂位跌倒导致直接肩关节撞击时要考虑肩袖损伤或肱骨大结节骨折。特发性肩不稳定，肩关节周围炎，肩

袖撕裂情况在轻微外伤情况下发生。

钙化性肩袖肌腱炎常常会在无诱因情况下急性发作。"昨晚开始肩部突然疼痛，疼得睡不着"类似的话是钙化性肩袖肌腱炎患者典型的主诉。

● 疼痛出现的方式-疼痛三个确认的选项

向患者询问疼痛出现的时机是哪项①运动中，②安静状态，③夜间睡眠中。这是关于疼痛有三个需要确认的选项。这个答案出人意料的重要，有助于病变的鉴别诊断。

运动中发生疼痛的话，考虑机械性刺激诱发疼痛发生（肩袖撕裂、肩袖肌腱炎、肩峰下滑囊炎等）。安静状态或夜间疼痛的情况下考虑肩袖撕裂、肩关节周围炎、钙化性肩袖肌腱炎等病变。而且疼痛出现的时候肩部上举的角度同时作为参考。虽然多数情况下，夜间痛和运动痛（+安静时疼痛）同时存在，但有很大一部分患者肩袖撕裂时运动时不痛反而在夜间出现疼痛。

肩部上举90°左右出现疼痛的话，考虑肩峰下撞击导致的疼痛（肩袖撕裂、肩袖肌腱炎、肩峰下滑囊炎等）。疼痛弧征（painful arc sign）虽然在教科书上说上臂外展90°～120°时出现，实际上上臂上举和下落时出现疼痛的角度变化情况很多。上举时为了避免撞击疼痛，会将肩胛骨外旋，这时疼痛弧征需要在上肢上举90°以上角度才能观察到。而上臂下落时由于肩胛骨内旋，经常90°以下角度疼痛才会出现。因活动受限导致肩关节在生理性可活动范围内出现疼痛时，考虑肩关节周围炎等关节活动受限疾病。

● 疼痛出现的部位

肩关节病变中肩峰下滑囊炎常常是肩部疼痛的原因，这时常在肩关节的前外侧发生疼痛。肩峰下滑囊炎造成疼痛时，应该报告哪个部位疼痛。有人甚至在活体上确认过。被称为欧洲的知识巨人 Gerber 在健康者肩峰下滑囊内注入高张盐水，调查疼痛的部位。结果显示肩峰的前外侧和三角肌部疼痛，而颈部或斜方肌方向没有产生疼痛。因为是利用活体诱发实际疼痛，研究结果大概不会有问题。但放在现在，估计伦理委员会很难通过这个研究的伦理审批。

肱二头肌长头腱炎或长头腱损伤造成肩前部疼痛情况很多。Itoi 等对肩关节疾病患者出现疼痛的部位进行了详细分析。肩袖肌腱炎或者肩袖撕裂患者中，存在运动痛者较存在夜间痛或安静时疼痛者，肩前方疼痛多于外侧疼痛。肩袖肌腱炎患者最常见的疼痛部位是肩外侧（45%），其次是肩前方（40%），而肩袖撕裂患者同样是肩前方和外侧多见，与撕裂部位无关。从这个研究结果可知撕裂的存在或者部位并不影响疼痛部位，或者说与之没有关系。

视诊-观察肩胛骨形态

观察肩胛骨时，男性患者需裸露上半身，女性需要穿特制的检查服（图 1.3.1）。

● 能看到功能异常的肩胛骨

视诊首先观察肩周围的外观，是否肿胀、变形、肌萎缩，是否能活动等进行确认。在这里将其他的整形外科教科书记载的稀少的肩胛骨评价综合记录下来。

整形外科医师虽然把目光主要放在盂肱关节上，但是肩胛胸廓间关节也在肩功能中承担重要作用这一点也不能忘记。肩胛骨除

了通过喙锁韧带或肩锁韧带与锁骨连接在一起，还通过其他的肌肉组织与躯干相连接。换而言之，肩胛骨由较多软组织结构作为基底进行支撑，较其他关节骨性连结少。因而肌肉组织功能不能正常运转时即基底不稳时，会影响到盂肱关节。能够清楚看到功能异常的结构是肩胛骨。上肢上举时，肱骨与肩胛骨成联动关系，两者的运动比例是 2：1，被称为"肩胛上臂的律动"。肩上举 90° 时盂肱关节成 60°，肩胛胸廓间关节成 30°。后来的研究表明虽然不一定是 2：1 的比例，但是无论什么情况下肩部上举时肩胛胸廓间关节的作用占了 1/3。

首先观察自然直立状态下肩胛骨的位置。正常人肩胛骨上角在 T2 水平，肩胛冈基部在 T4 水平，下角在 T8 水平（图 1.3.2）。检查一下"肩胛骨位置有没有增高，或者有没有降低"。通常，优势手侧的整体位置会有些降低（图 1.3.3）。原因并不是很明确，可能是由于

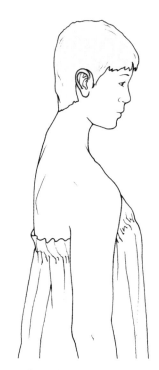

图1.3.1 进行肩部检查时

女性需穿着特制的检查服

优势手侧经常搬运重物肌肉被拉伸锻炼，优势手侧肌肉重量增加出现肩两侧肌肉重量差等原因。当发现两侧肩关节位置差时询问一下哪边是优势侧比较好。比较从肩胛骨内缘正中到左右两侧的距离，判断肩胛骨是否发生旋转或倾斜。

Kibler 等对肩胛骨功能研究很出名，据他们报道肩胛骨功能障碍根据安静时和上举时肩胛骨的位置分为四大类（表 1.2.1）。

造成翼状肩胛的原因大概可以分为两类。一类是神经障碍导致的继发性改变，如胸长神经障碍导致前锯肌麻痹或副神经麻痹导致斜方肌麻痹等。前锯肌肌力下降造成肩胛骨内上缘突出肩峰下垂，而斜方肌肌力下降造

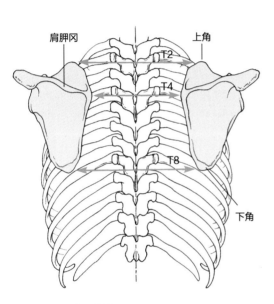

图1.3.2　肩胛骨位置

　　正常肩部肩胛骨上角在T2水平，肩胛冈基部在T4水平，下角在T8水平

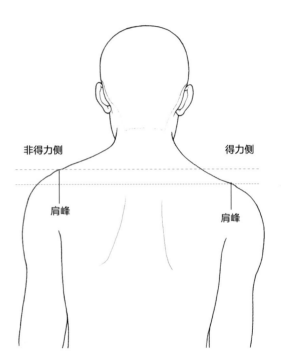

图1.3.3　肩胛骨位置

　　优势手侧和非优势手侧肩的位置是不同的。通常优势手侧肩部位置稍低

专栏

视诊前的争论

　　视诊时上身衣服需要脱掉。护士经常会问"将衣服袖子上卷露出肩部不可以吗"。但是这样的话，看不到肩胛骨的活动。肩活动时看不到肩胛骨或者周围肌肉的活动状态很不好。夏季衣服很薄还好，冬天就比较麻烦。特别是东北地区冬天很冷，患者多穿着很厚，到正式问诊检查准备时间很长。尤其是老人，脱衣服时

间比较长而且由于肩部疼痛脱衣服也很困难。虽然这些情况笔者很了解，但如果很不耐烦，在换衣服时就开始提问，换衣服的动作也会暂停。在换衣服过程中回答他们的疑问，也会推迟进入正式诊疗的时间。

　　争论到此结束。患者换好衣服，视诊正式开始。

成肩胛骨下缘突出肩峰上抬（图 1.3.4）。

还有一类是作为代偿性的改变出现翼状肩胛。在肩袖撕裂，肩峰下滑囊炎及肩活动受限患者中，肩胛骨为了回避肩峰下冲击而产生的改变。这种情况的翼状肩胛没必要勉强治疗，因为了为了回避疼痛，肩胛骨的这种改变会很顽固不容易改变。

有趣的是即使术后肩疼痛消失，这种代偿性翼状肩胛还会暂存一段时间。

表 1.2.1 Kibler 的肩胛骨功能障碍分类

功能障碍	外观特点	功能障碍形式
Type1(下部 / 下角)	下角突出	向前方过度倾斜
Type2 （内侧）	内侧缘突出	过度内旋
Type3 （上部）	早期过度肩胛骨上提	肩胛骨过度上移

Type1 : 肩胛骨过度前倾造成下角突出。肩关节活动时下角突出更加明显。这种异常在肩袖功能异常患者中很常见。

Type2 : 肩胛骨过度内旋造成肩胛骨内侧突出。这种功能异常是盂肱关节不稳或是与之相伴的肩袖功能障碍造成的。

Type3 : 肩胛骨过度上移的话，肩上举时肩胛骨上举要比常人更早出现，同时肩胛骨上角突出。可能是为了加强上肢的上举而产生的代偿性改变。

Type4 : 功能正常，左右对称不存在肩胛骨内侧或上下角突出。上肢上举时向后倾斜，外旋，或者轻度上移，上肢下落时会产生相反的运动的肩胛骨，属于功能正常者。

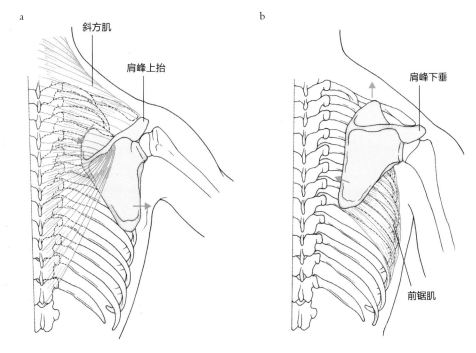

图1.3.4 翼状肩胛

翼状肩胛是指肩胛骨内缘偏离胸部向外突出的状态。a.斜方肌肌力下降，肩胛骨下缘侧突肩峰上抬；b.前锯肌肌力下降，肩胛骨上侧缘上突肩峰下垂

触诊-肩袖撕裂触诊

笔者第一次听说通过触诊能够诊断肩袖撕裂时，从内心感到佩服，"哎，这样的话太棒了，发现这个的人真是太厉害了！"虽然谁是最早发现这个方法的人并不确定，但至少Codman那本有名的"the shoulder"（1934年发行）将这个方法进行了详细记载，不愧是Codman先生！在没有MRI等影像检查方法的时候，触诊是重要检查方法之一。

● 完全撕裂的触诊方法

实际是如何进行触诊呢，轻微拉伸肩部并在接触大结节时轻度内外旋转。这时能够摸到三角肌下大结节的隆起和断裂肌腱的断端（图1.3.5）。也有时候触摸不到肌腱断端，那样的话则需考虑大范围撕裂。这种检查手法虽然对不全撕裂诊断有点难，但对完全撕裂（即使是小的撕裂）能够比较清楚地进行诊断。这种触诊技术对完全性撕裂诊断有很高的准确度。

在影像检查或物理学检查之前进行触诊能够提高诊断准确度。Wolf等将此手法称为"rent test"，报道它对完全性撕裂诊断的敏感度是95.7%，特异度是96.8%。对肩部病变感兴趣的医师，非常欣喜可以采用触诊判断有无被撕裂，甚至是撕裂范围及判定具体撕裂的肌腱。

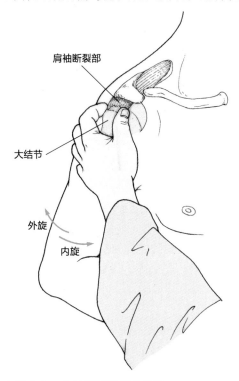

图1.3.5　肩袖断裂肌腱的触诊

轻微拉伸肩部并在接触大结节时轻度内外旋转。这时能够摸到三角肌下大结节的隆起和断裂肌腱的断端。关键点在于内外旋时断裂部像从指下通过一样，这样做的话比较容易触到断裂处

CT、MRI、超声检查的使用范围

● CT检查

CT检查是主要观察骨的检查方法，例如对粉碎性肱骨近端骨折或者关节窝骨折的骨片移位程度判定很有帮助。特别是三维CT图像重建，能够将移位或者骨折的形态进行立体的显示，对于手术计划制订十分有帮助。

除骨折外，CT图像还用于反复性肩关节前方脱位合并关节窝骨缺损或者Hill-Sachs损伤程度的评估。关节窝骨缺损包括磨损型和骨片型，骨片型在单纯X线图像即可判断，而磨损型在单纯X线图像诊断较难。磨损程度较大时普通的CT图像能够确认，但微小的磨损必须要用三维重建图像。与无骨缺损的健侧对比，在患者关节窝勾画内切圆，能够发现微小的骨缺损（图1.3.6）。简单的Hill-Sachs损伤单纯X线图像就能够诊断，但是判定是否存在压缩性骨折的话需要进行三维CT图像重建。笔者们提出"glenoid track"（追踪关节窝）的概念，并推荐进行风险分级。

钙化性肩袖肌腱炎虽然在X线图像上一看便知，但进行手术的患者术前需要进行CT检查。在三维CT重建图像上能够正确的掌握

钙化的位置，作为术中去除钙化的参照。钙化在肌腱外沉积时其位置也很容易确定，但是分布在肌腱内且无肌腱肿胀时判断较难。那样的话，在三维图像上，判断钙化在距大结节的切面大概多远，大概多深的层面，手术时就不会有困难。

● MRI检查

MRI 检查是肩关节的临床常规检查，已经被介绍的太多了，这里简单说一下。

MRI 检查主要用于肩袖、韧带、肌肉等软组织结构的评估。肩袖撕裂方面有助于撕裂的范围评价，肌腱撕裂判定，撕裂肌腱的退缩程度，肌萎缩或者脂肪浸润的评价。对于肌损伤或挫伤诊断也很有用。也用于反复性肩关节前方脱位相关的 Bankart 损伤，盂肱韧带，关节盂唇损伤等评价。

用生理盐水稀释 Gd 造影剂注入关节内行 MRI 关节造影，不仅能够诊断 Bankart 损伤或 SLAP 损伤等关节盂唇损伤，对于普通 MRI 图像上难以发现的肌腱关节面不全断裂等也有帮助。不仅对软组织结构，对骨病变诊断也有帮助。例如 CT 图像无法诊断的骨挫伤在 T1 加权像上呈低信号，T2 加权像上呈高信号。也可用于肩胛带的软组织肿瘤的诊断。

a. 乍一看正常！

b. 实际有骨缺损！！

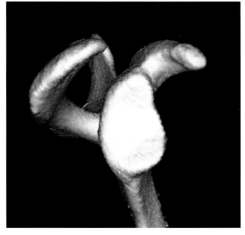
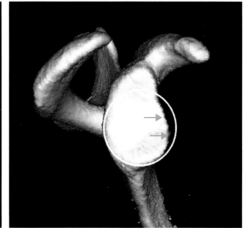

图1.3.6　微小磨损型的关节窝骨缺损

　　a. 微小磨损型的关节窝骨缺损乍一看像是正常的；b. 在关节窝勾画内切圆，能够发现微小的骨缺损（圆内蓝色箭头）

专栏

肩关节诊断的三大神器

提到用于肩关节病变诊断的影像检查方法，大部分医师会想到 CT 或 MRI 检查。很大程度上，想观察骨的改变会进行 CT 检查，而想观察软组织的改变会选择 MRI 检查。但是最近，除 CT 和 MRI 检查外，超声也成为医师的选择之一。笔者也不例外，在门诊的桌子旁安装了超声诊断仪，直接就能进行检查。对于肩关节病变，CT、MRI 及超声三种检查手段都会被应用。对于笔者而言，这三个缺少哪一个都会很麻烦。每种影像方法都有自己独特的优势、特点和作用。把门诊影像检查手段称为"三大神器"也不为过。

● 超声检查

CT 检查和 MRI 检查擅长的领域不同，适用范围之间没有重叠。但是超声适用领域既与 CT 检查适合领域相重，也与 MRI 检查适合领域相重。超声既能勾画骨结构也能探测软组织结构。在相互重叠的领域到底选择哪种影像检查，根据要检查的结构或者病变进行区分使用。近年的超声装置图像质量明显提升，很早以前从事超声诊断的医师应该会惊讶的说："哎！超声检查都能够看到这种程度了！"打个比方，过去的超声诊断图像就像是在水中观察事物一样，完全不知道看到了什么。而最近的超声图像就好像从水中探出头看到周围的事物一样，十分清晰。

◆ 软组织中看到的结构

具体说在软组织能看到什么的话，包括肩袖撕裂，肱二头肌长头腱病变，关节盂唇损伤等。特别对 MRI 图像难以诊断的滑囊侧肌腱小的不全撕裂，超声检查很有帮助。对于肩袖表面很平坦但怀疑不全撕裂时，兼顾治疗的同时在肩峰下滑囊内注入局麻药 5ml（同时混合类固醇药物）。这样处理后在注射前不清楚的断端就变得明显了。虽然对于滑囊侧断裂这样做很容易诊断，但是关节侧的不全断裂还是很难诊断。

◆ 骨能看到的结构

超声检查能够对骨进行检查吗？可能还有读者有这样的想法。的确，一般都认为超声无法对骨组织进行评估诊断。但是，超声能够对骨皮质表面轻微的不平整或变形非常仔细的显示出来。而且对骨皮质表面覆盖的骨膜或其下面的出血都能清楚显示，因而对 CT 图像上难以诊断的细小的不全骨折超声图像也能发现。单纯 X 线图像上初看类似正常的无移位的大结节骨折靠超声检查才能发现，

这样的情况并不少见。当然如果进行 MRI 检查也能进行诊断，但是超声检查更有优势，它不要等待而且直接就能诊断。

◆ 超声检查的缺点

第一：超声波是利用反射波构成的图像，因而骨等坚硬的组织的结构观察不到。位于肩峰下的肩袖断裂部的断端超声图像观察不到，当从前方放置探头时喙突下的前方关节盂唇也观察不到。反复性肩关节前方脱位时 Bankart 损伤在 3 点～5 点位置发生比较多，超声对 3 点位置附近的盂唇损伤观察不到。

第二：只能观察到探头宽度范围内的图像。与 MRI 检查或 CT 检查整体的结构图像不同，很难理解。常常仅观察一部分结构，在哪个部位向哪个方向进行扫描，让人很难理解，这也是初学者感觉超声检查很难掌握的原因。

理学检查法

肩部的物理学检查方法有很多，包括一些常被使用的有名的检查及只有肩部研究者才知道的检查法。对一些经常被大家使用称为标准的检查法或者从很早以前就传承下来称为经典的检查，已经被写过很多或是记载在教科书上了，故此处不再赘述。

相反在此介绍一些在最近文献中出现的比较新的物理学检查方法。这些检查方法从原著看来都非常有效。虽然在原著中这些检查法效果都很好，但是否真正适用于临床中，还是希望读者自己在实践中进行确认。

● 上勾拳试验（upper cut maneuver）
(图1.3.7)

用于肱二头肌长头腱和 SLAP 损伤的诊断。被检者上臂内/外旋中间位时肘部屈曲 90°，前臂旋前位（图 1.3.7）。当遇到抵抗

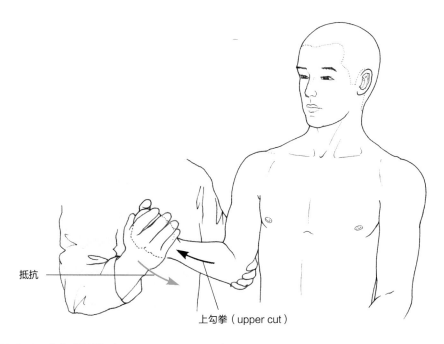

抵抗

上勾拳（upper cut）

图1.3.7　上勾拳试验（upper cut maneuver）

被检者上臂内/外旋中间位时肘部屈曲90°，前臂旋前位。患者握拳，做出拳击中上勾拳的动作，检查者单手抵住被检者的拳头并用力与之反抗

运动时在肩部前方产生疼痛或者伴随疼痛产生声响为该检查阳性。是综合 Speed test 和 Yergason test 形成的检查方法。Kiblerd 等报道该检查方法对肱二头肌长头腱损伤敏感度为 73%，特异度为 78%。

● **改良版动态盂唇剪切试验**（图1.3.8）

　　最开始梅奥诊所（Mayo clinic）的 O'Driscoll 将其命名为 "dynamic labral shear test"（动态盂唇剪切试验），用于 SLAP 损伤的诊断。Kiblerd 等应用其改良版进行检验，并报道其为诊断精度很高的有用的检测方法。

　　原法是将上臂转到最大水平外转位，但是假阳性率较高，Kiblerd 等对其进行了改良。在此基础上，上臂在外转 120°～90° 期间肩后方出现疼痛或伴随疼痛产生咯哒声者则为试验阳性（图 1.3.8）。

　　该检查方法对 SLAP 损伤的诊断敏感度是

72%，特异度是 98%。包含该方法在内的 SLAP 损伤检查法有很多。反过来说，即使有很多方法但没有一个可以起决定性作用，也就是说每个检查法都不错但是没有一个是特别好的。

　　目前即使检查试验阳性，诊断准确率也不高。好像多个检查试验同时出现阳性，诊断准确率才会高一些。

　　那么，这个改良版动态盂唇剪切试验是否对 SLAP 损伤诊断有决定性作用呢？

● **被动牵拉试验**（passive distraction test）（图1.3.9）

　　同 SLAP 损伤诊断检查方法一样。Schlechter 等报道该检查方法对 SLAP 损伤敏感度是 53%，特异度是 94%。

● **熊抱试验**（bear hug test）（图1.3.10）

　　用于肩胛下肌腱断裂的诊断，英语用"bear

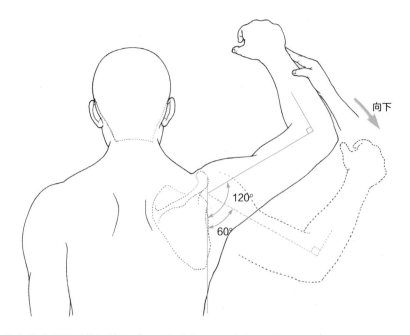

向下

120°

60°

图1.3.8 改良版动态盂唇剪切试验（modified dynamic labral shear test）

被检者立位，患侧肘部屈曲90°，肩胛骨面外转120°，外旋位。检查者保持被检者肩部外旋或水平外转的状态，将外转角度从120°降至60°

hug"意味粗暴有力的拥抱。顺便提一下，在摔跤比赛中"熊抱"是指从正面用双臂抱住对方，并将其正面向上摔倒在地上。Lift off test（抬离试验）用于肩胛下肌腱下部断裂的诊断，而熊抱试验（bear hug test）和压腹试验（belly press test）一样，适用于肩胛下肌腱上部断裂的诊断。

Barth 等报道该检测方法敏感度是 60%，特异度是 91.7%。Chao 等对熊抱试验时上臂上举角度和肩胛下肌腱的肌电图进行分析，上举 45° 屈曲位时肩胛下肌腱上部活跃，而上举 90° 屈曲位时肩胛下肌腱下部活跃。

相关检查

敏感度，特异度

评估置信度包括敏感度和特异度。对患有特定疾病的人群进行物理学检查时，阳性百分比（真阳性）表示敏感度。相反，当对未患特定疾病的群体进行某种物理测试时，显示阴性（正常值）的比率（真阴性比）是特异度。例如，SLAP 损伤患者 100 人进行上勾拳试验（upper cut maneuver）出现阳性结果的患者有 73 人。而当对不存在 SLAP 损伤的肩袖撕裂患者 100 人进行该检查时，78 人呈现阴性改变。

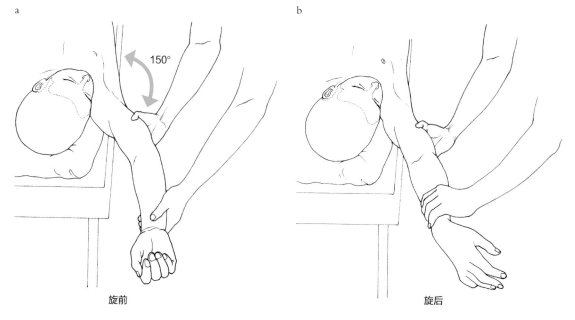

a   150°

b

旋前   旋后

图1.3.9 被动牵拉试验 （passive distraction test）

患者仰卧位，患侧肩部上举150°时，前臂从旋前位(a)转到旋后位(b)时，肩后方出现疼痛为试验阳性

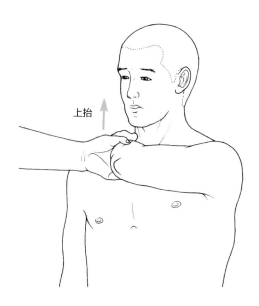

上抬

图1.3.10 熊抱试验 （bear hug test）

被检者将患侧手搭在健侧肩上，检验者将被检者的前臂上抬，就像在垂直方向上进行用力外旋一样。患者无法保持原有姿势或肌力下降的情况下试验为阳性

专栏

"MRI 教"的强敌出现了！

本书的第 1 版是围绕"MRI"内容进行书写，解释了 MRI 图像是可靠的辅助性诊断。第 1 版是 2000 年出版的，距今已经大约有十年了。当时的 MRI 的图像质量急速改善，整形外科领域也十分依赖 MRI 影像检查。虽然不至于说到没有 MRI 图像就不能进行诊断的地步，但是在学会的演示现场如果没有 MRI 的图像，会听到有人问："没有拍 MRI 吗？"因此，"MRI 教"的信徒暴增。笔者也是 MRI 教的信徒，但最近"MRI 教"出现了强大的对手。并非新兴的宗教，而是以前就一直存在，最近 5 ~ 6 年势力一下子扩大了，名曰"US 教"。US 写成"ultrasonography"也就是超声影像诊断的意思。最近超声仪器的硬件显著进步，图像质量也明显的提升。和过去的 MRI 图像类似。某位医师说"超声图像完全胜于 MRI 图像"。因而似乎从"MRI 教"脱离，加入"US 教"。而笔者最近也被"US 教"魅力所吸引。但是，笔者同时仍被"MRI 教"吸引，是它们两个的信徒。如果做选择的话，无论舍弃哪一个都十分不舍。超声图像的确改善了很多，但是没有 MRI 的话也是不行的。笔者认为"哪个都很好"，将两个的优势都发挥出来的话会很好。大家认为怎么样呢？总之笔者再次推荐大家两者都喜欢。

[山本宣幸]

专栏

生理性撞击

生理性撞击到底是指什么？可能有人会困惑地摇头。撞击这个词本来是带有病态含义的，因而在前面加上"生理性"就显得有点奇怪，感觉不知所云。

这里说的"撞击"是指肩峰下撞击。虽然一般认为肩峰下撞击是病理状态的概念，实际上即使在正常的肩部肩峰和肩袖间也存在无痛性撞击现象。可能正确的说法应该是"生理性接触现象"。不管怎样肩峰下撞击都不是病态的现象，在正常健康人中也能看到。证据有以下两点。

1. 喙肩韧带弯曲。超声发现肩部伸展位时喙肩韧带受肩袖推压变弯曲。就笔者而言，对韧带弯曲的现象很感兴趣，这现象在日常动作中虽然经常见但仍感到惊奇。喙肩韧带变弯曲是下面肩袖推压所致。也就是说肩袖与喙肩弓之间存在接触现象。

2. 喙肩弓压力。测量尸体的喙肩弓和肩袖间接触压时，上臂处于下垂中间位接触压为0，这意味着肩袖和喙肩弓之间常发生接触。随着肩关节活动的角度增大，接触压也随之增大。特别是做屈曲，外转，水平外转动作时，能够观察到较大的接触压。

如上所述，就这样出现肩峰下生理性撞击现象。正在阅读这本书的各位读者，大家的肩部也存在撞击现象。

虽然有点跑题，但是关于 Neer 等提出的肩峰下撞击这个说法，个人感觉不是很合适。"impingement"这个词是冲击，撞的意思。在关节镜下就会发现那不是咚的一下撞上了。准确的表达方式而是彼此间摩擦，接触上。

[山本宣幸]

参考文献

1) Yamamoto N, et al : Contact phenomenon between the cuff and the coracoacromial ligament in patients with rotator cuff tears. 2005. Yokohama, Japan, 78th Japan Orthopedic Surgery Association.

2) Yamamoto N, Muraki T, Sperling JW, et al : Contact between the coracoacromial arch and the rotator cuff tendons in nonpathologic situations: a cadaveric study. J Shoulder Elbow Surg, 19(5): 681-687, 2010.

专栏

MRI vs US

即使不说出口，佐志先生也认为 MRI 要优于 US。由于每天都在阅读 MRI 的图像，对 MRI 格外喜欢（在昏暗的房间内很容易被洗脑……）。但是 MRI 设备庞大，花费时间、人力和金钱，而且一般都要预约。另一方面，US 搬运相对简单，即使在门诊也能够进行。检查便宜简单，不浪费时间。能够进行超声引导下注射，实时性观察。如果根据病史及临床表现推断出病变部位，当场就可以利用 US 进行确认，非常便利。而且，最新的 US 设备图像空间分辨力优于 3T MRI。但是 US 也有很大的缺点，如观察范围有限。在病变不是很明确的情况下，MRI 能够对全体影像进行筛查。此外，US 对脊椎骨内或者骨髓腔内等骨内病变几乎束手无策。

MRI 和 US 有各自的特点，实在没有必要放在一起比较。"MRI vs US"，无论哪一个都有很棒的性能，无法比较胜负。TPO（time-place-occasion）即根据时间、场所、地点来选择适合于当前患者的检查方法。单纯 X 线图像是整形外科学的基础。MRI 勾画出软组织结构的影像改变，揭开了关节镜下手术时代的幕布。2000 年以后，US 成为运动器官影像诊断的新的可能的检查手段。作用、血流、硬化等，US 的临床应用价值今后大概会越来越高（US 的门诊检查室也是昏暗的，难道笔者又被洗脑了？）

[皆川洋至]

专栏

不可思议的夜间痛

从笔者成为整形外科医师开始一直有个疑问——为什么那么多患者会发生肩部夜间疼痛？我的上级医师告诉过笔者夜间痛是肿瘤等特殊疾病的一个表现。但是肩部病变并不属于特殊疾病，肩关节周围炎或者肩袖撕裂等这些常见病变常常出现夜间疼痛。而且有的患者在白天完全不疼，只在夜间出现疼痛，真是有点不可思议。查阅文献和书也没有发现有用的线索。笔者已毕业6年，也积累了一些在整形外科领域的知识，现在试着思考这个问题的原因。结论是"是不是肩关节本身特殊的结构与夜间痛的发生有一定关系？"为什么这个现象不是在肩部特殊疾病患者中多见，而是在普通的肩部病变患者中发生。和疼痛相关的肩部特有的结构是肩峰下滑囊。分析肩峰下滑囊与夜间痛的关系也许能够解释这个现象。

虽然想要调查研究，但是并不知道从何处开始。既然要调查肩部夜间痛，笔者觉得首先要弄明白什么是肩部夜间痛，所以在患者中（62名）进行了问卷调查。从调查问卷结果得知夜间痛的发生与上肢的体位没有关系，但与睡眠时体位（患侧侧卧位或仰卧位）有关，而且当改为坐位或者直立位时很多患者疼痛减轻。从这样的结构来看，笔者越来越怀疑肩峰下滑囊与夜间痛之间的关系了。为什么这么说呢，因为立位时由于上肢的重力肩峰下腔增大。但是仰卧位时重力在上肢的作用消失，肩峰下腔较立位时变窄。因此，肩峰下滑囊物理的压迫也就是外压力与疼痛相关。这时向肩部夜间痛患者的肩峰下滑囊内，局麻状态下放入直径1.2mm的微压传感器，测量其内压力。发现与无肩部夜间痛患者相比，有肩部夜间痛患者从站立位到仰卧位肩峰下滑囊内压力增大。同样的，对有肩部夜间痛的18名肩关节周围炎患者进行问卷调查和压力测试，得到与肩袖撕裂患者几乎相同的结果。并且对夜间痛患者进行手术前后的压力测试比较发现，夜间痛消失的患者肩峰下滑囊内压力不再增加。

肩峰下滑囊压力和夜间痛之间的关系，首先是压力增加刺激疼痛的产生。大家都很清楚关节内压力或分隔内压增加与疼痛相关。另一种机制是，压力增加导致了次级变化，从而诱发疼痛。也就是说，压力的增加可能会引发一些诱发疼痛的物质或者化学因子，后者造成夜间痛。但是肩部夜间痛患者即使仰卧位或者患侧侧卧位，即刻出现肩部疼痛的情况很少。再者健康者中上肢上举时肩峰下滑囊压力值也会很高。所以单纯的压力增高并不是疼痛的诱发因子。

最后，想到刚开始研究夜间痛的时候，因为思考其发生机制老是睡不着，笔者自身睡眠不足的事情……

[山本宣幸]

参考文献
1）山本宣幸，ほか：腱板断裂患者の夜間痛について―アンケート調査ならびに肩峰下滑囊の圧測定―．肩関節，27：259-262，2003.
2）山本宣幸，ほか：腱板断裂患者の夜間痛について―アンケート調査ならびに肩峰下滑囊の圧測定による五十肩との比較―．日整会誌，77：S 610，2003.
3）山本宣幸，ほか：腱板断裂患者の夜間痛について―術前 術後の肩峰下滑囊圧の変化―．肩関節，28：279-282，2004.

专栏

患者眼中的"肩"和医师眼中的"肩"

你是否有过下面的经历？"医师，今天肩膀很疼能否帮忙打一针？"患者一边这样说一边把衣服脱掉，露出他认为是肩部实际上是颈部（斜方肌部位）的地方。患者认为是"肩部"的部位，在我们整形外科医师眼里其实并不是，这样的事情经常碰到。对于患者而言，似乎所有发生肩部酸痛的斜方肌部位都属于肩部。肩袖撕裂等肩部病变多发生上臂外侧部疼痛，但很少有患者会指着这个部位说"肩部疼痛"。

想知道实际生活中大概有多少患者对肩部是这样认为的，因此对门诊的 30 位患者（平均 67 岁）进行了问卷调查。将图 A 那样的手绘图让患者看，然后问下面的问题① 肩是哪里？请指出来；② 肩酸痛在哪里？请指出来；③ 颈部在何处？在纸上标出相应的部位。另外，把容易发生肩痛的肱骨外侧首先标记上，并询问"这个部位叫什么？"结果如图 B 所示。将斜方肌指作肩的人占 38%，和我们医师看法相同的人占 59%。肩酸痛指在斜方肌的人占 67%。患者认为的颈部的位置和我们医师看

法一致。容易发生肩痛的肱骨外侧称为"胳膊"的人占 62%。从这个调查问卷结果来看大概有四成患者将斜方肌当作肩看待。

查阅词典，发现"肩"这个词被如此定义：①人 / 鸟 / 兽躯体与上臂 / 前肢 / 双翼结合部的上部结构"（广辞苑）；②人类颈部以下与上臂分开部位，直接担负外物的重要部分（大辞林）；③从颈部根部到上臂根部之间的躯体上侧部分（新明解国语辞典）。不同词典定义多少有点差异，但是相同的部分，与调查问卷所得结果一样，将斜方肌归于肩部。顺便说一下，登山界的用语中将"靠近山顶变平的地方"说成"肩"。朗文英英词典中"shoulder"解释为"one of the two parts of the body at each side of the neck where the arm is connected"。仅从这个词典看，英语中定义与日语定义差不多是相同的。对一般人而言，"肩"是指斜方肌的部位。此外，明确"肩痛"的患者的症状实际是由颈椎问题造成后，大概只有笔者会突然对看病失去兴趣吧……

[山本宣幸]

1. 肩是哪里？（用 O 进行勾画）
2. 颈部是哪里？
3. 肱骨外侧是哪里？

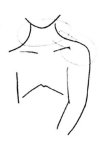

59%　38%

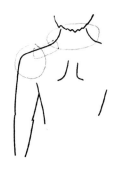

图A 问卷调查用纸

图B 问卷结果 将斜方肌指作肩的人占38%，和我们医师看法相同的人占59%

切开术 vs 关节镜手术

关节镜手术，不仅创口小，而且关节镜能够将关节腔内部结构放大，可以仔细地进行精细手术。最适合于靠肉眼难以完成的小病变的修复。肩关节镜下可完成大部分 Bankart 损伤修复和肩袖修复。镜下 Bankart 修复术，能够在不到 1 小时内将 IGHL 损伤的四个结点完美修复。术后再次脱位率与切开术比例成正比。关节镜手术是目前复发性肩关节脱位手术治疗的主流方式。肩袖撕裂的手术为了不让缝合处张力太大、初期明确结合点很重要。为什么呢，因为这些问题与术后发生再次断裂紧密相关。非常喜欢关节镜手术的医师，想要在镜下将所有断裂的肌腱缝合。手法够好的话，完全

剥离和所有的结合点都能完好地修复。但是，发生大范围的断裂的结合处修复与技能是成比例的。不管是幸运还是不幸，肩袖的再次断裂并不能反映治疗的效果如何。此外，这种修复会是长达 3 ~ 4 小时的大手术，也是让手术室人员头疼的事情。而采用切开修复大的断裂花不到 2 小时。在选择切开术或者关节镜手术进行肩袖修复时，医师不是为了满足自己的想法，而是不得不从手术时间及术后再断裂概率上进行比较选择。同时挛缩手术是在 US 引导下仅在 C5、C6 范围就能完成的门诊操作，不久的将来这个手术可能就会被取消了。

[皆川洋至]

整形外科 vs 放射科

整形外科专门对运动器官疾病进行诊断。对患者问诊查体，利用影像检查明确病变，根据不同病变采取相应的治疗方法。偶尔在术中对肌腱、韧带及软骨等病变部位进行直接诊断。正是由于看到了实际病变的形态，因而能够解说自己申请的影像图像也是理所当然的。从影像上无法立刻指出病变的整形外科医师大概是经验不足或者功课做得不够。这让笔者想到，在德克萨斯州军人医院，整形外科的住院医师在看到影像图像之前他们是不会看诊断报告的。用手术的视角读片的外科医师，只能看到是否存在肩袖撕裂、撕裂范围及肌萎缩程度。但是从佐志先生的报告，可以看到容易被大家漏掉的肱二头肌长头腱病变，断端状态，甚至有时可以了解患者的疼痛及生活背景。读取信息的范围和切入点都不一样，因为看问题的视

角不一样。虽然本院也有 MRI 设备，但是很多进行手术的患者的 MRI 检查都是向附近佐志先生工作的医院申请完成的。当然，不止肩部，病因不明的病例也会送到佐志先生工作的医院。与优秀的放射科医师一起合作进一步提高了医疗水平。整形外科医师几乎就只了解整形外科领域的东西，也可以说只是一个纵向思维。一方面，放射科医师不只限于整形外科，几乎涉及所有科室的影像诊断。但他们不会像整形外科医师一样对图像有先入为主的读片习惯，也就是所谓的横向思维。纵向与横向的丝线相互紧密交织能够产生结实而又漂亮的织物，而整形外科和放射科之间的关系也是如此，纵向领域和横向领域思维的交织才能进一步提高医疗水平。

[皆川洋至]

专栏

大学附属医院 vs 诊所

笔者在大学的附属医院工作了大概10年。初期研修期间贴发票，研究生期间做基础研究，讲师期间准备各种学术会议或研究会等占据很多时间。休息日或者繁忙时间的空隙花时间参加学术会议做汇报或者写论文。当然期间不止要出门诊做手术，还要给后辈医师或学生带教。2年前离开大学附属医院，在市内街道诊所上班。大学附属医院门诊患者采取预约制，人数有限制。而笔者现在所在的诊所对于门诊患者人数十分看重，特别是新来患者的人数。门诊患者的人数被认为是诊所实力的象征。即使知名度不高，通过增加患者人数以及手术例数，可保持医院盈利和维持员工的生活。如果不花时间，不努力，没有提升一点能与别人不同的

医疗实力，患者人数是不会增加的。不止是医师、护士、理疗师、X线技师，甚至从事务职员到食堂人员，如果不从患者的角度去做工作，患者人数不会增加。到医院就诊的每一个患者都是支撑医院职员生活的群体中的成员。诊所与那些从国家或地方得到大笔补助金，以俯视的态度进行工作的医疗单位不同。医师为患者诊疗，并回应患者的期待，这是从事医疗的基点。以前读更多的文献发更多的文章，提高作为医师的能力和地位的想法，似乎并不正确。日常工作中从患者身上学到很多。平时的诊疗是临床、教育和研究的基础，现在才深刻感觉到能救治更多的患者才是医师最大的财富。

[皆川洋至]

参考文献

1) Gerber C, Galantay RV, Hersche O: The pattern of pain produced by irritation of the acromioclavicular joint and the subacromial space. J Shoulder Elbow Surg, 7: 352-355, 1998.

2) Itoi E, Minagawa H, Yamamoto N,et al: Are pain location and physical examinations useful in locating a tear site of the rotator cuff? Am J Sports Med, 34(2): 256-264, 2006.

3) Kibler WB, Uhl TL, Maddux JQ, et al: Qualitative clinical evaluation of scapular dysfunction. A reliability study. J Shoulder Elbow Surg, 11: 550-556, 2002.

4) Codman EA: The shoulder: rupture of the supraspinatus tendon and other lesions in or about the subacromial bursa. Chapter V. Original edition. Boston: Thomas Todd; 1934. p. 123-177. Reprint edition. Melbourne (FL): Krieger; 1984.

5) Wolf EM, Agrawal V: Transdeltoid palpation (the rent test) in the diagnosis of rotator cuff tears. J Shoulder Elbow Surg, 10(5): 470-473, 2001.

6) Yamamoto N, Itoi E, Abe H, et al: Contact between the glenoid and the humeral head in abduction, external rotation, and horizontal extension: a new concept of glenoid track. J Shoulder Elbow Surg, 16(5): 649-656, 2007.

7) Kibler B, Sciascia AD, Hester P, et al: Clinical utility of traditional and new tests in the diagnosis of biceps tendon injuries and superior labrum anterior and posterior lesions in the shoulder. Am J Sports Med, 37(9): 1840-1847, 2009.

8) Schlechter JA, Summa S, Rubin BD: The passive distraction test: a new diagnostic aid for clinically significant superior labral pathology. Arthroscopy, 25(12): 1374-1379, 2009.

9) Barth JR, Burkhart SS, De Beer JF: The bear-hug test: a new and sensitive test for diagnosing a subscapularis tear.Arthroscopy, 22(10): 1076-1084, 2006.

10) Chao S, Thomas S, Yucha D, et al: Arthroscopy. An electromyographic assessment of the "bear hug": an examination for the evaluation of the subscapularis muscle, 24(11): 1265-1270, 2008.

2 临床

● **肩袖**

　　肩袖是从肩胛骨起始，止于肱骨近端部的冈上肌、冈下肌、小圆肌及肩胛下肌的总称。这些肌肉使肱骨来回转动的同时又像袖子一样包裹肱骨头，因而英文写为"rotator cuff"，日语中由于冈上肌、冈下肌及小圆肌的肌腱部分融合呈扁板状包裹肱骨头，故称为"腱板"（图 2.1.1）。

　　肩袖作为一个整体使肱骨在关节窝转动，每块肌肉与肩关节内旋、外旋、外转等动作密切相关。冈上肌与冈下肌之间虽然被又薄又长的肩胛冈分开，但在大结节处两者肌腱融合呈扁带状，功能上相互协作。冈上肌腱止点仅局限于大结节上表面的狭小范围内。

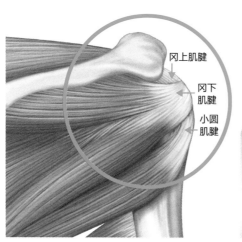

图2.1.1　肩袖

专栏

如何应对疼痛

　　曾剧烈疼痛的腰椎间盘突出大概几个月都没有发作，保守疗法消除了疼痛。此外，在腰椎的 CT、MRI 图像上经常发现无症状的椎管综合征或椎间盘突出症。感受到疼痛的是神经，当周围环境向对神经不好的方向"改变"时似乎就会产生疼痛。神经有神经炎这样会自身产生疼痛的病变，而且也有疼痛引起恶性循环这样的情况。

　　运动器官出现损伤的时候，损伤和损伤造成的疼痛程度之间不一定非要一致。特别是肩关节，生活习惯的改变能够减轻肩部的疼痛。如果不大幅度摇晃你的肩部的话，平时打字、吃饭是能够应付的。打高尔夫觉得肩疼的话，可以换打门球。

肩袖薄弱区

冈上肌腱与肩胛下肌腱间无相互结合处被称为肩袖薄弱区。由于粗大的喙突基底部从冈上肌腱与肩胛下肌腱间穿过，薄弱区存在是必然的。肩袖薄弱区损伤是指靠近喙突基底部的肩袖薄弱区出现的损伤。

肩袖撕裂

● 肩袖撕裂的评估及MRI检查的必要性

肩袖撕裂名称很简单，但肌腱断裂的部位不同症状也不尽相同，如果考虑到肩袖诸肌是肩的动作肌，这点也就不足为奇了。

例如上方的冈上肌腱断裂，外转肌力就会下降，后方的冈下肌腱或者小圆肌腱断裂外旋肌力就会下降。反过来通过物理学检查能够预测断裂部位。相应地，了解断裂部位对治疗也十分重要。进行康复训练强化肌力时，也需要锻炼起代偿功能的肌肉，针对断裂的范围选择不同的手术方法。发生断裂的部位不同，手术的路径也不同。

因而对断裂的部位及范围准确的诊断对治疗非常重要。由于肩袖构成诸肌的肌腱部分相互重叠交合，物理学检查对肌腱断裂部位的诊断准确性有限（诊断准确性约70%）。此外，即使相同的断裂部位及范围，断裂形态不同症状也有差异。这里就需要用到诊断准确性较高（90%以上）的MRI检查了。

● 肩袖撕裂如何分类？

虽然称为肩袖撕裂，但像运动爱好者发生跟腱断裂那样肌腱突然失去连续性的情况很少发生。

肩袖面积较宽广，首先会出现肌腱表面的一部分滑膜损伤。随着病情进展会发生肌腱病变或肌腱缺损。病情继续发展会形成穿通性孔隙。上述为非外伤性肩袖撕裂的一般发生过程。肌腱发生浅表性受损属于部分撕裂，产生穿通性孔隙时形成全层撕裂（图2.1.2c）。

● 为什么曾将"全层撕裂"称为"完全撕裂"？

全层撕裂也被称为完全撕裂。不清楚什么是"完全"的情况下，"完全撕裂"的含义也让人摸不着头脑。"完全撕裂"这个诊断，是基于过去经常进行的肩关节造影。

肩袖位于关节腔与肩峰下滑囊之间。正常情况下两个腔隙间不相通（图2.1.2a，2.1.2b，2.1.2d，2.1.2e），这就是所谓的"water tight/不漏水"。

向关节腔内注入造影剂，如果造影剂向肩峰下滑囊内渗漏，说明两者之间存在交通，从而诊断肌腱全层（完全）撕裂。即使针孔大小的孔隙穿透肩袖全层也被诊断为完全撕裂，完全撕裂的定义与孔隙的尺寸完全没有关系。

也就是说，贯穿肩袖全层的孔隙与肩峰下滑囊、关节腔相通，后两者无论哪一个是致痛源，在其中任何一个腔隙内注入局麻药都能止痛。

● 部分撕裂分为三类

部分撕裂分为关节侧撕裂、滑囊侧撕裂、肌腱内部分撕裂三类（图2.1.2a，2.1.2b，2.1.2d）。与完全撕裂相对，向关节腔内注入的造影剂像胃溃疡的龛影一样在肩袖内积存，诊断为"关节侧撕裂"。当撕裂累及肩峰下滑囊侧肩袖组织时称为"滑囊侧撕裂"。撕裂局限于肌腱内部，称为"肌腱内部分撕裂"。

在MRI检查普及之前，滑囊侧肩袖撕裂的确诊需要向滑囊内注射造影剂进行检查，影像阅片也很难。另一方面，肌腱内部分撕裂者，由于靠近滑囊侧与关节腔侧均不存在损伤，即使现在也很少能明确诊断。即使在

MRI 影像上怀疑这种可能，有手术治疗指征的肌腱内部分撕裂也很少。因为患者往往既不存在功能障碍也无关节疼痛。

● 肩袖自骨表面各个止点撕脱

通常，肌腱断裂是指肌腱走行的中断。但发生肩袖撕裂时，各个肌腱的远端从骨附着点（大结节、小结节）发生剥离的情况很常见。

这种剥离分为全层剥离、滑囊侧剥离、肌腱内剥离、关节侧剥离四类。如果病变陈旧、肌腱远端的断端磨损消失，肌腱走行中断的全层撕裂，与肌腱远端止点的剥离是无法鉴别的。此外，冈上肌腱止于大结节上表面，冈下肌腱止于大结节中面，小圆肌腱止于大结节下表面，肩胛下肌腱止于小结节。

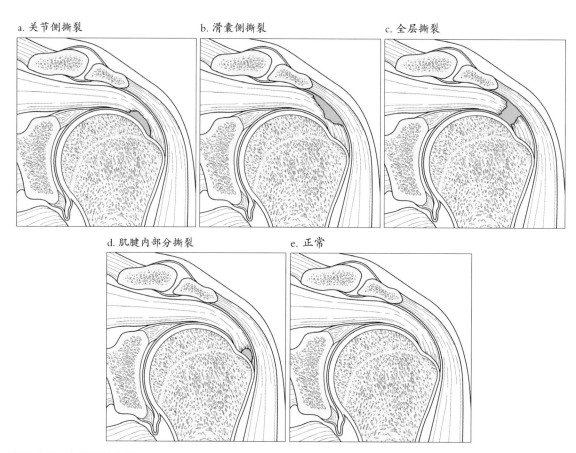

a. 关节侧撕裂　　b. 滑囊侧撕裂　　c. 全层撕裂

d. 肌腱内部分撕裂　　e. 正常

图2.1.2　肩袖撕裂分类

专栏

不动就不会痛的关节腔内病变

　　复发性肩关节脱位在术前进行 MRI – 关节造影，常常发现上关节盂唇损伤或关节侧肌腱部分撕裂。复发性肩关节脱位患者几乎不会出现静息痛。复发性肩关节脱位患者以运动员居多，关节盂唇损伤与关节侧肌腱部分撕裂是关节脱位造成的损伤，还是运动过程中发生的损伤，这一点并不是很明确。无论怎么样，从经验上讲关节腔内病变发生静息痛的情况很少。但"肩袖薄弱区炎"是例外，关节腔内压升高出现关节不稳或疼痛。

● 肌腱断裂近侧断端的形状

◆ 断端肿胀

滑囊侧撕裂、全层撕裂近侧断端经常会发生肿胀。这是新发断裂或者活动性断裂，患者会出现运动痛、静息痛，有时出现夜间痛。上臂下垂时，断端受到牵拉与喙肩弓产生强大的摩擦。关节侧肌腱撕裂发生断端肿胀的情况很少。

◆ 层间剥离

在断裂区肌腱出现层间剥离：发生肌腱剥离，局部凹陷。虽然这种现象在发生全层撕裂时能观察到，但在此之前会发生部分撕裂。

◆ 断端萎缩

陈旧性肌腱断裂，断端肿胀消失并发生萎缩。如病变陈旧化，症状会有所减轻，但也会发生肌腱撕裂进展或出现新的撕裂。

随着时间推移也有患者发生滑膜炎，肩痛再次加剧，从而再次接受 MRI 检查。大多数存在较大撕裂的高龄患者，常合并多处异常。

● 神奇的无症状性肩袖撕裂

肩袖常常发生撕裂，造成肩痛，活动受限。

多数是伴有退行性改变的肩袖受到外伤后发生的撕裂。患者虽然疼痛，但能觉察肌腱撕裂的症状很少出现。并不能像运动爱好者发生跟腱断裂那样，立刻感知到。

肩袖撕裂的神奇之处在于，即使撕裂已经发生，患者也可以没有任何症状。用于解剖实习的患者大概有 30% 存在肩袖撕裂。对不存在肩痛的患者进行 MRI 检查，60 岁以上患者半数以上存在肩袖撕裂。总之，没有症状的肩袖撕裂是存在的，这被称为"无症状性撕裂"。

● 肩袖撕裂的治疗方法

仔细想想，肩袖撕裂的保守疗法并不是保守性治愈撕裂，而是使撕裂患者停止疼痛，也就是转变成无症状性撕裂而已。为什么有些撕裂伴有疼痛，而有些撕裂没有疼痛，原因还不是很清楚。而且有些撕裂会进展，有些撕裂则不会，预测什么情况下撕裂不会进展也很难（因此，哪些肩袖撕裂适合手术治疗，并不是很明确）。但是有一点很清楚，采用手术进行肩袖修复的情况都很不错。因而，整形外科医师发现肩痛患者存在肩袖撕裂时会放下心，当患者无症状时也会拜托优秀的放射科医师采用高精度 MRI 寻找肩袖撕裂的证据。

专栏

断层影像读片的秘诀

判断有无肩袖撕裂，需在斜冠状位，大结节止点肌腱处仔细观察是否存在 T2 高信号。如果发现了异常 T2 高信号，紧接着要观察高信号的范围。

这时，不仅要观察 T2 高信号那个层面，该层面前后直至高信号消失的连续层面都需要仔细观察。这就是断层影像读片中的"精髓中的精髓"。在读片过程中，反复上述的操作磨练读片的直觉。在三个维度上确认病变始终存在也是其中一项操作。冈上肌腱撕裂如果累及背侧层面，那么冈下肌腱可能也会发生撕裂。

接下来要确认这个病变在 T1 加权像上的表现。即使是"水"，在 T1 加权像上也可表现为等信号。

再者要观察病变在斜矢状位 T2 加权像上的改变。关节 MRI 在垂直两个层面上确认病变存在是基本原则。

小的撕裂只能在斜矢状位 T2 加权像上大结节外侧端的 1、2 层观察到。能够在两个方向上观察到的病变，诊断准确度比较高。反过来说，为了获取可靠的 MRI 诊断，需要在相互垂直的两个方向上采集（脂肪抑制）T2 加权像。

冈上肌腱止点、滑囊侧肩袖撕裂病变进展形式

（图2.1.3～2.1.7）

一直以来，肩袖撕裂分为全层撕裂和部分撕裂，后者进一步分为关节侧、肌腱内及滑囊侧（根据病变的纵向位置分类）三类。撕裂程度及病变部位再另外描述。冈上肌腱止于大结节的上表面（图2.1.3）。很多患者都有该处的肌腱剥离，这种病变被称为滑囊侧部分撕裂。该病变在冈上肌腱止点处剥离，但肌腱及肌间并无撕裂。起点/止点这种说法是将肩袖病变进行横向分类。

大结节上表面左右宽度不足1cm。冈上肌腱止点处剥离，即使上表面的骨是裸露的，只要没有达到关节侧，那就是部分撕裂（图2.1.4～2.1.7）。

冈上肌腱剥离撕裂是从大结节附着点处完全剥离，最初被归于全层撕裂的范畴。冈上肌腱止点如果从大结节上表面变成游离的全层撕裂，就会受到自身肌腹的牵拉收缩。这种牵拉收缩会导致冈上肌与背侧未撕裂肌间的位置出现偏离。冈上肌腱止点处剥离断裂的外伤患者存在临床症状很正常，但多数患者表现为没有明确特征的肩部慢性疼痛。

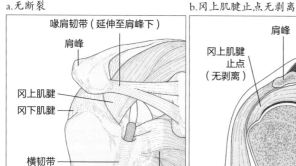
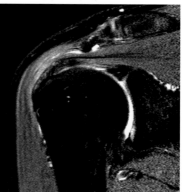

a.无断裂　　　　　b.冈上肌腱止点无剥离　　　　c.MRI压脂T2加权像

图2.1.3　正常

随着年龄增长，肌腱远端有逐渐老化的倾向

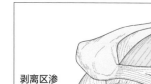
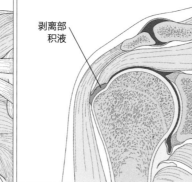

a.冈上肌腱止点早期剥离　　b.冈上肌腱止点远侧端剥离　　c.MRI压脂T2加权像

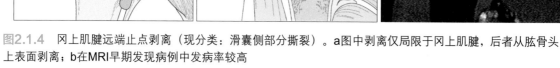

图2.1.4　冈上肌腱远端止点剥离（现分类：滑囊侧部分撕裂）。a图中剥离仅局限于冈上肌腱，后者从肱骨头上表面剥离；b在MRI早期发现病例中发病率较高

a.剥离断裂累及冈下肌　　　　　b.滑囊侧部分撕裂（剥离处骨暴露）　　　c.MRI压脂T2加权像

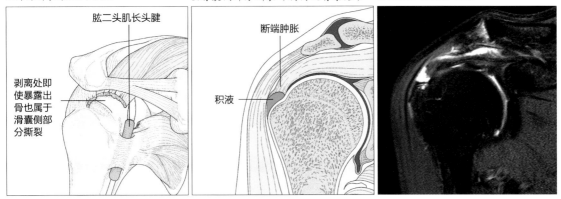

图2.1.5　冈上肌腱远端止点剥离程度进展（断端肿胀，冈下肌腱止点远侧端剥离）（分类：滑囊侧部分撕裂）

a.冈上肌止点剥离程度加重，肌腹　　b.冈上肌腱止点部分附着　　　c.MRI压脂T2加权像
　无收缩，接近全层断裂的临界状态

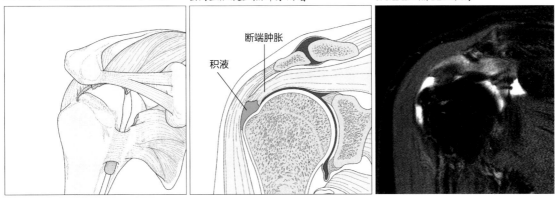

图2.1.6　冈上肌腱远端止点剥离程度进展（断端肿胀加重）（现有分类：滑囊侧部分撕裂）

a.发生断裂的和无断裂肌之间　　b.冈上肌腱止点附着处消失，　　c.MRI压脂T2加权像
　出现差异　　　　　　　　　　　肌腹发生收缩

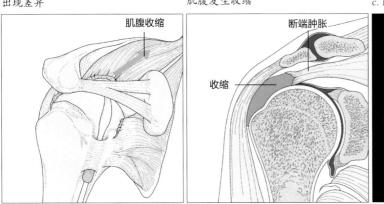
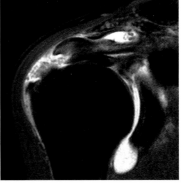

图2.1.7　冈上肌腱远端止点完全剥离（现有分类：全层撕裂）

冈上肌外伤性非止点肌腱撕裂，撕裂范围扩大，以及撕裂远端萎缩、消失

跌倒等原因导致的外伤性冈上肌以及肌腱间撕裂是肌肉过伸展 / 过紧张导致的广义的肌肉拉伤病变。冈上肌位于喙肩弓及三角肌下，一般不会因为直接的外力发生撕裂。冈上肌腱止于大结节上表面，仅附着于不足1cm的骨表面。只要它与大结节间附着力不减弱，受到外力时就容易发生内侧肌腱间的撕裂（图 2.1.8）。该区域被称为"critical zone"，因为局部血流不丰富很容易发生变性。

肌腱间撕裂患者多出现全层撕裂和关节侧部分撕裂（图 2.1.9），但不会出现外伤性肌腱间滑囊侧部分撕裂。全层撕裂时，撕裂远端会渐渐消失（图 2.1.10 ~ 2.1.11）。随着时间推移，外伤性肌腱间撕裂，撕裂远端如果消失（图 2.1.12），该病变与肌腱止点处剥离造成的非外伤性撕裂将无法鉴别。

冈上肌腱在近心侧也连续存在，被称为肌内腱。此处肌纤维与肌腱成分混杂区域的撕裂，即肌内腱间撕裂。肩袖面积较大可以包绕整个肱骨头，即使只是撕裂，用开洞这样的表达能够更直观感知病变形态。

a.从前外侧面观

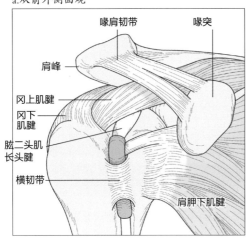

b. MRI压脂T2加权像

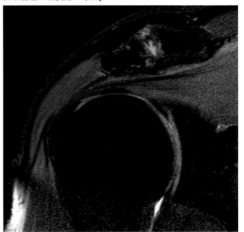

图2.1.8　无撕裂（横向撕裂分类：肌腱间撕裂）

a.从前外侧面观

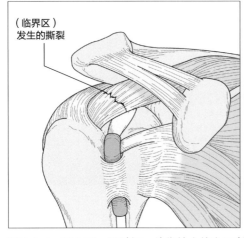

b. MRI压脂T2加权像

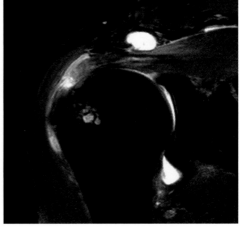

图2.1.9　冈上肌、肌腱间、外伤性小的全层断裂，撕裂发生后

a. 从前外侧面观

b. MRI压脂T2加权像

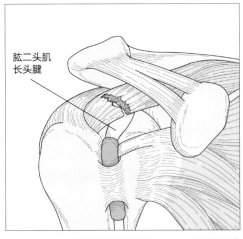 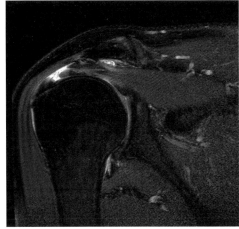

肱二头肌
长头腱

图2.1.10　肌腱间撕裂范围扩大，近侧断端收缩

a. 从前外侧面观

b. MRI压脂T2加权像

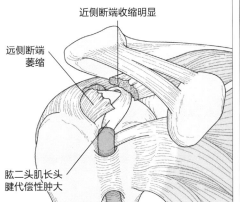 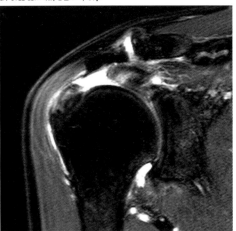

近侧断端收缩明显

远侧断端
萎缩

肱二头肌长头
腱代偿性肿大

图2.1.11　进一步扩大的冈上肌及肌腱间断裂，远侧断端萎缩

a. 从前外侧面观

b. MRI压脂T2加权像

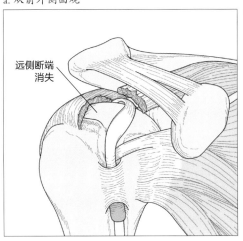 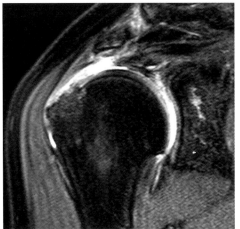

远侧断端
消失

图2.1.12　肌腱间断裂范围继续扩大，远侧断端消失

冈上、冈下肌腱全层撕裂后造成的 "牵拉收缩" 和萎缩评价

采用从关节窝稍内侧开始的斜矢状断面对肌萎缩进行评价（图 2.1.13 ~ 2.1.15）。在该断面上可同时观察到锁骨、肩峰及关节窝等骨性结构，故能够推测患者本来的冈上肌的量。然而，一旦发生全层撕裂，肌腱会受到牵拉收缩，与背侧未受损肌间的位置会出现偏移。肌腹从原本的位置向内侧偏移，在斜矢状断面上的冈上肌腱纤细部分会发生移动从而容易夸大对肌萎缩的评估（图 2.1.16）。肌肉的牵拉收缩发生后，肌腹会由于自身收缩一过性增粗。

冈上肌在冈上窝起点处范围较广，这部分不会发生牵拉收缩改变。冈上肌起始部与冈上窝的肩胛冈处紧密连接。也就是说，冈上肌起始部附着面处冈上肌与冈上窝之间不存在脂肪层。虽然有个体差异，但冈上肌起始部外侧端大概位于肩胛切迹内侧 1cm 位置，从该点开始冈上肌近端内侧部分不会发生牵拉收缩（图 2.1.17）。冈上肌起始部附着面和自由筋膜之间有肩胛上动静脉及神经走行。对于全层撕裂患者，即使出现冈上肌牵拉收缩，斜矢状位加上轴位图像也能够对肌萎缩程度进行评判。（参照 73 页专栏　肌萎缩评估）

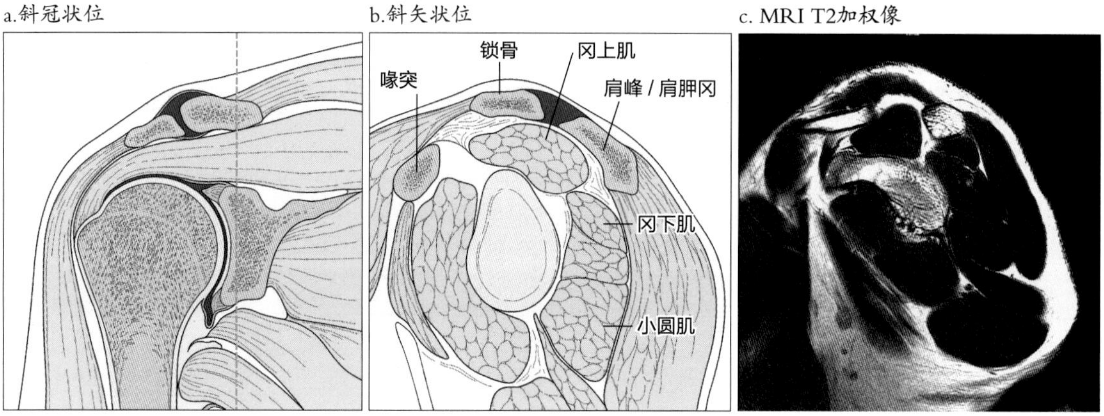

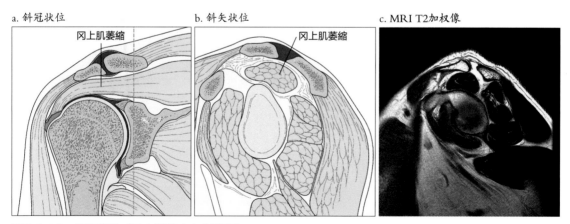

a.斜冠状位　　　　b.斜矢状位　　　　c. MRI T2加权像

喙突　　锁骨　　冈上肌

肩峰 / 肩胛冈

冈下肌

小圆肌

图2.1.13　正常冈上肌形态

a.斜冠状位　　　　b.斜矢状位　　　　c. MRI T2加权像

冈上肌萎缩　　　　冈上肌萎缩

图2.1.14　轻度萎缩（冈上肌腱止点小剥离）

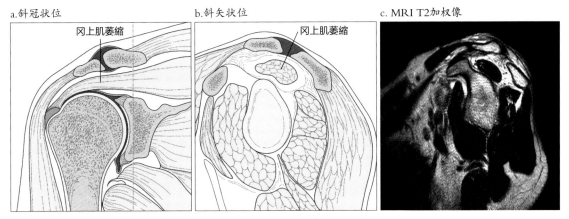

图2.1.15 中度萎缩（冈上肌腱止点中度剥离，断端肿胀，大结节处小囊肿）

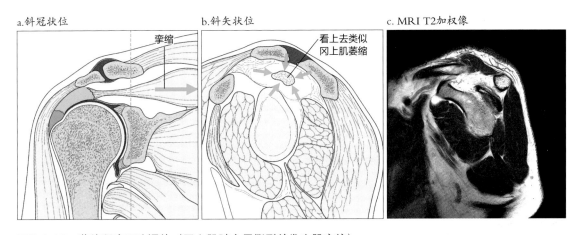

图2.1.16 萎缩程度无法评估（冈上肌腱全层撕裂并发生肌挛缩）

即使冈上肌不萎缩，当肌肉自身发生挛缩的话，在评估的断面上观察到的是冈上肌纤细的远端部分

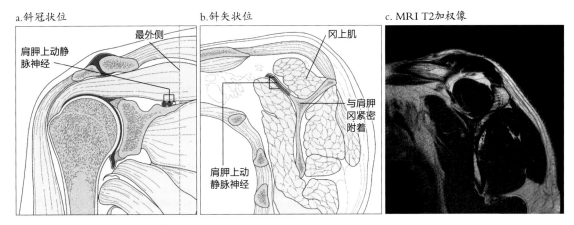

图2.1.17 冈上肌起始部附着处最外侧

MRI诊断肩袖撕裂

● 发现肩袖撕裂的方法

理论上，只要牢牢记住正常的MRI表现，就能发现患者影像上的异常之处。发现异常之处后，就能够查阅书籍或向前辈请教病变具体情况。如果漏掉了这些异常发现就会像走进迷宫一样毫无头绪。

对可能的病变有所了解继而做出诊断也能提高效率。了解预想的病变的发生部位及相关影像表现十分重要。

肩袖撕裂最容易发生的部位是冈上肌腱，尤其是肌腱的前部，大结节止点附近2.5cm范围内。即使是发生大范围撕裂的患者，基本上这个区域都会受累（图2.1.18）。

肩部疼痛的患者存在冈上肌腱止点处、滑囊侧剥离或裂隙的情况比较多。如此推想的话，从滑囊侧撕裂发展成全层撕裂病例也很多。

跌倒等外伤后肩袖撕裂患者，出现症状后很短的时间内，从冈上肌腱止点（大结节）撕裂发展至近侧全层撕裂的情况有很多。外伤情况下，自关节侧撕裂发展至全层撕裂的患者也会碰到。

采用MRI诊断关节侧肌腱撕裂很困难，如果不存在全层撕裂，关节侧肌腱紧邻肱骨头，局部很少有渗出液积存，很难下诊断。

大结节中面是冈下肌腱的附着点，如果该处内部存在骨破坏，冈下肌腱止点必然存在剥离（关节侧）。关节后上方撞击导致的撕裂，是发生投球障碍等情况的原因。这种情况与其说是肌腱的撕裂，不如说是失去附着点更合适。

在MRI上发现关节侧肌腱撕裂的复发性肩关节脱位患者无临床症状的比例很高。

● 利用"水"信号诊断肩袖撕裂

发生肩袖撕裂情况下，附着肌腱表面的滑膜结构肯定也会发生损伤（图2.1.19）。类似蝴蝶效应，许多看来不相关的事，其实都是相互关联的，只要是疼痛性肌腱撕裂在脂肪抑制的T2加权像上都能够诊断。

T2加权像加用脂肪抑制，图像上"水"信号变得非常亮。病变部位常常由于炎症或水肿局部水分增多，因而在脂肪抑制T2加权像上检出率很高。近来MRI局部均场性能有了很大提升，化学性脂肪抑制技术对"水"信号的检出也很有帮助。

◆ 病变在脂肪抑制T2加权成像上检出的原因

MRI信号都源自氢原子核（质子）。病变部位由于炎症/水肿水分增加，在脂肪抑制T2加权成像上呈明显高信号。

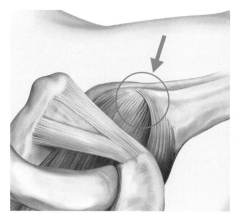

图2.1.18 肩袖撕裂的好发部位

SSP：冈上肌　　ISP：冈下肌

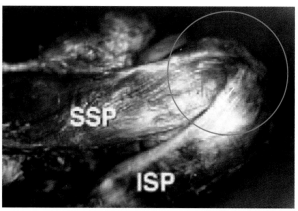

（图片来自皆川洋至）

寻找消失的结构

发生肩袖撕裂时，撕裂部位正常的肌腱消失。无论是可靠的间接征象，还是肩袖撕裂，在图像中寻找消失的结构都是很难的。

肩袖撕裂影像诊断关键的点首先是"有能够将正常的肩袖结构清晰显示出来的 MRI 装置及扫描技术"、其次"阅片人要牢记正常肩袖结构的 MRI 表现"。

肩袖撕裂依靠局部损伤区高信号填充〔水（渗出液）〕进行诊断。虽然正常情况下也会存在少量的生理性关节液，但由于肩关节疼痛与滑膜炎相关，病变周围反应性渗出液增多情况比较多。渗出液在 T2 加权影像上表现为高信号。利用 MRI 进行肩袖撕裂诊断，就是在斜矢状位和斜冠状位的 T2 加权像上寻找损伤区高信号的渗出液。

在 T1 加权像横断位图像上不能发现撕裂改变。正常肌腱"水分"很少，在 T2 加权成像上表现为低信号。如果肌腱走行区域出现高信号，那就说明存在撕裂。即使高分辨的 MRI 图像，如果病变部位没有"水"的存在也很难诊断撕裂。

大结节前方囊肿清晰可见

肱骨大结节前方（上表面的正下方）如果

存在囊肿，那么其上方的冈上肌腱很有可能存在撕裂。进行 MRI 的阅片时如果发现该处存在囊肿，则可认为冈上肌腱有撕裂（图 2.1.29）。

大结节的后方（中面，下面）如果有囊肿存在，主要与退变有关，与冈下肌腱撕裂关系不大。

魔角效应带来的干扰

由于"水"成分表现的明显高信号对诊断帮助极大，T2* 图像似乎也是不错的成像选择，但是 T2* 和 T1 加权像由于回波时间短容易产生魔角征象，使冈上肌腱呈高信号，干扰对肌腱损伤的判定。而且 T2* 图像上"水"信号强度弱于 T2 加权像，增加了假阴性。因而在进行肩袖是否存在撕裂判定时没有必要进行 T2* 扫描。

> **相关术语**
>
> 关节内后上方撞击（internal posterior superior impingement）：进行甩臂、外旋、向后快速的内旋动作时，冈上／冈下肌腱附着处的大结节向关节窝挤压。
>
> 局部均场结构：扫描野中心使局部静磁场均匀化（均场）的结构。
>
> Shim：减少松弛或松动的意思。由楔子相互咬合是否紧密发展而来的词。

a.衬于肌腱表面的滑膜

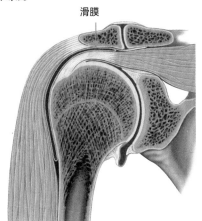

滑膜

b.肩袖撕裂被检出的过程

滑膜损伤
⇩
产生滑膜炎
⇩
疼痛和渗出改变
⇩
撕裂造成的肩袖部分缺损，局部渗出液填充
⇩
（压脂）T2 加权像上显示高信号

图2.1.19　依靠"水"信号诊断肩袖撕裂

专栏

什么是魔角征象?

　　仅从影像学表现来看,肌腱、关节盂唇、软骨、韧带等含水分较少的组织的纤维束,与静磁场成55°时,采用T2*等回波时间较短的成像方式,上述组织会表现为高信号,这就是所谓的"魔角征象"(图2.1.20,2.1.21)。

　　这里非常关键的点是"静磁场"。因而评估已经成像的肌腱的走行角度是完全没有意义的。MRI扫描可以进行任意角度的旋转,因而根据扫描的图像无法判定解剖结构的走行与MRI设备静磁场方向之间的关系。在斜冠状位上出现魔角征象的解剖结构,无论是横轴位还是斜矢状位都会呈高信号。在MRI扫描床上,

患者横向走行的肌腱结构,与静磁场方向(MRI设备扫描孔的轴向方向)成55°夹角时会出现魔角征象。而且夹角55°出现的征象,在125°时也会出现,在所有平行于像伞面一样展开55°的圆锥面的肌腱或关节盂唇处会出现。患者体位相对静磁场发生变化时,魔角征象消失。魔角征象在回波时间长的T2加权像上不会产生,因而开始最好不要关注回波时间短的图像。如果说T2*图像绝对不可以的话,有总比没有强。T2*图像能够清晰显示骨骼轮廓,对存在积液、由于肌腱撕裂造成大结节裸露的剥离型肌腱撕裂的检出很有帮助。

a. T2*长头腱斜位扫描　　　　　b.T2长头腱斜位扫描

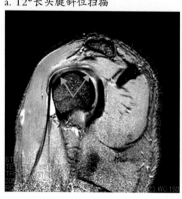 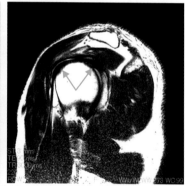

图2.1.20　魔角征象(magic angle phenomenon)

　　T2*与T2斜冠状位,显示自起始部肱二头肌长头腱的走行。a. T2*成像的TE时间短,靠近长头腱起始部和滑车部出现魔角征象呈高信号;b. T2成像的TE时间长,无上述征象

魔角征象导致的误诊

　　如果肌腱或关节盂唇都成高信号,容易误诊。T2*图像能够清晰显示解剖轮廓,当与静磁场成55°角时产生魔角征象。常在冈上肌止点,后上方关节盂唇及前下方盂唇出现,而这三个区域是肩关节内部功能异常最常见的三个区域,误诊率很高。过去的教科书或者设备制造商推荐的扫描序列中包括T2*成像。有些整形外科医师无法区别T2加权成像和T2*图像。也有极少数的放射科技师/医师不能理解两者之间的差异。T2*成像具有很强的磁化率,能够清晰显示解剖结构的轮廓、骨干及钙盐沉积,并不是完全徒劳的成像序列。

[佐志隆士]

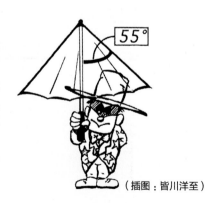

(插图:皆川洋至)

图2.1.21

MRI诊断部分撕裂

● 寻找部分撕裂的方法

部分撕裂往往病灶较小难以诊断。虽然没有出色的扫描技术和设备不可能检出部分撕裂病变，但是，最近的 MRI 设备变革真的很显著。相应地，需要所有的阅片人对部分撕裂、小撕裂有诊断的能力。虽然图像能将病变显示出来，但如果医师无法做出相应的诊断，这实在对不起那些花费了时间和金钱的患者和民众。

诊断的要点是确认肱骨头大小结节完全被 T2 低信号的肌腱覆盖。需要仔细观察止于大结节上表面的冈上肌腱中是否存在异常 T2 高信号。如果发现异常 T2 高信号，后者代表肌腱撕裂处填充的"水"成分。肌腱止点处在 MRI 上呈直线状，该处必定有肌腱组织覆盖。

● 滑囊侧部分撕裂（bursal side tear）的诊断（图2.1.22）

发生滑囊侧部分撕裂的最早部位，十有八九在冈

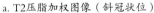
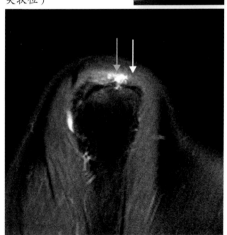

a. T2压脂加权图像（斜冠状位）

b. T2压脂加权图像（斜矢状位）

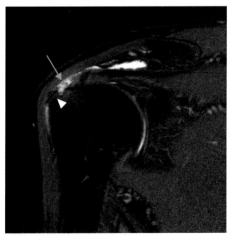

图2.1.22　滑囊侧部分撕裂（bursal side tear）

冈上肌腱单独的滑囊侧部分撕裂（蓝箭）。远侧断端残留（a.白箭头），腹侧冈上肌腱保留（b.白箭）。撕裂虽直达大结节上表面但与关节腔不相通，是滑囊侧部分撕裂

上肌腱止点的前方（腹侧）。这个撕裂可造成肩部疼痛，普鲁卡因注射对于滑囊侧撕裂有效，对关节侧撕裂无效。发生该处撕裂者关节囊完整，故进行 X 线关节造影或 MR 关节造影的 T1 加权成像都无法发现病变。MR 关节造影加扫斜冠状位压脂 T2 加权成像，病变表现为 T2 高信号，T1 低信号，从而得以诊断。在采用 X 线关节造影进行肩袖撕裂诊断的时代，关节侧撕裂患者比较多。随着肩关节 MRI 检查普及，诊断滑囊侧撕裂比例不断增加。滑囊侧撕裂者中，相比发生于肌腱走行区域者，发生于肌腱止点大结节上表面的剥离或是小撕裂者更常见。

● 肌腱内部分撕裂的诊断（图2.1.23）

如果肌腱内可以观察到明确的 T2 高信号则怀疑存在肌腱内部分撕裂。但是，仅仅是部分撕裂并不是手术的适应证，肩部撞击综合征中能明确诊断适合前方肩峰成形术的患者也很少。再者，即使肌腱内存在撕裂，如果撕裂处无"水"的信号也不能诊断。MRI

> **相关术语**
>
> 部分容积效应（partial volume effect）：构成图像的像素加入层厚的概念后构成"体素"（voxel）。所有的信号都以体素这一单位进行采集计算。单个体素所涵盖的体积内，所有信号的平均值作为它的最终信号值。即使该体素内有异常强度的信号，最后也是以整个体积内的平均值来构成图像。高信号成分即使很少，混入整个体素内，最后体素的信号值也会增高，影响较大。低信号成分即使少量混入，对于最后信号值影响不大。

图像层厚度为 3 ～ 5mm，该厚度内信号平均化。少量的水的信号由于部分容积效应会变得模糊不清。

● 关节侧撕裂（articular surface tear, deep layer tear）的诊断（图2.1.24）

在采用肩关节造影进行肩袖撕裂诊断的时代，临床上有很多机会见到关节侧撕裂。MR 关节造影中造影剂填充处即病变所在。再者有时会碰到投球障碍等相关的关节盂唇损

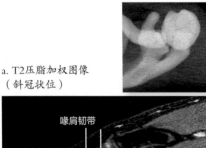
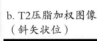
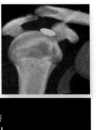

a. T2压脂加权图像
（斜冠状位）

b. T2压脂加权图像
（斜矢状位）

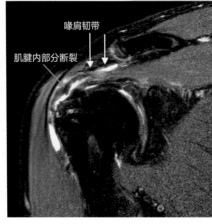
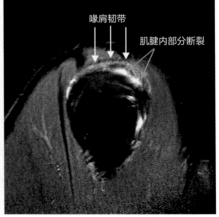

图2.1.23 肌腱内部分撕裂（intratendinaus tear）

该病例部分撕裂是与喙肩韧带摩擦产生的。肩部下垂位时不出现疼痛，前臂上举时由于上移摩擦产生疼痛

伤患者进行 MRI 检查，所以需要注意。这是关节内后上方撞击造成的损伤。肩部进行外转外旋动作时，后上方的关节盂唇、关节盂向冈上／下肌腱的区域推压从而造成肌腱的撕裂。通常不存在静息痛。MRI 很少能确诊这种撕裂相关的关节盂唇损伤。

冈上肌腱部分撕裂的病例，请看图 2.1.25 ～ 2.1.37。

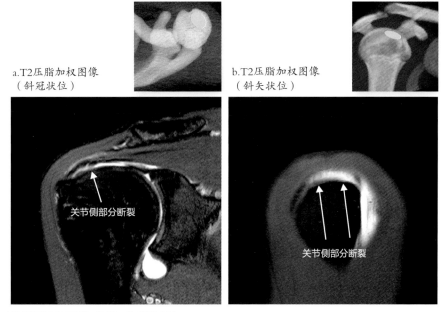

图2.1.24　关节侧部分撕裂（MR-关节造影）
　　该病例如果残余纤维破裂的话，就算是全层撕裂。关节侧撕裂通常不会产生静息痛

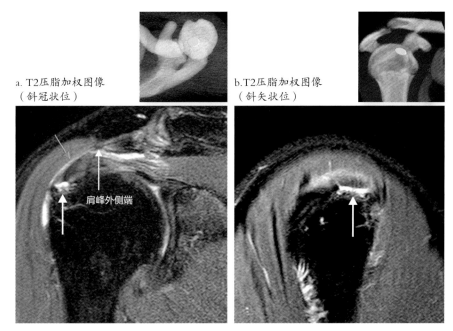

图2.1.25　冈上肌腱内部分撕裂
　　大结节前部上表面（superior facet）区域是冈上肌腱远端附着点，发生断裂时，剥离概率很高。该部位无论是功能上还是临床上都十分重要。该病例中附着于上表面的肌腱远端发生距离上表面2mm的腱内剥离（a、b图中白箭），冈上肌腱肿胀。a图中如果上肢上举的话，肿胀的冈上肌腱与喙肩弓下会发生冲击摩擦。腱内撕裂通常不是肩部疼痛的原因

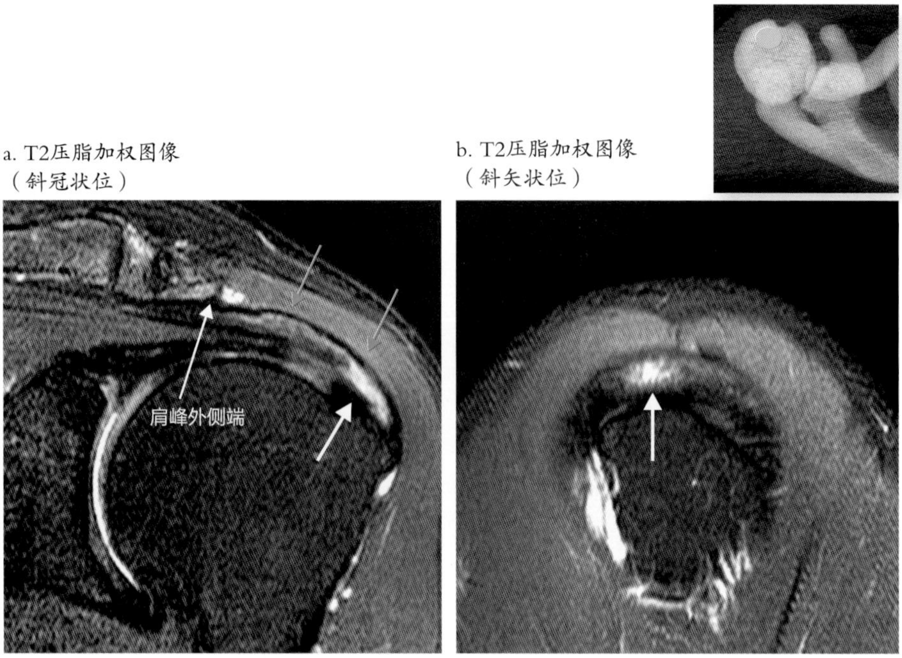

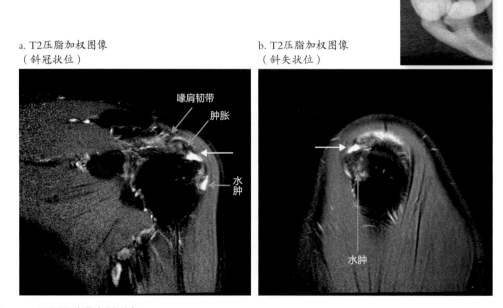

a. T2压脂加权图像
（斜冠状位）

b. T2压脂加权图像
（斜矢状位）

肩峰外侧端

图2.1.26 层间剥离伴冈上肌腱内断裂〔48岁，男性〕主诉：运动痛

　　患者练习空手道10年。冈上/下肌-肩袖上部分腱内断裂，肩峰外侧肌腱肿胀。滑囊侧仅残留一层筋膜并发生收缩，也就是存在层间剥离。这个病例光想象就知道上肢上举时会发生冲击摩擦。肱骨头在关节窝内不固定，前臂上举同时肱骨头向关节窝上移动，与喙肩弓下摩擦产生疼痛。肩峰下有喙肩韧带存在

a. T2压脂加权图像
（斜冠状位）

b. T2压脂加权图像
（斜矢状位）

喙肩韧带
肿胀
水肿
水肿

图2.1.27 冈上肌腱滑囊侧剥离

　　冈上肌腱止点远端从大结节上表面翘起剥离（白箭），断端肿胀。相应部位大结节骨髓水肿，部分发生囊变。像这样大结节上表面下的骨髓水肿，囊肿形成与冈上肌腱剥离/断裂相关

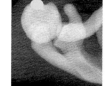

a. T2压脂加权图像
（斜冠状位）

b. T2压脂加权图像
（斜矢状位）

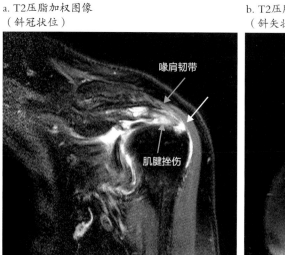

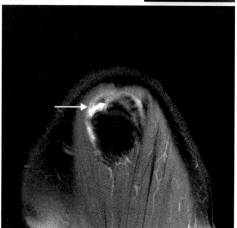

喙肩韧带

肌腱挫伤

图2.1.28 冈上肌腱滑囊侧剥离

冈上肌腱远端止点处剥离（白箭），近侧断端肌腱挫伤（T2压脂图像高信号，轻度肿胀）

a. T2压脂加权图像
（斜冠状位）

b. T2压脂加权图像
（斜矢状位）

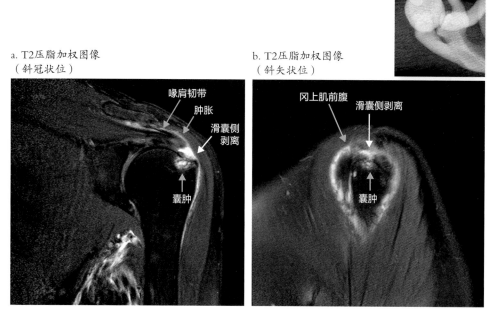

喙肩韧带

肿胀

滑囊侧
剥离

囊肿

冈上肌前腹

滑囊侧剥离

囊肿

图2.1.29 冈上肌腱滑囊侧剥离

冈上肌腱发生滑囊侧剥离，剥离部分靠近大结节上表面的后方，冈上肌前腹残留的话预后较好。病变正下方大结节处有囊肿形成

b. 若病变小且模糊，则提示病变前后较纤细（薄）

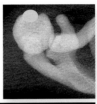

a. T2压脂加权图像
（斜冠状位）

b. T2压脂加权图像
（斜矢状位）

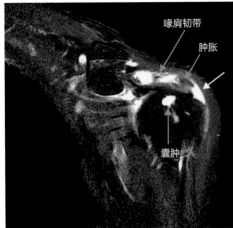

图2.1.30　冈上肌腱滑囊侧剥离

　　断端明显肿胀，与喙肩韧带进入"摩擦导致肿胀，肿胀加重摩擦"的恶性循环。肱骨头关节面下形成囊肿。大结节上表面呈直线状，本来该处是有肩袖覆盖的，局部渗出改变说明有撕裂存在

a. T2压脂加权图像
（斜冠状位）

b. T2压脂加权图像
（斜矢状位）

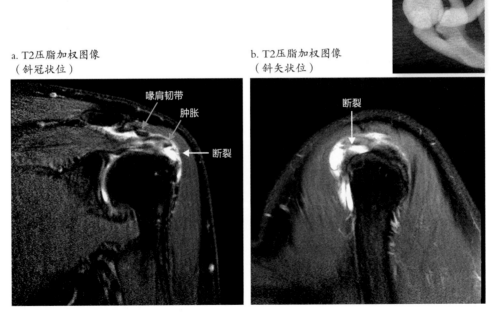

图2.1.31　冈上肌腱滑囊侧剥离

　　剥离的断端还保留着肌腱止点处本来的形态，推测是新鲜剥离。这样的患者上臂上举外展超过疼痛弧（60°～120°）后做下垂动作时，喙肩韧带处也能清晰看到剥离断端。由于韧带断端与喙肩韧带之间摩擦存在恶性循环，保守治疗无效时应手术治疗

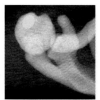

a. T2压脂加权图像
（斜冠状位）

b. T2压脂加权图像
（斜矢状位）

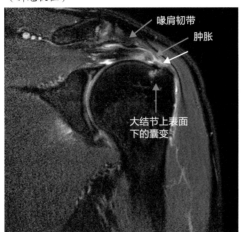

喙肩韧带

肿胀

大结节上表面
下的囊变

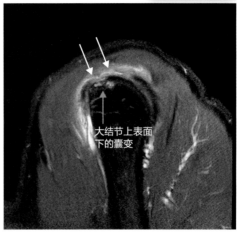

大结节上表面
下的囊变

图2.1.32 冈上肌腱滑囊侧部分撕裂

类似于肌腱剥离。大结节上表面肌腱断端有少许残留（a. 白箭）。也有像这样肌腱自滑囊侧慢慢地磨断的情况（b. 白箭）。肌腱断端轻度肿胀。大结节上表面下的囊变与局部肌腱撕裂存在相关性。两者都是关节冲击摩擦的应力造成的损伤

专栏

肌萎缩评估

肩袖撕裂重建术将残存的冈上 / 下肌、肌腱有力地覆盖于肱骨头上，对于重建术后关节是否保留了充分地活动范围进行预估十分重要。评估的标准就是肌萎缩程度。肌萎缩在与肌腹垂直的断面也就是斜矢状断面上进行。肌萎缩程度是根据肉眼所见及肌肉内外脂肪量进行判定，因而在脂肪或是渗出信号都高于肌肉信号的T2加权像上观察最适合。虽然理论上在肌腹最大横径平面评估最佳，但实际都是在关节窝层面进行评估。但是，如果一条肌腱远端失去附着，自身发生牵拉收缩，在关节窝水平进行评估容易夸大肌萎缩程度。这需要在无肌牵拉收缩的肩胛骨附着面水平进行肌萎缩评估。预估患者是否可进行肌 / 肌腱重建，不仅要评估肌萎缩程度，还要对患者年龄、发病时长、全身柔软性、肌力、撕裂范围等因素进行综合评估。此外，肩袖构成诸肌起始部在肩胛骨表面范围很广，各肌表面收缩力较大，深层收缩力较小。也就是说，冈上肌并非直线状收缩，为了完成肱骨头外旋动作而呈圆弧状进行收缩。（见 63 页图 2.1.16，2.1.17）

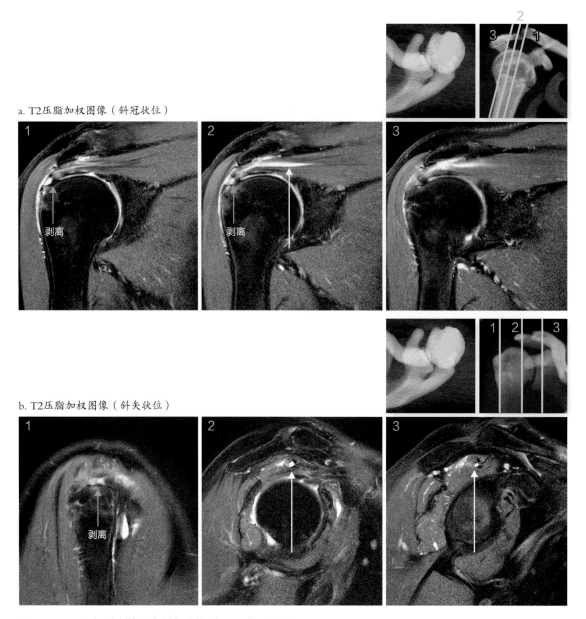

a. T2压脂加权图像（斜冠状位）

b. T2压脂加权图像（斜矢状位）

图2.1.33 层间剥离伴滑囊侧部分撕裂〔60岁，女性〕

受伤过程：自行车脚踏踩空，同时握紧了车把手。

症状：脱位感（当时存在脱位）。

影像：受伤半年后的MRI。

冈上肌腱和冈下肌腱走行重合处，肌腱止点端剥离，冈上肌在肌内腱下方出现层间剥离（a2. 白箭，b2、b3. 白箭）

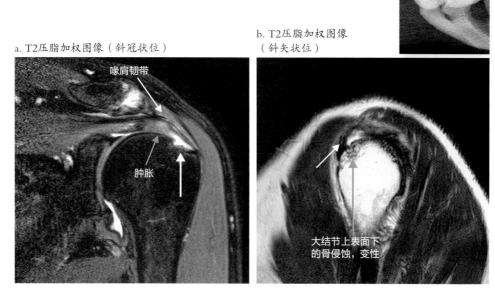

a. T2压脂加权图像（斜冠状位）

b. T2压脂加权图像
（斜矢状位）

喙肩韧带

肿胀

大结节上表面下
的骨侵蚀，变性

图2.1.34 包含冈上肌腱在内的肩袖止点关节侧部分撕裂〔54岁，男性〕，主诉：运动痛

　　发生了牵拉收缩。存在肩袖肿胀，后者意味着层间剥离的存在。喙肩弓下和关节内均存在"摩擦"。b. 可以观察到大结节上表面的骨性侵蚀，变性。提示相应部位存在长期的机械应力，与肩袖撕裂有明显相关性

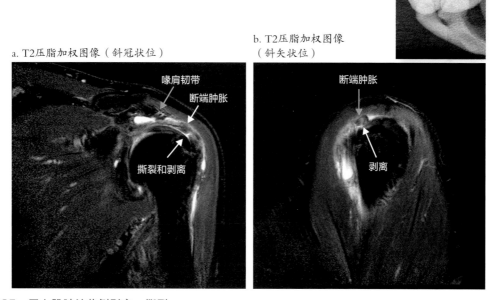

a. T2压脂加权图像（斜冠状位）

b. T2压脂加权图像
（斜矢状位）

喙肩韧带
断端肿胀

断端肿胀

撕裂和剥离

剥离

图2.1.35 冈上肌腱关节侧剥离，撕裂

　　冈上肌腱止点处内侧端发生剥离，撕裂（b. 白箭）。断端发生肿胀（a. 白箭，b. 青箭）。存在与喙肩韧带的摩擦

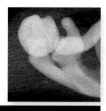

a. T2压脂加权图像（斜冠状位）　　　b. T2压脂加权图像
　　　　　　　　　　　　　　　　　　（斜矢状位）

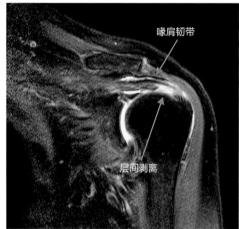

图2.1.36　冈上肌腱关节侧撕裂

　　a. 冈上肌腱深层出现层间剥离，肌肉挛缩

a. T2压脂加权图像（斜冠状位）　　　b. T2压脂加权图像
　　　　　　　　　　　　　　　　　　（斜矢状位）

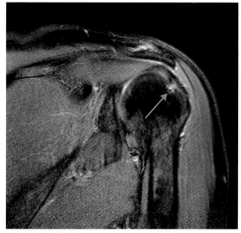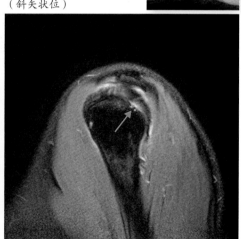

图2.1.37　冈下肌腱关节侧撕裂

　　中面的关节侧出现小撕裂。中间正下方发现囊肿样改变（青箭）。
　　由投球或网球发球等肩部高举过头动作造成的损伤。出现关节内后上方的撞击摩擦。肩袖止点关节侧受到关节盂、关节盂唇的推压。通常不伴有撕裂断端的肿胀

● MRI诊断的不足（图2.1.38）

冈上肌腱远端止点内前方（腹侧）小的撕裂多难以诊断。冈上肌腱前部外侧有肩袖薄弱区（rotator interval）的脂肪组织或者三角肌下滑囊渗出液存在可能。脂肪或渗出液在T2加权像上均呈高信号，与局部肌腱撕裂难以鉴别。因而需要确认肌腱区T2高信号同时在T1呈低到等信号。

关节腔或肩峰下滑囊存在滑液时，虽然肩袖轮廓相对清晰，容易诊断，但是撕裂发生于肌腱边缘时，冈上肌腱内出现的异常T2高信号就十分重要了。前臂内旋时冈上肌腱最前方的小撕裂与肩袖薄弱区相重叠，诊断十分困难。即使不存在撕裂的病例，前臂内旋，肩袖薄弱区的脂肪高信号看起来就像存在撕裂损伤一样。前臂内旋程度，在轴位横断面以结节

a. 能看到结节间沟的横断面（中央水平）

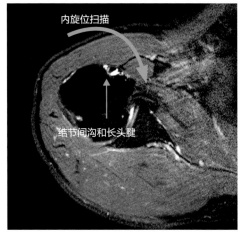

b. 横断面（冈上肌腱水平）

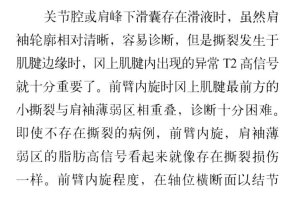

c. 斜冠状位（冈上肌前缘水平）

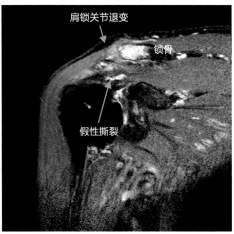

d. 斜矢状位（肩袖薄弱区水平）

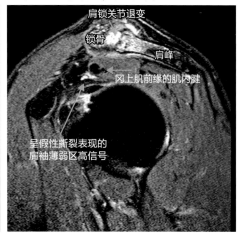

图2.1.38　内旋位扫描出现的假性撕裂

采用内旋位扫描，冈上肌腱边界呈"〈"字样，在斜冠状位前缘呈假性撕裂样改变。肩袖薄弱区采用T2压脂加权序列扫描，高信号的渗出改变与撕裂表现类似。在斜矢状位上可以观察到这是肩袖薄弱区渗出改变的高信号。假性撕裂的表现与部分容积效应也有关。

a. 内旋位扫描。

b. 内旋位扫描，冈上肌腱边界呈"〈"字样。

c. 呈"〈"字样的冈上肌前缘观察到肩袖薄弱区假性撕裂改变。

d. c图所示假性撕裂是冈上肌腱前外方的肩袖薄弱区高信号改变

间沟的位置为参照进行判断（图 2.1.38）。前臂过度内旋位进行 MR 扫描，该部位发生的小撕裂难以诊断。在垂直的两个断面上进行骨关节的 MRI 诊断对确认病变存在十分重要，肩袖撕裂的情况下则要在斜矢状位和斜冠状位断面上进行确认（图 2.1.38）。

全层撕裂的MRI诊断
（图2.1.39~2.1.43）

放射科医师的 疑问

与部分撕裂相比，全层撕裂相对容易诊断。但是范围较小的全层撕裂与接近全层撕裂的部分撕裂鉴别并不容易。两者之间的鉴别对临床而言是否重要？

整形外科医师的 解说

它们两者之间无法区别也没关系。因为部分撕裂程度加重最终变成全层撕裂，最后仅剩一层筋膜的部分撕裂和具有针孔样缺损的全层撕裂对临床而言并没有什么区别。

放射科医师的 疑问

能够判定出当前存在小的撕裂就满足临床的需要了。全程撕裂一般是通过关节造影进行诊断，有些患者在进行 MRI 检查前已经进行了关节造影检查并得到了明确的诊断。对于整形外科医师而言，关节造影是一项必须的检查吗？

整形外科医师的 解说

所谓的轻松只是以前的说法，肩痛的患者普遍都会进行这个检查。但是近来 MRI 有很好的检出率，而且仅限于确认是否存在上述针孔状撕裂时关节造影诊断更佳。但判定是否存在针孔状撕裂对于临床并不是难以解决，故认为 MRI 检查就足够了，现在基本上不再进行关节造影。

● 结构完全看不到的大范围全层撕裂

如果出现严重的肩袖撕裂，影像学上无法确认。由于在图像上看不到，因而必须从识别解剖结构开始训练阅片能力。

看不懂正常肩关节 MRI 影像的初学者无法对大范围全层撕裂做出诊断。这是因为消失的结构是看不到的，病变区有正常结构和病变组织，通常在两者之间的交界处才能观察到。也就是说，在 MRI 上对病变区与正常结构交接处进行垂直扫描是一个诊断技巧。

● 向初学者推荐——斜矢状位关节窝水平肌腹评估

推荐初学者在斜矢状位关节窝水平对肌腹横断面面积进行评估。肌腱部分撕裂时会出现疼痛造成的废用性萎缩和功能障碍造成的萎缩。特别是位于冈上窝、喙突、锁骨及肩峰包绕的冈上肌萎缩很常见。如果冈上肌腱从部分撕裂发展为全层撕裂，由于冈上肌牵拉收缩，在斜矢状位关节窝水平进行肌萎缩的评估会变得不准确。然而正因为如此，缩小的冈上肌其腹肌横断面改变提示全层撕裂的存在。

对于肌肉含量的评估，采用斜矢状位 T2 加权像最合适。但是如果联合压脂技术，肌肉轮廓就会显示不清。虽然斜矢状位 T1 加权像也能对肌肉横断面面积进行评估，但无法判定肌肉周围是否存在渗出液。因而压脂的 T2 加权像对明确是否存在渗出液是必要的。T2 加权像上非常重要的"水"成分与周围脂肪层的分界无法区分。

此外，全层撕裂患者的关节腔与肩峰下滑囊在撕裂处存在相互交通，两处均存在渗出液。MRI 图像上肩峰下滑囊有渗出液积聚的倾向。

● 大范围撕裂伴有各种各样的并发症

全层大范围撕裂常常合并肱二头肌长头

腱肿大、断裂、关节半脱位。冈上肌腱撕裂常波及冈下肌腱。就算不存在撕裂也需要仔细观察。全面评估构成肩袖诸肌整体的萎缩程度、脂肪化程度及肌腱的牵拉收缩（退缩）程度非常重要。

的重要事情是病变的范围。肌腱撕裂常产生层间剥离（delamination）。术前的MRI对于层间剥离若无法判断，那么就仅能对手术时从滑囊侧看到的撕裂进行术中重建，而忽略层间剥离牵拉收缩造成的深层的部分撕裂病灶。

● **如果发现了撕裂**

首先对肌腱撕裂诊断，下一个需要明确

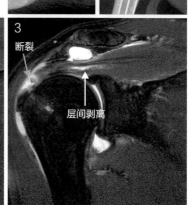

a. T2压脂加权图像（斜冠状位）

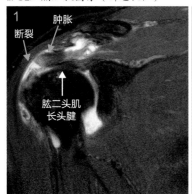
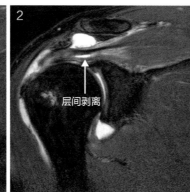

b. T2压脂加权图像（斜矢状位）

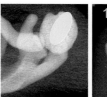
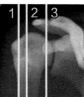

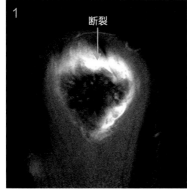
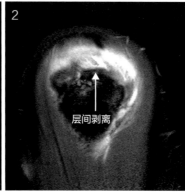
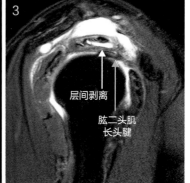

图2.1.39　层间剥离伴冈上肌腱全层断裂〔50岁，女性〕

受伤过程：妈妈组排球赛期间发病。
症状：静息痛，运动痛。
影像：3周后MRI。

冈上肌腱止点部全层断裂，断端肿胀，冈上肌由于肌内腱下方层间剥离发生牵拉收缩（b2，b3）。关节腔内也有渗出改变（a），由于存在关节侧层间剥离所致的挛缩，诊断为全层断裂。发生全层断裂的情况下，通常滑囊侧渗出明显。

仅从影像上无法判定是全层撕裂还是部分撕裂。但腋隐窝也存在渗出从而判定为全层撕裂

a. T2压脂加权图像（斜冠状位）

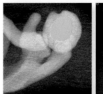

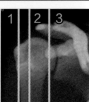

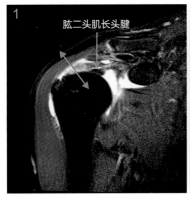

肱二头肌长头腱

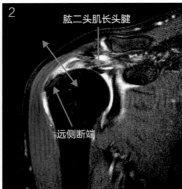

肱二头肌长头腱

远侧断端

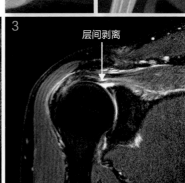

层间剥离

b. T2压脂加权图像（斜矢状位）

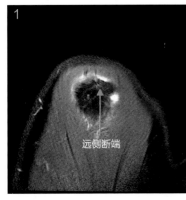

远侧断端

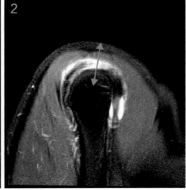

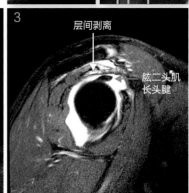

层间剥离

肱二头肌长头腱

图2.1.40 层间剥离伴冈上肌腱全层断裂〔40岁，男性〕

受伤过程：上臂被起重机上行李拉住。

影像：外伤1个月后MRI。

冈上肌腱全层断裂，肌腱止点处上表面远侧断端残留（a2，b1）。近侧断端轻度肿胀。冈上肌的肌内腱处出现层间剥离。渗出改变明显，容易诊断。

渗出改变在T2加权像上呈高信号，可将病变及正常结构勾画出来，和造影剂效果类似。如果没有渗出改变存在，T2压脂加权图像就如漆黑的乌鸦一般一团黑。不知是幸运还是不幸运，疼痛肩必然有渗出改变

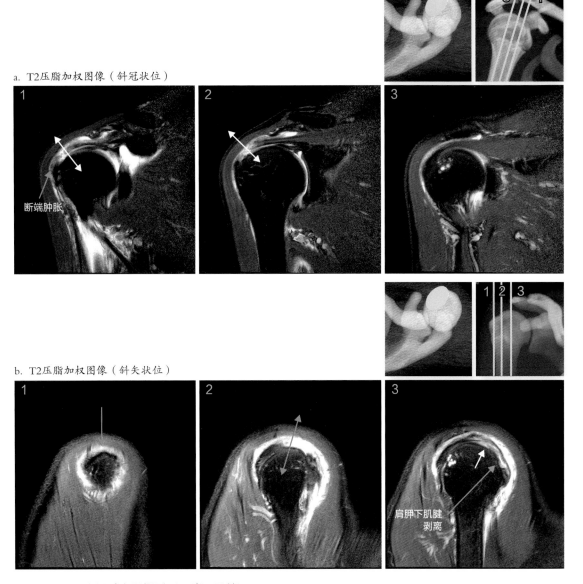

a. T2压脂加权图像（斜冠状位）

断端肿胀

b. T2压脂加权图像（斜矢状位）

肩胛下肌腱
剥离

图2.1.41　冈上肌腱全层撕裂〔70岁，男性〕

受伤过程：跌倒时肩部上顶。
影像：外伤4个月后MRI。
冈上肌腱全层撕裂，断端轻度肿胀。肩胛下肌腱也从小结节止点处剥离

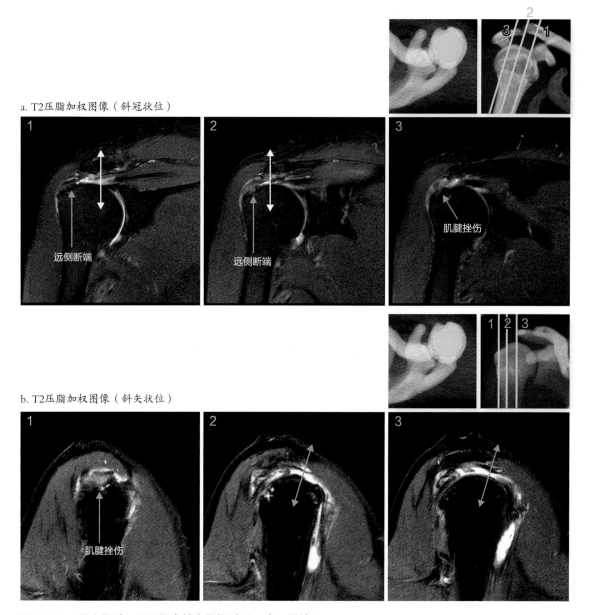

a. T2压脂加权图像（斜冠状位）

远侧断端

远侧断端

肌腱挫伤

b. T2压脂加权图像（斜矢状位）

肌腱挫伤

图2.1.42　冈上肌腱，冈下肌肩袖全层撕裂〔70岁，男性〕

　　受伤过程：山上跌倒，手触地。
　　影像：受伤3个月后MRI。
　　冈下肌腱背侧断端肿胀，肌肉挫伤（a3，b1）。冈上肌腱远侧断端保留较多（a1，a2）。这是发生于肩袖止点近端的外伤性撕裂的典型病例

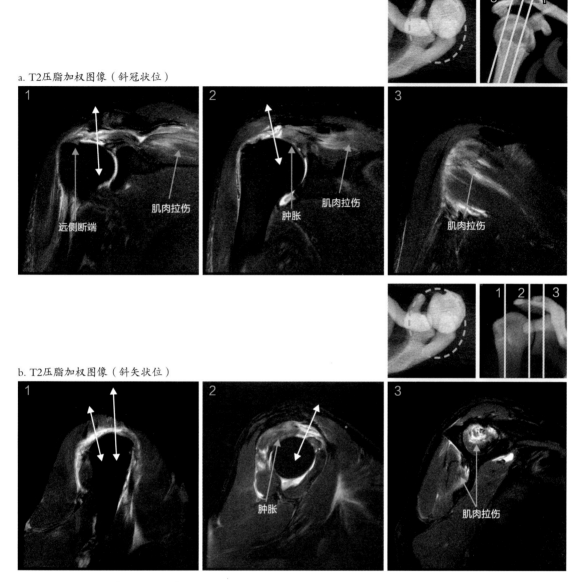

a. T2压脂加权图像（斜冠状位）

b. T2压脂加权图像（斜矢状位）

图2.1.43 冈上肌腱，冈下肌腱全层撕裂，肌肉拉伤〔60岁，男性〕

受伤过程：跌倒右肩受到撞击。

症状：运动痛，静息痛，夜间痛，不能动。

影像：受伤3日后MRI检查。

冈上肌腱、冈下肌腱全层撕裂，冈上肌腱远侧断端仅少许残留（a1），近侧断端肿胀明显（a2，b2）。冈上肌、冈下肌拉伤（虚线，译者认为原文有误，因为未在图上看到虚线）（a，b3）。推测肌腱撕裂由关节过度伸展造成。由于位于外侧的三角肌并没有损伤，冈上肌及冈下肌的改变并不是由直接外力作用造成的肌肉挫伤

专栏

请教自己不知道的知识，传授自己知道的知识

清楚放射科医师如何看待整形外科医师非常重要。相应地，整形外科医师能够充分运用放射科医师的扫描知识及阅片能力也能得到极大的益处。这样会是患者的福音。对自己能力很有自信的医师不会抵触向放射科医师进行请教。也就是说，以虚心请教的方式与病理科和放射科医师沟通也是整形外科医师的工作之一。另外，随着 CT、MRI 的逐渐普及，有些

整形外科医师会什么都不考虑直接进行 CT、MRI 的检查。这种情况下 CT、MRI 接诊的医师也不知道需要观察什么。CT、MRI 的发展非常快，就算是放射科医师或是放射科技师也需要花费很多精力才能充分发挥设备的功能。总之，无论是整形外科医师还是放射科医师，自己学习或者向周围知道的人请教都很重要，而面对向自己请教的人也要耐心讲解。

专栏

肌腱为什么会断裂？——Codman 内因说 vs Neer 外因说

提到肌腱断裂人们多会想到跟腱断裂，但是肌腱断裂发生率最高的部位是肩关节。即使是肌腱断裂，肩袖撕裂会分为小孔隙样撕裂或肌腱止点部分剥离，疼痛是主要的临床症状。关于肌腱断裂的原因以 Codman 的肌腱变性学说和 Neer 的撞击学说最有名。如果将关节、肩袖分别比喻成"门栓""车安全带"类消耗品的话，使用过程中出现磨损、老化甚至坏掉都是理所当然的事情，没必要为此进行学术上的争论。关于 Neer 的撞击学说完全以"上移摩擦"进行解释，在这里主要对变性学进行介绍。

前臂下垂时，冈上肌腱是利用杠杆原理有力地进行关节的伸展。前臂上抬时，若肱骨头

开始外转，对三角肌或斜方肌等位于外侧的大肌肉起到抬高的作用（图 2.1.44）。但是在使肱骨头开始旋转时，冈上肌腱收缩拉近肱骨大结节。这是反向的杠杆原理，到作用点距离变短则需要施加额外的力量。冈上肌腱被动的不合理的伸展并且重复不合理的伸展，在老化的同时出现损伤是必然的事情。像这样冈上肌腱不断地老化，加上骨骼上移摩擦带来的压力变得脆弱，很容易发生断裂。出现这样的结果是因为肩关节有其不合理的解剖构造。肩关节既需要大的活动范围又需要关节稳定性，同时达到两种完全相反的状态是不可能的。有形的东西必然会坏掉，无形的爱也会失去，肌腱出现撕裂也是理所当然的事情。

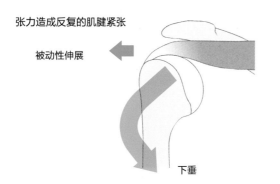
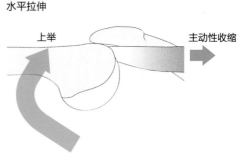

图2.1.44 肌腱变性导致断裂：老化

专栏

真相的另一面

出演：

读助：对肩关节很感兴趣的放射科医师
整造：对肩关节很感兴趣的整形外科医师

读助：整造先生，一起去 N 原医院观摩手术时，即使局部切开也没有 invasive 的感觉，关节镜下手术是不是并不只有 less invasive 这一优点？

整造：当然不止这一优点。关节镜下眼睛有直达病变的感觉。能够仔细地观察病变，逐渐地也能够完成一些精细困难的修复手术。适用于关节镜下的精细的手术器械，也不断地被开发出来。

读助：关节镜下手术缺点是什么？

整造：镜下视野狭小观察范围有限，无法看到整体解剖构造。虽然能观察到一颗树的树皮纹理，但对树的整体形态或者森林难以做出评价。内镜的前端突出 5mm 能观察稍远距离的病变，但无法判断病变大小或者距离。掌握镜下操作的技巧与个人的感知力和经验有很大关系。在镜下很小的病变会被放大，有些良性病变即使不进行缝合也可以自行愈合。

读助：原来如此。怪不得现在出现好多错误的镜下图谱。不过，镜下所用的手术器械在切开直视下手术中也能够使用吗？

整造：当然可以。这将两者优点结合，称为微创手术。进行直视下的手术时要有进行该操作的气度和勇气。但是现在流行关节镜下手术。读助先生，为什么关节镜下所见与 MR 影像病变形态并不一致？我们在影像上反复观察，也在镜下观察真实病变改变。但是，MRI 上有时观察不到病变，有时看到实际并不存在的病变，简直不敢相信影像。

读助：原来这样啊。就如您所说，术中所观察的是表面解剖改变。而我们在 MRI 上是以 3mm 间隔观察整个大体病理的改变。如果将肩关节拿出来间隔 3mm 进行分割，与 MRI 表现肯定是能对上的，而且 MRI 图像表现的是厚度为 3mm 的组织信号平均化之后的影像。部分容积效应是断层影像很大的缺点。最致命的缺点是无法观察病变表面的颜色。

整造：是这样呀。这可以说是真相的另一面。

[佐志隆士]

2.2 疼痛肩
上推摩擦（撞击）

中老年人的疼痛肩

中老年人经常因肩部疼痛进行 MRI 检查。临床诊断以肩周炎、肩袖撕裂多见。对疼痛肩进行 MRI 检查的目的首先是明确是否有肩袖撕裂及其范围，再者是观察是否有骨挫伤、肱二头肌长头腱肿胀、肌肉拉伤、钙化性肌腱炎等其他病变。此外，还常常发现"冻结肩"或隐匿病变。

在发现重要的结构消失得出肩袖撕裂的诊断前，可以先下一个"肩袖肌腱炎"的诊断。中老年人肩部疼痛如果不存在肩袖撕裂则很可能是"五十肩"。"五十肩"即使治愈，进行回顾性分析时也能对其判定。

不存在肩袖撕裂的患者中，有"撞击"（impingement）这一说法，它可造成肩部疼痛或者活动受限。日语将 impingement 解释为"撞击"，在肩关节中所谓的撞击是指肩峰下的"冲击摩擦"。

"五十肩"与或轻或重的"冲击摩擦"有关。"五十肩"在 MRI 影像上没有肩袖撕裂等器质性改变，它是一个可以逆转的病理状态，在 MRI 上诊断为滑囊炎、肩袖肌腱炎、肩袖疏部等的病例也可患有"五十肩"。随着 MRI 影像诊断进展，所谓的治疗"五十肩"，其实多数是将有症状疾病转变为无症状的状态。

肩峰下撞击综合征

图 2.2.1 为"冲击"和"牵拉"状态下笔者的肩关节 X 线片。从图像上可知肩峰与肱骨头之间的间隙可以伸缩变化。也就是说肱骨头并不是固定在关节窝内不能移动的。肩峰与肱骨头之间在 X 线片上没有显示的结构有：①肩峰下滑囊（三角肌下滑囊）；②肩袖；③关节囊；④关节软骨（图 2.2.2）。

图 2.2.3 上举过程中笔者肩关节的三维 CT 图像。肱骨头在关节窝内以非固定的形式进行旋转的话，可以想象肩峰与肱骨头之间软组织会产生摩擦。

Impingement 是指即使不存在肩袖撕裂，肱骨头与喙肩弓对肩袖、肱二头肌腱、肩峰下滑囊等结构进行挤压出现临床症状的一种病理状态。

正常情况下，盂肱关节也会对肩峰下滑囊出现轻重不一的冲击摩擦，这被称为"生理性撞击"。肩袖或者滑囊出现功能障碍时就会发生"病理性撞击"，导致疼痛。而且肩袖撕裂时，不仅功能出现障碍，覆盖肌腱上的滑膜组织也会出现磨损。中老年人肩部疼痛主要是由肩峰下滑囊侧滑膜损伤造成，多表现为疼痛弧征或"撞击"症状。一旦"稳定 - 光滑"的功能构造出现障碍，肩关节就会陷入"不稳定 - 疼痛"的恶性循环中（图 2.2.4）。

a. "冲击" 状态

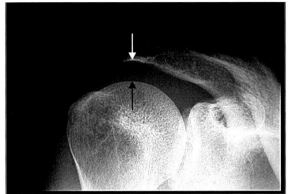

b. "牵拉" 状态

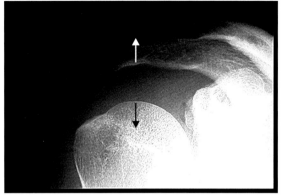

图2.2.1 "冲击" 和 "牵拉" 两种状态下的肩关节X线平片

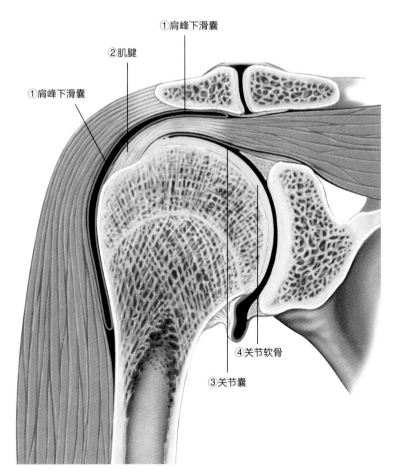

图2.2.2 X线平片无法显示的组织结构

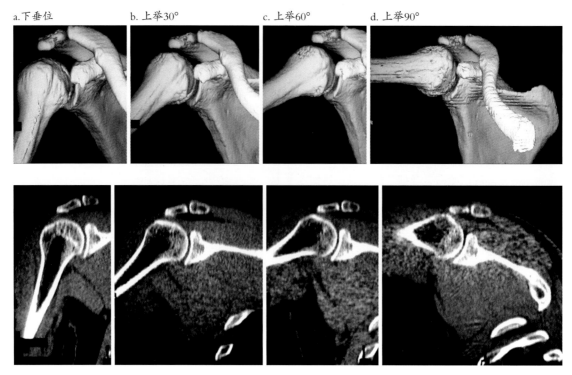

a.下垂位　　　　　　b.上举30°　　　　　　c.上举60°　　　　　　d.上举90°

图2.2.3　用三维CT图像（容积重建CT图像）演示肩关节上举过程

肱骨头在来回转动过程中，不难想象肩峰和肱骨头间软组织会受到"摩擦"

相关术语

　　喙肩弓：是由喙突、喙肩韧带及肩峰形成的覆盖肩袖结构的硬性弓样解剖结构。

　　Painful arc sign（疼痛弧征）：是指只在一定角度（或范围）内活动会发生疼痛，一旦超过这个角度就不会疼痛。上肢在外展过程中60° ~ 120°会诱发疼痛。

　　撞击综合征：是指进行 Neer test、Hawkins test 等物理学诱发试验导致的肩峰下疼痛的症候群。

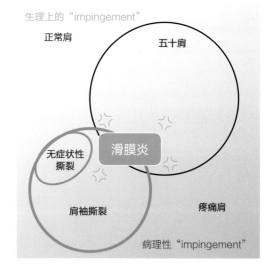

图2.2.4　生理上的"impingement"造成的"撞击"和"摩擦"

● "撞击"的施害者和被害者

　　在肩部"撞击"中，喙肩弓和肱骨头是施害者，感受到疼痛的肩峰下滑囊（或者三角肌下滑囊）、肩袖、肱二头肌长头腱（长头腱）属于被害者（有文献对肩峰下滑囊、三角肌

下滑囊分别进行描述，也有文献将两者视为同一结构，还有文献写成肩峰－三角肌下滑囊的形式）。

　　喙肩弓是肩胛骨内固化的解剖构造，而肩袖在使肱骨头回旋转动的同时进行收缩、

专栏

Neer 的 impingement syndrome

笔者开始对"肩"着迷的时候，美国所有的教科书都有描写"impingement syndrome"，但是从日本教科书上却找不到"撞击综合征"相关内容。但是，最近美国的教科书上没有了"syndrome"，只有"impingement"，而日本教科书上开始出现"撞击综合征"这个词。这到底是怎么回事？

"撞击综合征"这一说法由美国整形外科医师 Neer 在 1972 年最先提出，是从之前的"supraspinatus syndrome"说法演变而来。当时前肩峰成形术治疗效果不错，是这一说法被人们广为接受的理由之一。"syndrome"这个词源于"一起走"的意思。也就是说，对病情不是很清楚的情况下，将存在的几种症状综合成一种疾病并以某某综合征进行命名。因而，随着病情或病况被阐释清楚，之前的某某综合征样的命名也就有可能被取消。

虽然"supraspinatus syndrome"的病情本质是以存在"撞击"为前提，但是，Neer 提出"撞击综合征"与这种前提并无关系。"撞击综合征"是具有"撞击征"或者"疼痛弧"等临床症状的一类疾病。

Neer 对自己命名的"impingement syndrome"的病程进行下述分类。

Stage 1. 滑囊肿胀伴出血（好发年龄：25 岁以下，可逆性）；

Stage 2. 滑囊纤维化，囊壁增厚（好发年龄：25 ~ 45 岁，反复性）；

Stage 3. 肩袖，肱二头肌长头腱断裂（好发年龄：40 岁以上，进行性）。

上述分类中，将肩袖、肱二头肌长头腱断裂归于撞击综合征表现之一。但是，肩袖和长头腱断裂是能够明确定义的病变，目前没有教科书将断裂归于"撞击"（综合征）范畴。

Neer 的 Stage 分类只是将肩袖等肩峰下关节样结构按照生命进程（life stage）进行单一的推演，不具有普遍适用性。提到病态"撞击"，总有一种将含糊不清的概念作为病因的感觉，与疼痛肩或多或少存在某种联系。断裂是结果的重要组成部分，具有明确的病理学改变。

也就是说，Neer 的"impingement syndrome"是非常有意思的说法，包含不适合广泛使用的 Stage 分类，将其修改后进行使用的话，可去掉"syndrome"，仅保留"impingement"。

伸展动作，可以被比喻成关节的"轴承"，在喙肩弓下受到力度不一的摩擦。与此同时，肱骨头在三角肌作用下向肩袖等喙肩弓下结构进行撞击（图 2.2.5）。

● 撞击和摩擦

Impingement 包含撞击和摩擦两层意思。进行投球或发球这样剧烈运动时很容易产生撞击摩擦。但是在什么状态下可以预防撞击摩擦的发生？

第一，肱骨头牢固地位于关节窝内，而发挥这一作用的是肩袖和长头腱。

第二，肱骨头在转动时与喙肩弓和肩袖间摩擦减轻，发挥这一功能的是肩峰下滑囊。

撞击摩擦其实也可以说是肩峰下滑囊、肩袖、长头腱这些"被害者"在"自作自受"。一旦出现撞击摩擦，肩袖及肩峰下滑囊功能受损会进一步加重，进入恶性循环。当然，一旦肩部出现肩袖撕裂，病态撞击摩擦很容易导致疼痛。撞击摩擦病情表现为肩袖、长头腱及肩峰下滑囊功能不全，早期在 MRI 上很少有阳性表现。肩部使用过度出现疼痛的话，首先采取"休息"的措施。症状没有减轻的患者，进行 MRI 检查对探寻是否存在肩袖撕裂等器质性病变十分重要。

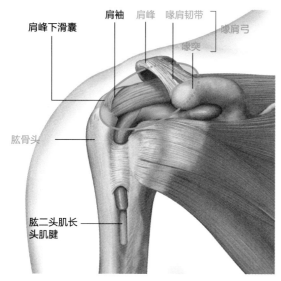
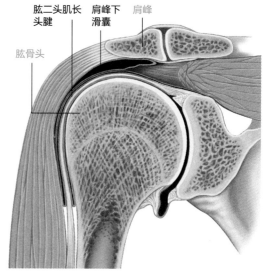

肩峰下滑囊　肩袖　肩峰　喙肩韧带　喙肩弓

喙突

肱骨头

肱二头肌长头肌腱

肱二头肌长头腱　肩峰下滑囊　肩峰

肱骨头

图2.2.5　"impingement"的施害者和被害者

◆ 肩峰下间隙（通过性）

美国的肩关节MRI教科书上，"Imping-ement"的目录下必然有关于肩峰形态的描述。

的确存在容易发生"撞击摩擦"的肩峰形态。但与之相比，关节窝、包含肩峰结构的肩胛骨、肱骨及肩袖等构成肩峰下关节样结构的完整性更重要。这个构造的完整性也是保证肩关节稳定性的必要因素。肩袖收缩，在喙肩弓和肱骨头之间被骨/韧带性包裹，构成肩袖的诸肌也能保持平衡更好地发挥作用。想象一下，如果肩峰的外侧向下方明显倾斜，上肢上举时肩袖与肩峰外侧端就很容易发生摩擦。同样不难想象，如果肩峰位置低于关节窝，肩峰下容易通过性不佳。（译者注：肩峰下肩袖等软组织来回转动，肩峰过低，局部肩袖会通行不佳。）因而有些人肩关节的状况，本身就不适合打棒球那样手臂高举过头的运动。无论哪个关节，无论什么样的脏器，可能有些人生来功能就很强壮，而有些人生来功能就很弱。

◆ 比肩峰形态更重要的喙肩韧带

肩峰形态有很多分类，肩峰下有像骨骼一样牢固的喙肩韧带。多数情况下喙肩韧带自喙突上缘连于肩峰前缘，并向肩峰背侧延伸。相比肩峰形态，直接与肩峰下滑囊接触的喙肩韧带更加重要。肩峰上发出骨性突起沿着喙肩韧带上方延伸。

喙突-喙肩韧带-肩峰构成的喙肩弓和肱骨头之间间隙的宽窄影响肩袖的存在空间（图2.2.6，2.2.7）。

放射科医师的 疑问

一旦出现撞击摩擦，肩峰侧会出现继发性改变，也就是一些加重撞击摩擦的病变。观察美国的疼痛肩患者MRI影像，"看上去很痛"的肩峰侧异常改变发生率确实要多于日本。即将进行手术的患者，术前MRI确认肩峰侧改变十分重要。病历中关于肩袖病变术中所见，必定会记载"肩峰成形术（acromioplasty）"这一术语。似乎是提出"impingement syndrome"的Neer引入了肩峰成形术，但是"成形"了什么？笔者想不明白。肩峰有某些干扰从而进行了切除吗？这到底是什么样的手术？

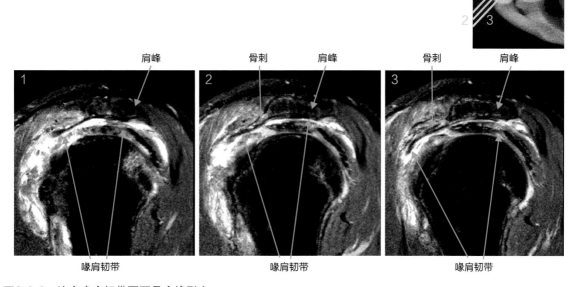

图2.2.6 注意喙肩韧带而不是肩峰形态

喙肩韧带很靠近肩峰背侧（1～3）。从肩峰向喙突方向延伸的骨刺，沿着喙肩韧带表面存在（2，3）

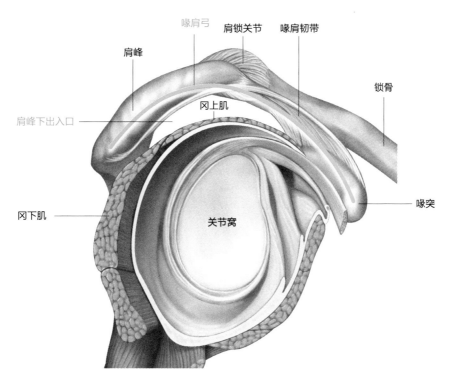

图2.2.7 喙肩弓和肩峰下出入口

专栏

撞击摩擦病例：Impingement

将肩袖比作膝关节半月板，夹在肱骨头和喙肩弓这样硬性解剖结构中间，多少会受到肩关节带来的生理性撞击。这种生理状态一旦出现异常，就会表现出一定症状，出现病态撞击摩擦。这时多会出现肩袖或肩峰下

滑囊继发性炎症。出现这样病态的撞击摩擦的患者中，没有肩袖撕裂，钙盐沉积等明确器质性改变的病例统称为撞击摩擦病例，也就是撞击综合征。他们大多数被诊断为肩关节周围炎等。

整形外科医师的 解说

肩峰下是光滑的凹面，而肩袖表面呈凸面，从而二者可以完美对应。正是由于这样合适的对接，才会出现第二肩关节的说法。虽然肩峰下面的形态各异，但是由于 X 射线入射角度不同，显示的形态也各有不同。像 Bigliani 所言，呈 hook 型的肩峰确实可能发生肩袖损伤断裂，但是这样的情况会在活体中发生吗？这就好像在说猛犸象的獠牙过长会把自己刺死一样，让人难以相信。肱骨头常年向上撞击会造成喙肩韧带的牵拉负荷，沿着该韧带走行的肩峰的骨突就会不断延伸。这就是牵拉骨刺，生长方向也是沿着韧带的方向，并没有延伸切入肩袖结构内。根据投照角度不同，这个骨突看起来像大的"钩"。Neer 认为肩峰前下缘与肩袖的撞击占到肩袖撕裂原因的 95%，但这显然有些夸大。不过滑囊侧肩袖撕裂确实与肩峰形态或者与肩峰过度撞击有一定关系。

那么，如果肩袖与肩峰间不发生撞击，为什么还会出现撞击综合征？撞击综合征一般在全层撕裂或者滑囊侧肩袖撕裂可见，关节面肩袖撕裂患者一般不会发生。肩袖撕裂进行手术

时，打开肩峰下滑囊观察肩袖表面和肩峰下面，伴随肱骨内外旋或者上臂上举，撕裂部会发生卷缩而牵制肩峰运动。这时出现肩袖撕裂的撞击综合征表现，有撞击痛发生。这种情况下肩袖修复不需要进行肩峰成形术（肩峰前下方切除，预防与肩袖撞击的术式）。多数肩袖关节面撕裂病例，特别是年轻人不需要进行肩峰成形术。但是发生全层撕裂或滑囊侧撕裂的患者，肩峰可能会出现一定增生性改变（原因或者结果另计）。这很有可能是由肩袖损伤进展后的恶性循环导致。再者，在进行修复术时，肩峰下表面与肩袖表面的吻合度可能会发生变化。那样的话，平滑相当于天花板外缘的肩峰前外侧，防止被牵制，并不是一件坏事。

基于上述理由，肩袖修复合并肩峰成形术情况比较多。这种手术在镜下进行时被称为镜下肩峰下减压术。两者最大的不同是，直视下手术将三角肌起始部从肩峰剥离，切除肩峰外侧端后再将三角肌缝合，而镜下手术在保留三角肌起始部情况下进行肩峰骨切除。这是镜下手术的优势，但同时缺点是手术时间较长。

● 撞击摩擦的MRI表现

狭义的 Impingement 是指，无肩袖撕裂等明确的器质性病变，临床上表现为疼痛弧征等症状的病变。在 MRI 图像上，首先要明确是否存在肩袖撕裂。有些病例即使无肩袖撕裂，随着上肢上举，肿胀的肩袖与喙肩弓存在"摩擦"的话也能诊断。在这里是以狭义的撞击摩擦进行定义的。狭义的撞击摩擦

患者很多被诊断为肩袖肌腱炎、五十肩。

◆ 生理性撞击摩擦和病态撞击摩擦发生部位

冈上 / 下肌腱的狭窄通道被称为肩峰下出口（outlet）。实际上随着上肢上举，冈上 / 下肌腱收缩，它还起到肩峰下入口的作用。故这个通道是肩峰下出入口（图 2.2.7）。虽然上

肢下垂会产生摩擦，但上肢上举时更易发生撞击摩擦从而出现疼痛。

肩峰下出入口（subacromial gate）是由喙肩弓、肱骨头、肩锁关节围成，是一个四维结构的通道，随着肱骨头转动形态不断发生变化。再者要意识到肱骨头并没有被固定于关节窝，可在运动中不断产生撞击摩擦。此外病态的撞击摩擦，过度运动早期由于很多原因，在二维的图像上最初是无法诊断的。但是很多病例的冈上肌腱、冈下肌腱或肩胛下肌腱肿胀，进行上举或下垂动作时与喙肩弓发生摩擦，可以根据这点进行诊断。这种情况下存在病态撞击摩擦的肩袖肌腱肿胀（炎）能够在 MRI 图像上诊断。可以想象疼痛肩时覆盖自身肌腱的滑膜发生炎症是重要的因素。

有些患者肩袖发生肿胀，在压脂 T2 加权像上表现为高信号，与肌腱内部分撕裂难以鉴别。或许肌腱的轻度肿胀到肌腱内部分撕裂并无明确分界，是一个连续性病理改变。肩袖受到病态的撞击摩擦而出现的疼痛肩，有滑膜炎的同时伴有程度不一的渗出改变。但是滑囊内存在积液的话并不一定会产生疼痛。

病态的撞击摩擦早期主诉会出现运动痛，但也有患者会出现静息痛和夜间痛。但在这个阶段 MRI 影像上并不能显示出明确的异常。有少见的病例肩袖即使明显肿胀，活动范围受限，也不存在肩部疼痛。

病态的撞击摩擦不存在肩袖撕裂等明确器质性病变，表现为上肢上举时肩部疼痛。"没有就是没有"的诊断是优秀的"阅片能力、扫描技术、MRI 设备"构成的"心·技·体"三要素齐备才能做出的。

撞击摩擦既有生理性的也有病理性的。此外，肩袖撕裂、大结节骨折、钙化性肩袖肌腱炎等明确的器质性病变也会产生病态的撞击摩擦。

◆ 肩峰下出入口的阻力

肩峰和肱骨头构成的肩峰下出入口是肩袖的进出通道（图 2.2.8）。该通道向外侧呈漏斗状变细。肩峰下"顺滑构造"一旦出现问题，上肢上举时肱骨头会向肩峰下靠近。肩袖伸展也就是上臂下垂时相对阻力较小，肩袖收缩也就是上臂上举时阻力较大。

相关术语

炎症：是指组织的功能、结构的平衡被物理的、化学的或者感染等刺激（或压力）所破坏，机体为了恢复到原有的状态而做出的反应，统称为炎症。炎症会造成循环障碍，渗出改变，组织变性，反应过剩等。红、肿、热、痛是炎症的四大特点。机体关节在负重、运动时受到物理的压力刺激时很容易产生炎症。

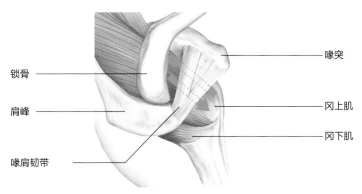

锁骨　肩峰　喙肩韧带　喙突　冈上肌　冈下肌

图2.2.8 肩袖的出入口

◆ 正常肩关节及肩袖肿胀病例的肩活动半径

为了避免与肩峰下表面的摩擦，前臂上举过程中，包含肩袖在内的旋转半径一般短于到肩峰下表面的距离。由于关节窝浅小，肱骨头不能完全被固定，所以肱骨旋转的中心及肱骨头与关节窝的接触面都在不断地发生变化。肱骨头在浅小的关节窝上进行转动。肱骨头在受到重力、牵拉及远心力等作用下，向着远离肩峰的方向运动。这样外向牵引的话就会发生脱位，因而三角肌将肱骨头向肩峰方向用力地回拉，保持关节的平衡。在进行剧烈运动的过程中常常很难保持这种稳固性平衡。因而为了保持关节稳定性，需要将肱骨头在转动的同时不断向关节窝中心牵拉。在这个过程中起到关键作用的就是肩袖。此外韧带、关节囊及关节内负压都对保持盂肱关节的稳定性起到一定作用。但是，仅凭上述结构并不能预防关节的撞击摩擦。

◆ 减轻摩擦的秘密

减轻摩擦的秘密就是具有一定宽度的大结节的位置、角度及冈上肌腱的厚度不断在变化。上举至中间位，肩胛骨水平，肱骨与肩胛骨在同一层面时进行扫描。将肩胛骨关节窝中心作为旋转的坐标轴原点，观察肱骨头相对肩胛骨的活动变化（图2.2.9）。

● 肩关节的动态性（kinematic）MRI

肩关节的动态性MRI图像（T1加权像）在图2.2.10显示。

完成肩关节的动态性MRI需要两个关键条件。第一个条件是开发出在保持高分辨率图像的同时，能够将上肢活动中所有位置的影像采集下来的双相控阵线圈（dual phased array coils）（在秋田大学医院成田技师的创意和GE横河技术的协助下研发出来）。第二个条件就是让被检者在MRI的检查床上保持半侧卧位，使上臂平行于肩胛骨平面（scapular plane）进

a. 下垂位

b. 最大上举位

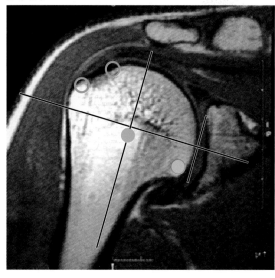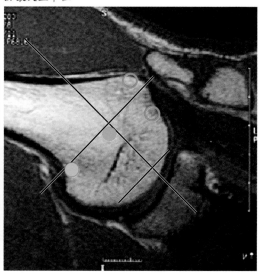

图2.2.9　下垂位和最大上举位MRI图像

虽然上举过程中肱骨头中心进行着复杂的运动，但肱骨头中心的移动在整体图像上而言是相对较小的，从大结节的内侧端到肱骨头中心连线的半径，要比从外侧端连接的半径短。这样的话，冈上肌腱进行收缩、舒展的空间，就能满足肱骨头表面和肩峰之间的距离需要

行运动（图2.2.11）（这是在井樋先生的大弟子，痴迷肩关节的皆川先生指导下完成的）。

◆ 半侧卧位的优势

星期天为了试行MRI的动态性扫描，我们爱好肩关节的团体成员全都聚集到了一起。皆川先生右肩在下，从容地斜躺在MRI检查床上，在平行于肩胛骨平面进行上肢转动。这样的话肩胛骨与MRI检查床是平行的。肘部屈曲，上臂向检查台上方滑动相当于上肢在肩胛骨平面内上举（外转）。肩胛骨平面是指包含肩胛骨体部（blade）的平面，超出这个平面进行上举并外加上肢内旋或者外旋的话，肱骨就偏离了扫描野无法完成肩关节动态MRI扫描。

采用与肩胛骨平面平行的扫描床进行半侧卧位，对于MRI扫描还有其他帮助。其一后背靠近MRI设备孔洞一面，能够保证上臂的活动空间。其二，将肩关节置于静磁场的中心位置对于肩关节扫描有好处。将活动范围较大、不稳定的肩胛骨平行检查床放置能够保证其稳定性，并大幅度减少运动伪影。

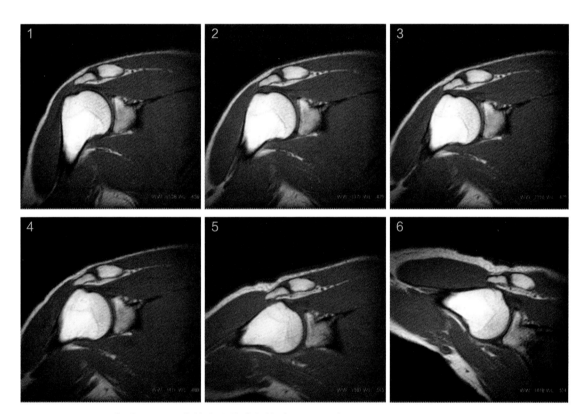

图2.2.10 从下垂位到最大上举位的肩关节动态性（kinematic）MRI

图1~5肩胛骨并没有来回转动，为了获取更好的图像，尽可能保持肩胛骨不动进行扫描。

图6是最大上举位，肩胛骨发生转动，大结节外侧与肩峰碰撞，其中包括零点位置；冈上肌腱稍微增厚，肩峰下表面形成轻度凹陷的关节面；被检者是国家级的运动员。

图2开始上举时肩袖与肩峰下表面仅形成轻度摩擦。

图3~4可以观察到大结节在肩峰下出入口进出的形态。

图5大结节进入肩峰下，不存在摩擦或撞击。

图6可以观察到冈上肌腱远端呈一定宽度附着于大结节止点处。

上举位6和下垂位1相比，下垂位的冈上肌腱滑囊侧表面会受到牵拉延伸

◆ 肩胛骨平面

肩胛骨平面包含肩胛骨体部（图2.2.11）。肱骨在该平面内向前运动为内旋位，向后摆动为外旋位。当肱骨保持在该平面内时，肱骨头始终位于肩胛骨前后方向上，关节窝和肱骨都位于中间位。在这个平面内肱骨的运动称为"scaption"。

与关节窝上下方向正接的平面相垂直的肱骨位于立体坐标轴零点位置，这时与肩胛冈呈一条直线（图2.2.12）。零点位置上球状

a. 肩胛骨平面

b. 半侧卧位进行扫描的体位

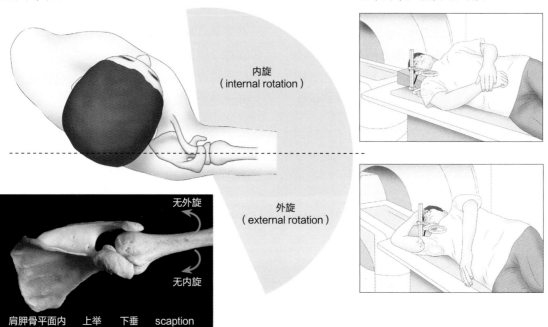

内旋
（internal rotation）

外旋
（external rotation）

无外旋

无内旋

肩胛骨平面内　上举　下垂　scaption

图2.2.11　肩关节的动态性（kinematic）MRI

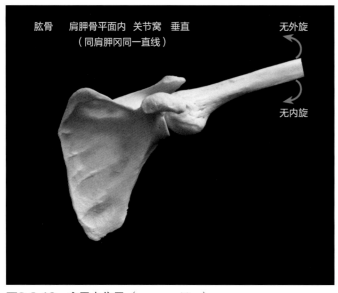

肱骨　肩胛骨平面内　关节窝　垂直
（同肩胛冈同一直线）

无外旋

无内旋

图2.2.12　肩零点位置（zero position）

肱骨头与浅口碟子样构造关节窝完全垂直相对。在该位置肱骨头垂直压向关节窝，肱骨不动时达到关节的最稳定状态。对于肩关节零点位置很了解的运动员选手能够在保证盂肱关节稳定性基础上全面发挥肩关节功能。关节窝是前后短、上下较长的浅口碟子样构造。肩胛骨平面上关节窝前后方向内陷曲度中心、上下方向曲度中心与肱骨头相一致的位置就是零点位置。

◆ 上臂上举／下垂与冈上肌

图 2.2.13 是采用动态性 MRI 扫描的模式图。肩部下垂位时冈上肌腱最薄，随着上肢上举，冈上肌腱增厚，但是肱骨头的旋转半径并没有增加。在上肢上举的初期，三角肌先收缩，然后冈上肌腱紧张，推动关节窝与肱骨头相互转动／平滑地摩擦。肱骨头开始转动时，三角肌收缩将肱骨头向上牵拉，产生生理性撞击摩擦。然后冈上肌腱早期收缩将肱骨头向下牵拉，肩峰下间隙增宽。一旦上肢开始上举（外展），三角肌起到外展作用，减轻产生冲击摩擦的肱骨头上方移位。另外，肌腱表层的回转半径要长于深层的，上肢上举／下垂动作变化较大时，表层的压力更大一些。

◆ 附着时留有一定余地的肩袖

进行肩关节动态性 MRI 扫描后，发现肌腱止点并不是"线"的概念，而是像"面"

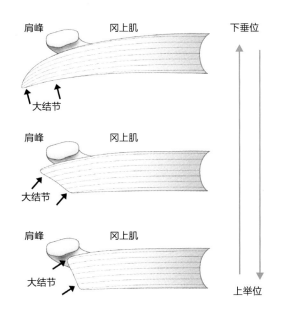

图2.2.13 动态性（kinematic）MRI的模式图

这里需要注意的是，冈上肌腱下垂位时伸展变薄，最大上举位时松弛增厚。上臂上举时才是冈上肌腱自然的松弛状态

一样存在的。虽然应该将肌腱止点理解成"面"概念，但是当时教科书都是以"线"的概念描述它。而且冈上肌腱大结节止点的范围要比想象的宽，进行肌腱撕裂的分类时需要注意。如图 2.2.14 所示，滑囊侧撕裂即使到达大结节处，断裂内侧端没有越过大结节到达关节腔的话就不算全层撕裂。

图 2.2.15 为肩袖肿胀造成的撞击摩擦的动态性 MRI 图像。发现一处病变时不要放松警惕，不要漏掉合并的其他病变。在撞击摩擦病例中常常观察到骨刺等肩关节的退行性改变，既是撞击摩擦的结果，也是进入恶性循环的原因。

◆ 小 FOV 和动态性 MRI 扫描

遇到井樋先生不久，他就问我"肩部扫描 FOV 能否更小一些"，"肩部是否能进行动态 MRI 扫描"。那时即使想进行小 FOV 扫描，MRI 设备也是达不到的。FOV 大小设定取决于梯度磁场和表面线圈性能。肩表面的线圈不仅是接收信号的装置，还起到固定肩部的作用，从而使扫描过程中肩部不会自由移动。在最窄的 MRI 设备中上臂根本抬不起来，笔者就在想"对整形外科医师，为什么出这样艰巨的题"。但是，很快就被井樋先生洗脑，再加上自身疾病痊愈，笔者自己也对"肩"开始热衷起来。因而此次无论如何笔者都想亲自看一下肩动态性 MRI。据井樋先生说如果上肢上举，大结节就会与肩峰相碰。那样的话，附着于大结节的冈上肌腱是如何从肩峰下间隙通过的呢？笔者对于冈上肌腱在不产生撞击摩擦情况下从肩峰下自由收缩、伸展的构造实在无法理解。如果仅针对相对肩峰运动的肱骨头，无论是 X 线透视还是骨标本都是可以观察的。但是在肱骨头运动同时观察肩袖形态变化，只有 MRI 检查才可以。

a. 滑囊侧撕裂　　　　　　　　　　　　　　　　　b. 全层撕裂

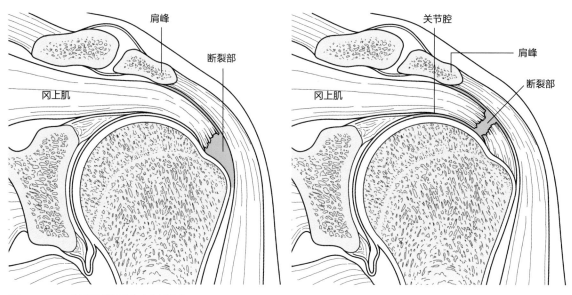

图2.2.14　滑囊侧撕裂和全层撕裂

a. 下垂位的T1加权像（斜冠状位断面）　　　　　b. 上举位的T1加权像（斜冠状位断面）

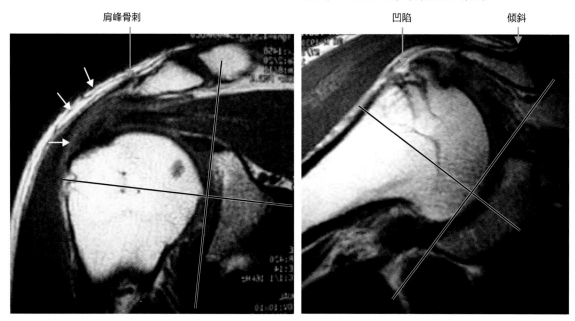

图2.2.15　肩袖肿胀导致的撞击摩擦的动态性（kinematic）MRI

　　图a上肩峰部分存在骨刺，图b上肩锁关节倾斜，大结节部凹陷。肌腱受到撞击摩擦时，肩峰也会受到相应力度的撞击。像这样对关节内障碍的影像诊断采用动态性MRI进行观察，常常会发现多种病变并存

专栏

在撞击摩擦病例中 Kinematic MRI 的意义

并不是所有需要肩峰下减压术的病例都需要进行 Kinematic MRI 扫描。Kinematic MRI 为阐释撞击摩擦病变提供一定帮助。这里需要注意的一点是，患者在实际生活中会重复性做一些在 Kinematic MRI 检查中不能进行的剧烈动作。虽然形态不发生变化也会有撞击摩擦产生，但大致可以说在日常检查中，能够观察到肩关节撞击摩擦的影像诊断方法并不存在。Kinematic MRI 说的好听一点是追求肩运动变化的真相，简单点说是笔者的兴趣和好奇心在作怪。

Dual phased array coil

双相阵控线圈具有两个接收信号的线圈并保持各自的敏感度，两个线圈分别接收信号并合成同一幅图像。这个线圈的应用使得高分辨的小 FOV 图像和任意体位扫描成为可能。当初扫描时，三浦技师指导被检者用空着的左手固定位于肩上的 7.62cm 的线圈。因为当时并没有固定线圈的装置。笔者也是很无奈，和大家共同监视扫描的过程。大概在一年之后，前后线圈的尺寸能够调整，而且能够保持前后线圈中心对齐的线圈支架也按照笔者的图纸生产了出来（GE 横河制造医学）（图 2.2.16）。

对比盂肱关节前后方肩膀厚度，关节更靠近前方皮肤。这部分敏感度要好一点用 7.62cm 的线圈观察，而关节深部敏感度较低的部分，打算在后背放置 12.7cm 的线圈进行观察。固定的前后接收线圈位置关系能得到较好的图像。无论在身体哪个部位都能使用的很棒的线圈系统就这样设计完成了。

后面这种线圈也被用于髋关节、乳腺癌前哨淋巴结检出的研究。

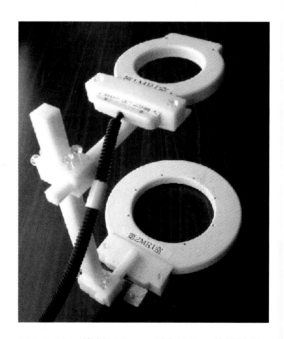

图2.2.16 前方7.62cm，后方12.7cm的线圈及线圈支架

小的线圈并不是只接收小的、浅表部位的信号。但是多余的噪声也很难被接收到。如果想要观察的解剖构造比较小，靠近皮肤表面，小的线圈可以获得信噪比较高的、清晰的图像。线圈的直径与扫描野（FOV）是一致的，检查部位与线圈的距离在线圈半径和直径之间最理想。两个线圈进行对称性放置时，整体就构成了一个较大的线圈

专栏

没有意义的词：撞击（impingement）

如果看到绿色信号，或者仅为绿色也代表可以通行，含义不会弄错。Impingement 写成片假名是インピンジメント，到底是什么含义？查阅英语词典，它是"撞击"的意思。但是为什么不直接写成"撞击"？因为"撞击"不能完全表达 Impingement 代表的含义。欧美的整形外科医师也使用 Impingement 这一术语。总觉得它已经被使用到带来"不便"的程度。这是习惯造成的。Impingement 可以分为以下三大类。

（1）肩峰下撞击（subacromial impingement）指肩袖在喙肩弓和肱骨头之间受到"撞击，摩擦"（图 2.2.17 ~ 2.2.18）。

（2）内后上撞击（internal posterior superior impingement）主要指在进行投球时，上肢外旋后快速内旋，肱骨大结节背外侧 – 冈下肌腱关节侧以后上关节盂唇 – 关节窝为支点进行外 / 内旋的动作从而产生压迫、撞击。大结节处的骨性侵蚀易使冈下肌腱远端止点发生撕脱，进而出现牵拉收缩 – 层间剥离（图 2.2.19 ~ 2.2.20）。

（3）内前上撞击（internal anterior superior impingement）是由于上肢上举，内旋产生的碰撞。在 MRI 上表现为小结节处斜行的骨侵蚀和肩胛下肌腱关节侧肌腱挫伤。在中老年，疼痛肩患者中发生概率很高。笔者认为这与运动，既往劳动经历是存在相关性的。喙突和小结节间肩胛下肌腱也会产生喙突下摩擦，但是发生概率很低（图 2.2.21）。

摩擦会引发滑囊功能不全，肩袖肿胀、断裂。它的存在本就是为了使肱骨头能在关节窝上自由运动。如果肩袖肌群将肱骨头很好地固定于关节窝，则肱骨头在转动过程中就不会产生"不合适的摩擦"。一流的运动员熟悉肩胛骨平面、关节的零点位置，使肩关节能够承受住艰苦的训练而不出现损伤。

顺便说一句，小圆肌腱止点部不存在受到夹击的结构，不会因为"摩擦"而发生断裂。

[佐志隆士]

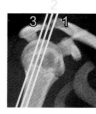

a. 压脂T2加权像（斜冠状位断面）

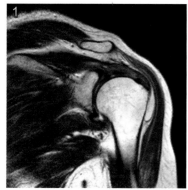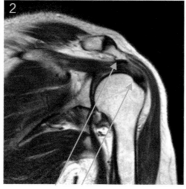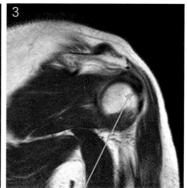

Facet 面形成　冈上、下肌腱重叠处水肿

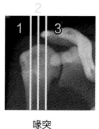

b. 压脂T2加权像（斜矢状位断面）

冈上肌腱、筋膜断裂　　　　　肩峰　喙肩韧带　　　　　　肩峰　　　　喙突

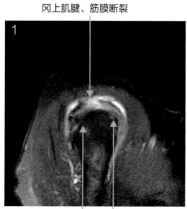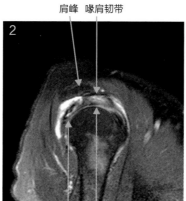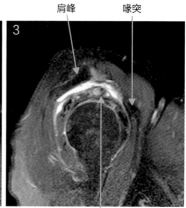

冈上、下肌腱水肿　　　冈下肌、肌内腱水肿　冈上肌、肌内腱水肿　　　冈上肌、肌内腱水肿

图2.2.17　Downslope型肩峰，肌腱水肿

　　*Facet面形成：被称为第二关节的部位，在肩峰下形成假性关节面

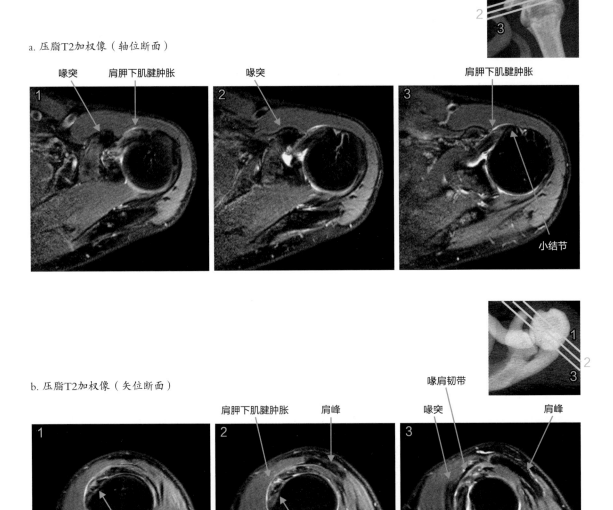

a. 压脂T2加权像（轴位断面）

b. 压脂T2加权像（矢位断面）

图2.2.18　喙突下撞击摩擦〔60岁，男性〕主诉：运动时疼痛

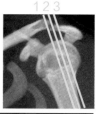

a. 压脂T2加权像（斜冠状位断面）

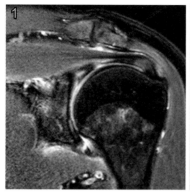

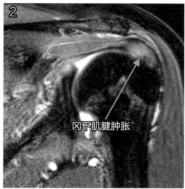

冈下肌腱肿胀

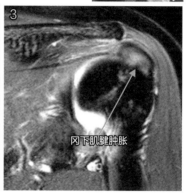

冈下肌腱肿胀

b. 压脂T2加权像（斜矢状位断面）

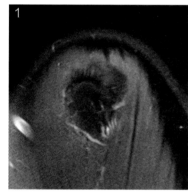

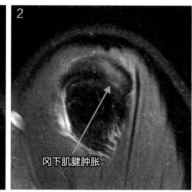

冈下肌腱肿胀

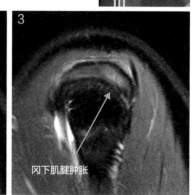

冈下肌腱肿胀

图2.2.19　冈下肌腱炎〔40岁，女性〕主诉：运动时疼痛，静息痛，夜间痛，活动范围不受限

滑雪摔倒1个月后疼痛。考虑可能是肌腱挫伤导致的迟发型肌腱炎

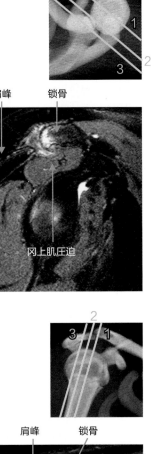

a. 压脂T2加权像（斜矢状位断面）

肩峰	肩锁关节退行性改变（OA）	肩峰 锁骨

喙肩韧带

冈上肌压迫

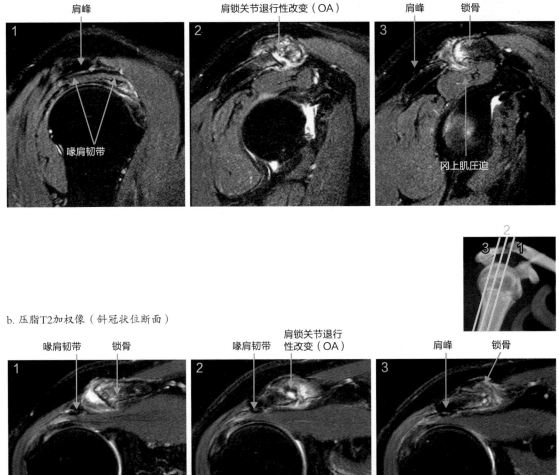

b. 压脂T2加权像（斜冠状位断面）

喙肩韧带 锁骨	喙肩韧带 肩锁关节退行性改变（OA）	肩峰 锁骨

图2.2.20 肩锁关节退变和摩擦〔60岁，男性〕主诉：运动时疼痛

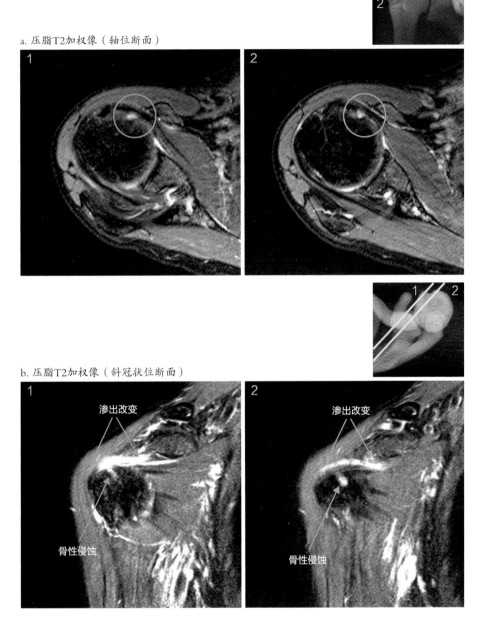

a. 压脂T2加权像（轴位断面）

b. 压脂T2加权像（斜冠状位断面）

图2.2.21　关节内前上"碰撞摩擦"〔49岁，女性〕运动时疼痛，上举受限，无运动史

由上肢上举内旋产生。小结节处斜行分布的骨性侵蚀。
a. 观察到肱骨头小结节处骨性侵蚀和该处肩胛下肌腱的腱挫伤（蓝圈）。
b. 小结节处斜行分布的骨性侵蚀，肩袖薄弱区左右分布的渗出改变

2.3 疼痛肩
钙化性肩袖肌腱炎

肩袖内钙盐沉积诱发急性炎症的情况被称为钙化性肩袖肌腱炎。

疼痛剧烈使患侧肩部几乎无法活动,到医院就诊。单纯 X 线检查能够发现钙盐在肱骨头上方和后方沉积。在透视下对钙盐沉积处进行穿刺,或者在病灶周围随机刺入促进钙盐吸收,注入激素类药物。这样处理能够快速缓解患者的临床症状,2 ~ 4 周就能恢复到不影响日常生活的程度。

以前报道钙盐沉积的患者一般不存在肩袖撕裂,但也有钙盐沉积与肩袖撕裂同时发生,因而看到钙盐沉积并不能确定肌腱是否撕裂。

放射科医师的 疑惑

通常提到钙化意味着解剖结构中有钙盐沉积,钙化性肩袖肌腱炎即肌腱中有钙盐存在。那么肌腱内部分撕裂时是什么情况?

整形外科医师的 解说

从组织学上讲,正常肌腱是由纤维软骨化生而成的,钙化性肩袖肌腱炎也就是软骨基质内钙盐沉积造成的。

病变形成期,钙盐在周围正常肌腱广泛沉积。这个时期钙盐沉积物较硬,是类似粉笔样物质。即使钙盐沉积量大,只要肌腱不和肩峰下表面撞击就不会引发临床症状。

一旦进入吸收期,周围血管增生,巨噬细胞等吞噬细胞出现,开始吸收钙盐沉积物。这个时期钙盐沉积物呈奶油状或者呈糊状。同期细胞浸润和水肿肌腱体积增大,肌腱内压力升高,会出现疼痛。如果出现破裂钙盐沉积物流入滑囊,一般考虑为晶体诱导滑囊炎(crystal-induced bursitis)。

无论是机体自我吸收还是局部穿刺,都刺激钙盐的吸收从而进入修复期,原本钙盐沉积区域钙盐吸收后由肉芽组织填充,成纤维细胞活跃产生胶原纤维,最后使肌腱再生。

因而在微观上肌腱有部分损伤,但肌腱大的纤维结构得以保留,这和肌腱撕裂是不同概念。

放射科医师的 疑惑

钙盐沉积物流出时一定是从肩峰下滑囊侧,为什么?

再者,治疗时采用 18G 等穿刺针进行反复扎刺病灶,也可能会出现出血、断裂,怎么办?

整形外科医师的 解说

钙盐是沉积在肌腱表面,因而破裂发生在滑囊侧,但为什么在肌腱表面沉积原因并不清楚。

虽然扎刺导致出血,但微观上肌腱并没有断裂。而且依靠局部扎刺,可以使肌腱内压力下降缓解疼痛,打散钙盐分布促进钙盐吸收。

MRI上诊断钙化性肩袖肌腱炎

钙化性肩袖肌腱炎引发剧烈疼痛，同时整形外科医师又在 X 线平片上发现其有钙盐沉积，并不都需要 MRI 检查。但是，"世界之大，无奇不有"，肩峰下面的钙盐沉积在 X 线平片上往往很难发现，有时做 MRI 检查才能发现。对治疗无效的钙化性肩袖肌腱炎患者，有时为排除合并肩袖撕裂等病变进行 MRI 检查（图 2.3.1 ~ 2.3.4）。

专栏

首先进行 X 线平片检查的理由

患者到整形外科就诊时，首先要对疼痛部位进行 X 线检查。为了进行初步诊断，即使进行 X 线平片检查，射线曝光影响也是很微小的。而且费用与美国的相比十分低廉。做 X 线检查对患者没有坏处。因而，因肩部疼痛来院就诊的患者，会进行肩部 X 线检查。

钙盐主要在肩峰下冈上肌腱、冈下肌腱处沉积，故多数仅用 X 线检查可发现。肩峰下的钙盐沉积程度比较轻，MRI 有时对于薄层的钙盐检出很难。但即使在 X 线平片上，被肱骨头所遮挡的肩胛下肌腱或冈下肌腱的钙化灶，MRI 上也能检出。患者到门诊就诊时，首先进行 X 线检查。

专栏

这就是钙盐沉积?

钙盐沉积与肌内腱在 T1、T2 上均表现为低信号，故诊断上有时会混淆。如果这个信号是肌内沉积钙盐的低信号，那正常肌腱的低信号应该始终在另一位置。病变都有其特定的发病部位，因而在每张断层图像上都要对正常解剖结构进行识别。对肌腱内钙盐沉积，我们该怎么处理呢？向着止点方向肩袖内肌内腱逐渐增粗。前后图像上存在很大差异时要怀疑钙盐沉积可能。首先不要认为钙盐沉积在 T1、T2、T2* 所有图像上都表现与肌内腱低信号（与肌内腱信号相同，均为低信号）。在日常学习中，无论正常解剖结构还是病变，从起始到结束都要进行确认，养成并不断强化好的阅片习惯，最后像掌握速读术一样提高个人阅片速度。

在 MRI 上能明确分辨的结构，常常在 X 线图像上可得到答案，反过来，类似情况也常常发生。多排 CT 大概是检出钙盐沉积最有效的手段。使用一切可以使用的检查手段，在临床的世界中不存在作弊这一说法。只要能发现异常病变就是最棒的。查阅文献也好，请教前辈也好，不要看漏病变，避免误诊给患者带来麻烦。

附：断层图像的阅片秘诀

总之，要对看到的解剖结构一层一层连续确认。动脉各级分支越来越细，静脉随着血液回流越来越粗。即使肉眼看不见，肺和肝脏之间是存在横膈的。外界空间和患者内部脏器之间有皮肤分隔。以诸如此类的大原则为前提耐心地进行阅片。遇到肩关节时，对冈上肌、冈下肌、肩胛下肌，肱二头肌长头腱及关节盂唇都要进行仔细的观察。首先在压脂 T2 加权像的斜冠状位、斜矢状位及轴位观察，然后再对正常结构及病变进行立体的识别构建。如发现异常还需要在 T1 加权像上进行确认。在自己头脑中对 T1 加权像及压脂 T2 加权像进行图像相减，图像融合对诊断有帮助。在头脑中想象肩关节活动时，病变在何处进行撞击摩擦，也十分有趣。

a. X线平片

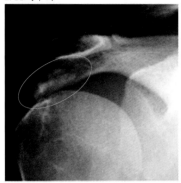

b. 压脂T2加权像（斜冠状位断面）

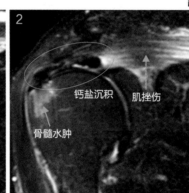

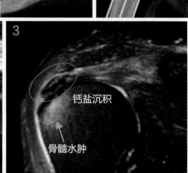

c. 压脂T2加权像（斜矢状位断面）

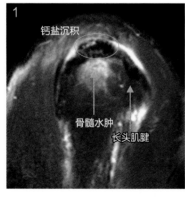
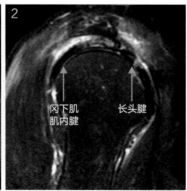
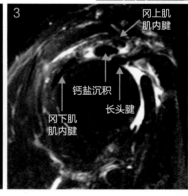

图2.3.1　发生于冈上肌腱的病例〔69岁，男性〕主诉：急性剧烈疼痛，不能上举

　　a. 沉积钙盐表现为肩峰下和大结节之间钙化致密灶（蓝圈）。

　　b. 对于X线平片上看不到的肌挫伤，MRI图像能很清楚地观察到。沉积钙盐在冈上肌腱-肌腹，冈下肌腱内表现为低信号（b2，3；c1蓝圈）。低信号中也包含冈上肌腱，长头腱信号，因而钙盐与肌内腱鉴别很难。再者大结节有轻度骨髓水肿（b2，3；c1）

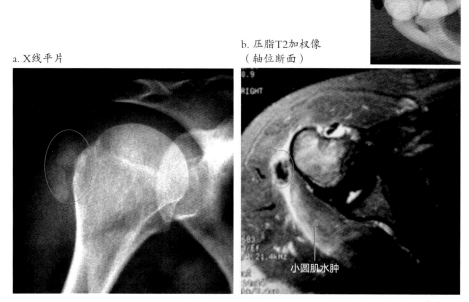

a. X线平片

b. 压脂T2加权像
（轴位断面）

小圆肌水肿

图2.3.2 钙化性三角肌下滑囊炎〔54岁，女性〕

a. 上肢内旋位扫描。大结节背侧有钙化致密灶（圆圈内），冈上肌腱或冈下肌腱存在钙化性肩袖肌腱炎。

b. X线平片上观察到的钙化致密灶表现为三角肌下滑囊（肩峰下滑囊一部分）处的低信号，周围伴有渗出液。从而诊断为钙化性滑囊炎。与此处低信号相接的是小圆肌（蓝箭头）存在水肿（T2高信号）

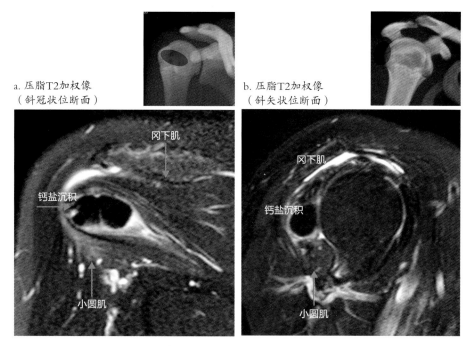

a. 压脂T2加权像
（斜冠状位断面）

b. 压脂T2加权像
（斜矢状位断面）

冈下肌

钙盐沉积

小圆肌

冈下肌

钙盐沉积

小圆肌

图2.3.3 冈下肌和小圆肌之间钙盐沉积病例〔59岁，女性〕

a，b. 观察到了X线平片上没有发现的较大钙化灶，位于冈下肌和小圆肌之间

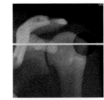
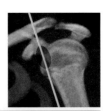

a. T2*加权像
（轴位断面）

b. 压脂T2加权像
（斜冠状位断面）

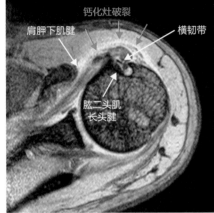

钙化灶破裂

肩胛下肌腱

横韧带

肱二头肌
长头腱

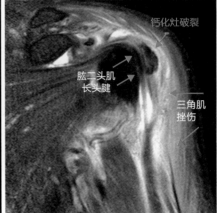

钙化灶破裂

肱二头肌
长头腱

三角肌
挫伤

c. 压脂T2加权像（斜矢状位断面）

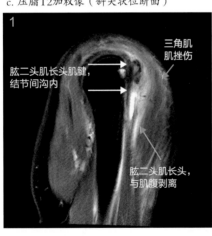

三角肌
肌挫伤

肱二头肌长头肌腱，
结节间沟内

肱二头肌长头，
与肌腹剥离

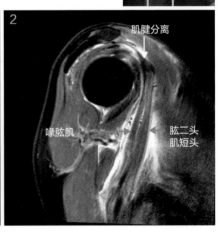

肌腱分离

喙肱肌

肱二头
肌短头

图2.3.4 钙化灶破裂病例〔58岁，女性〕主诉：拉伸运动时转动肩关节三圈时发生剧烈疼痛，肩部无法活动

出现症状后第5天的MRI图像，参与竞技舞蹈10年。

a，b. MRI图像上发现钙化灶自肩胛下肌腱向外侧破裂。肱二头肌长头腱撕裂，肱二头肌短头-喙肱肌分离，三角肌肌挫伤（b）。这是典型钙化性肩袖肌腱炎患者发生钙化灶破裂的症状。破裂向着关节腔外，滑囊侧发生。这种发生剧烈疼痛的病例存在肌挫伤不少见。该患者还伴有长头腱鞘横韧带断裂（a）。

b，c1. 长头腱水平。钙化灶破裂，碎裂钙盐进入结节间沟内。长头腱在肌腱移行处，与肌腹剥离。肌挫伤和肌肉拉伤表现几乎一样。很难想象它是由于过度伸展造成的，记录为肌肉挫伤。

c2. 短头腱水平。肱二头肌短头和喙肱肌起始部是以联合腱形式从喙突发起的，此处的联合腱在两块肌肉起始处肌腱分离（白箭）。周围有渗出液，与肌肉拉伤的表现相似

MRI 图片上较多钙盐沉积时表现为黑色低信号。进行阅片时，在对冈上肌腱及长头腱低信号确认基础上，明确沉积钙盐的低信号也十分重要。由于正常肌腱也表现为低信号，仅依靠 MRI 图像常难以与钙化性肩袖肌腱炎进行鉴别。MRI 对钙盐沉积的检出能力并不一定高于 X 线检查。CT 检查是最有优势的。

大多数钙盐沉积在大结节附近。由于磁化率伪影，在 T2* 图像上能够清晰观察钙盐沉积的轮廓。T2* 加权图像或者压脂 T2 加权像对于钙盐沉积检出能力都很强(图 2.3.5 ~ 2.3.7)。由于具有很强磁化率伪影，高场强的 3T MRI 对于钙盐沉积或出血后含铁血黄素沉积检出能力均优于低场强 MRI。

以剧烈疼痛发病的钙化性肩袖肌腱炎急性期 MRI 多表现为：钙盐沉积周围的滑囊有积液，周围肌肉挫伤（图 2.3.4）。

相关术语

黑色低信号（Black signal）：钙成分居多的钙盐由于缺乏氢原子表现为无信号。

磁化率：所有物质都有自身的磁化率。即使在 MRI 设备的静磁场线圈内表现为均一的磁场，患者只要进入该空间内，由于磁化率不同，就会出现磁场的不均一性。

[佐志隆士]

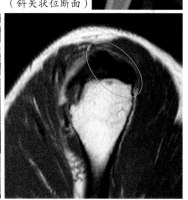

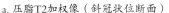

a. 压脂T2加权像（斜冠状位断面）　b. T2*加权像（轴位断面）　c. T1加权像（斜矢状位断面）

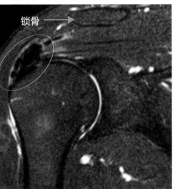 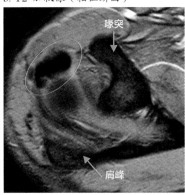

图2.3.5　冈上肌腱内钙盐沉积病例〔42岁，男性〕主诉：静息痛、运动时疼痛，活动范围受限

冈上肌腱内有较大的钙化灶（蓝圈）。a上观察到钙化周围有高信号。对钙化灶，图a，b比图c显示更清晰

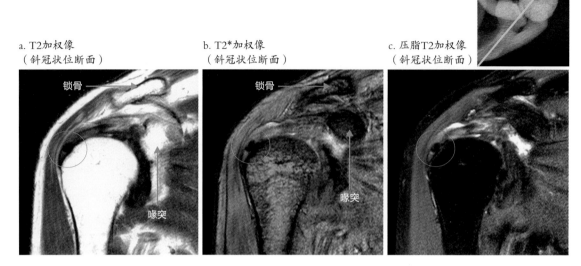

a. T2加权像
（斜冠状位断面）

b. T2*加权像
（斜冠状位断面）

c. 压脂T2加权像
（斜冠状位断面）

锁骨

喙突

锁骨

喙突

图2.3.6 冈上肌腱内钙盐沉积病例〔79岁，女性〕主诉：静息痛，运动时疼痛，网球爱好者

冈上肌腱上大约5mm的钙盐沉积。与T2加权像（a）相比，T2*加权像（b）和压脂T2加权像（c）显示钙盐沉积更清楚

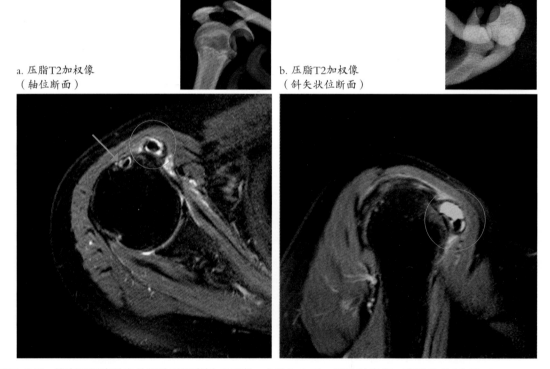

a. 压脂T2加权像
（轴位断面）

b. 压脂T2加权像
（斜矢状位断面）

图2.3.7 伴有周围囊性变的钙盐沉积病例〔59岁，女性〕主诉：运动时疼痛，出现症状1个月

a, b. 肩胛下肌腱止点，小结节前方，观察到伴有周围囊性变的钙盐沉积（蓝圈）。从病变部位的形状推测与喙突下有撞击摩擦。这个世界上什么都会发生，在临床上钙盐沉积病例会有各种表现

肱二头肌长头腱炎

肱二头肌长头腱炎

肱二头肌长头腱（以下，长头腱）近侧端位于关节腔内，夹在肱骨头和喙肩弓两个硬性结构之间。与冈上肌腱类似，也会受到撞击摩擦。长头腱的近侧端结构相对纤细，受到较强的张力。在结节间沟入口处（滑车部）常由于过度使用产生摩擦而发生腱鞘炎，肌腱炎，这一点不难想象。

● 肱二头肌腱

肱二头肌起始部分为长头腱和短头腱，故被称为二头肌。其远端跨过肘关节止于桡骨粗隆处。

短头腱发自喙突，而长头腱自关节内上方关节盂唇起始。据说长头腱的一部分肌腱纤维起自盂上结节，但在 MRI 图像上很少观察到（图 2.4.1）。

长头腱像是将肱骨头包裹样走行进入结节间沟，向关节外走行。关节囊在结节间沟中就是长头腱的腱鞘，结节间沟由滑膜覆盖。长头腱除了是肱二头肌起始部，还将肱骨头固定于关节窝起到稳定关节的作用，特别是上肢下垂或外旋位时。多数关节内长头腱形似扁面条样，作为肱骨头的稳定性结构之一是有其道理的。

MRI诊断长头腱炎

早期能观察到长头腱腱鞘内有积液（图 2.4.2b）。在肱骨做内旋、外旋、上举或下垂动作时引发疼痛。关节内长头肌腱受到撞击摩擦时肿胀，在 T2 压脂图像上表现为高信号（图 2.4.2 ～ 2.4.4）。关节内肌腱出现损伤一般不会出现静息痛。靠近滑车部的长头腱肿胀后，发生摩擦的机会就会增加，从而进入长头腱炎恶性循环。

陈旧性冈上肌腱全层撕裂时长头腱肿胀，T2 压脂图像上常表现为高信号。随着冈上肌腱断裂，长头腱受到的撞击摩擦增强从而出现长头腱炎，也可以解释为肌腱的代偿性肥大。

T2加权像（斜冠状位断面）

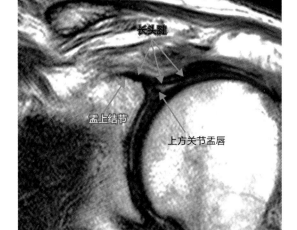

长头腱

盂上结节

上方关节盂唇

图2.4.1 肱二头肌长头腱起始部

肱二头肌长头腱看似从盂上结节起始，但仔细观察后面的层面会发现，长头腱纤维起自后上方的关节盂唇。仅靠单一层面图像是无法进行判断的，这也是断层扫描阅片的难点所在

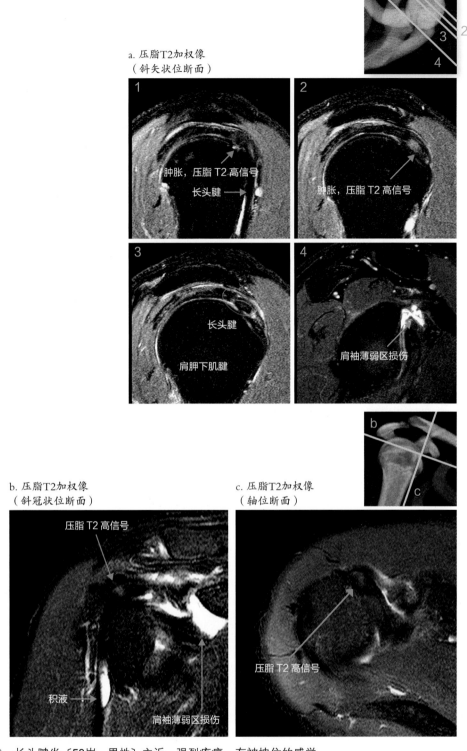

a. 压脂T2加权像
（斜矢状位断面）

1　肿胀，压脂 T2 高信号　长头腱

2　肿胀，压脂 T2 高信号

3　长头腱　肩胛下肌腱

4　肩袖薄弱区损伤

b. 压脂T2加权像
（斜冠状位断面）

压脂 T2 高信号　积液　肩袖薄弱区损伤

c. 压脂T2加权像
（轴位断面）

压脂 T2 高信号

图2.4.2　长头腱炎〔53岁，男性〕主诉：强烈疼痛，有被拽住的感觉

伐木作业时肩部疼痛，活动范围受限。这是肩部疼痛2个月后拍摄的MRI图像。
局限于长头腱滑车部的压脂T2高信号（a2，b，c）和肿胀（a1，2），合并肩袖薄弱区损伤（a4，b）。
这些病变的疼痛程度虽然与症状相关性不明确，但都是关节内病变

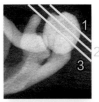

a. 压脂T2加权像
（斜矢状位断面）

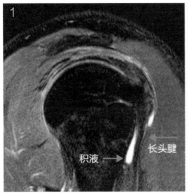

积液　长头腱

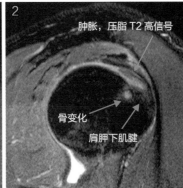

肿胀，压脂 T2 高信号

骨变化

肩胛下肌腱

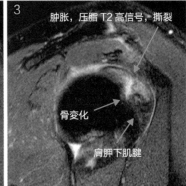

肿胀，压脂 T2 高信号，撕裂

骨变化

肩胛下肌腱

b. 压脂T2加权像
（轴位断面）

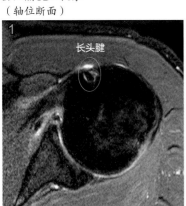

长头腱

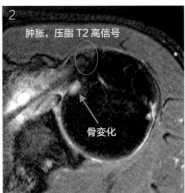

肿胀，压脂 T2 高信号

骨变化

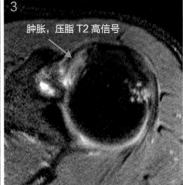

肿胀，压脂 T2 高信号

图2.4.3　长头腱炎〔35岁，男性〕主诉：运动时疼痛

　　活动范围受限，打棒球25年。
　　关节腔内长头腱肿胀，压脂T2像高信号（a2，3；b2，3），邻近的肱骨头也有骨改变（a2，3；b2）。该处长头腱出现撕裂（a3）。通常，骨变化是指骨性侵蚀，软骨下囊性变

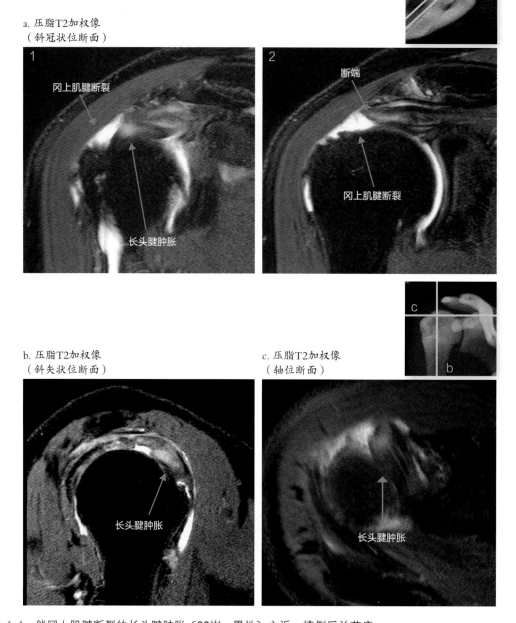

a. 压脂T2加权像
（斜冠状位断面）

b. 压脂T2加权像
（斜矢状位断面）

c. 压脂T2加权像
（轴位断面）

图2.4.4 伴冈上肌腱断裂的长头腱肿胀〔66岁，男性〕主诉：摔倒后关节痛

活动范围受限，受伤1年后的MRI。
a1. 关节内长头腱明显肿胀，压脂T2加权像呈高信号。
a2. 冈上肌腱全层断裂，断端肿胀。
在斜矢状位断面（b）和轴位断面（c）上也能清晰观察到长头腱明显肿胀，压脂T2加权像呈高信号

肱二头肌长头腱断裂

肱二头肌长头腱断裂

肱二头肌是"大力水手"们展示力量时上肢鼓起的肌肉（图 2.5.1）。肌腹收缩使肌肉鼓起，肱二头肌长头腱（以下，长头腱）受到强大的牵拉力可能会发生断裂。关节腔内不断"冲击摩擦"的压力会使长头腱不断老化和变性。

长头腱断裂在中老年体力劳动者身上较常发生，断裂形态类似跟腱断裂。老年人发生肩袖撕裂的同时常合并长头腱的撕裂。

陈旧性肌腱断裂患者，断裂远端在结节间沟内愈合后造成肘部屈曲的情况很常见，因为肱二头肌远端跨越肘关节止于前臂的桡骨粗隆。陈旧性长头腱断裂患者关节内肌腱断裂近端多消失。

长头腱断裂急性期，收缩的肱二头肌/肌腹像肿块一样隆起，逐渐向肘侧（远端）移动。有的患者因"上肢肿物"就诊，进行 MRI 检查。

MRI诊断长头腱断裂

● MRI诊断

压脂 T2 加权像横断位，在结节间沟内呈圆形的长头腱部分消失，在其下方层面发现断裂的远侧断端。采用斜矢状位断面上确认近侧断端。在新鲜病例中可以确认断裂断端（图 2.5.2 ~ 2.5.5）。

放射科医师的 疑惑

年轻患者对长头腱断裂发生时症状记忆比较清晰。患者常说在用力时听到"噗嘶"一声，然后上臂出现隆起肿物。老年人肩袖撕裂时常合并长头腱断裂。一旦远侧断端在结节间沟中愈合，患者的症状就会减轻。由于它没有放射科医师认为的那么严重，常选择保守治疗。

[佐志隆士]

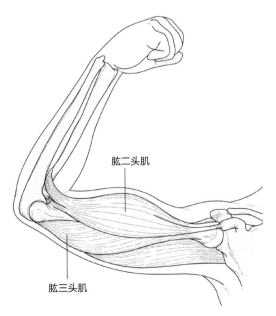

肱二头肌

肱三头肌

图2.5.1　大力水手"鼓起的肌肉"

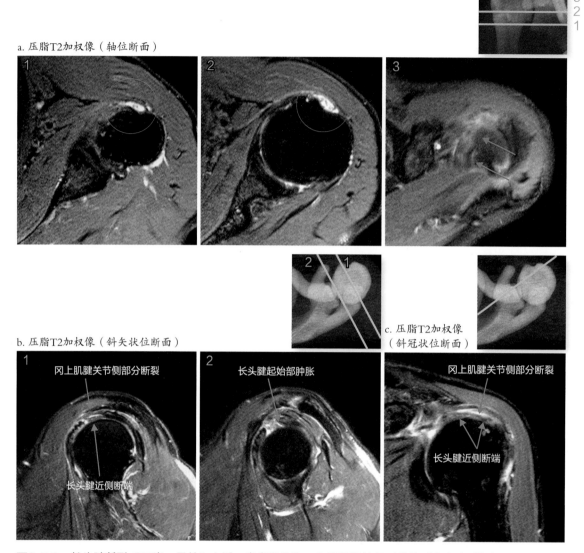

a. 压脂T2加权像（轴位断面）

b. 压脂T2加权像（斜矢状位断面）

c. 压脂T2加权像
（斜冠状位断面）

冈上肌腱关节侧部分断裂

长头腱近侧断端

长头腱起始部肿胀

冈上肌腱关节侧部分断裂

长头腱近侧断端

图2.5.2 长头腱断裂〔60岁，男性〕主诉：疼痛肩发作，上臂局部鼓起（类似"大力水手"）

游泳、慢跑、拉伸运动20年。

a. 长头腱腱鞘内没有观察到长头腱（a1，a2），关节内发现长头腱近侧断端（a3）。

b，c. 肿大的长头腱近侧断端缩进关节腔内。同时合并冈上肌腱关节侧部分断裂（b1，c）

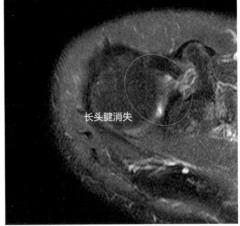

a. 压脂T2加权像（轴位断面）

b. 压脂T2加权像
（轴位断面）

愈合的长头腱远侧（纤细）

长头腱消失

图2.5.3　长头腱消失〔57岁，男性〕主诉：运动时疼痛

交通事故后，肱骨上部凹陷并存在向下移动的瘤样改变。事故后2个月进行MRI检查。
a. 结节间沟远端，变细的长头腱愈合（箭头）。
b. 长头腱起始部水平长头腱消失（蓝色椭圆）。寻找不存在的结构是很难的

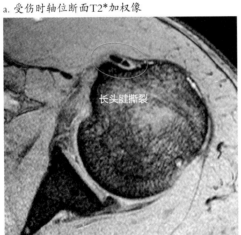
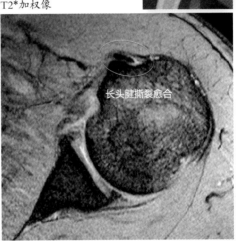

a. 受伤时轴位断面T2*加权像

b. 受伤后4个月轴位断面
T2*加权像

长头腱撕裂

长头腱撕裂愈合

图2.5.4　长头腱撕裂〔44岁，男性〕主诉：掰手腕时受伤

a. 长头腱腱鞘内出现撕裂。
b. 长头腱撕裂显示不清，可能是损伤后愈合的表现，这一改变很少见

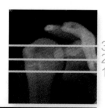

a. 压脂T2加权像（轴位断面）

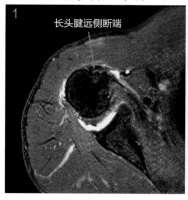

1　长头腱远侧断端

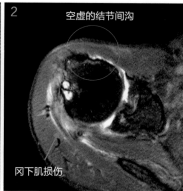

2　空虚的结节间沟　冈下肌损伤

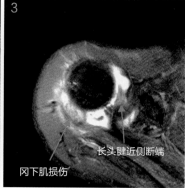

3　长头腱近侧断端　冈下肌损伤

图2.5.5　长头腱消失〔67岁，男性〕主诉：静息痛，夜间痛

　　如果将坚硬的东西强行剥离，就会发出"咔吧"声。同时出现长头腱断端（a1，a3），空虚的结节间沟，冈下肌腱损伤（伴有肌肉拉伤的断裂）（a2，a3）。消失的结构看不到，寻找不存在的结构十分困难

专栏

两条长头腱

　　在结节间沟中偶尔会发现两条长头腱，这是长头腱撕裂形成的。该现象多是偶然发现，极少情况是在外伤早期发现。也有可能是正常的肌腱开窗变异。

a

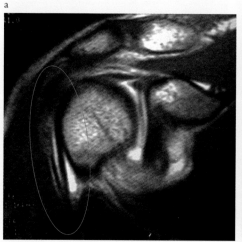

b

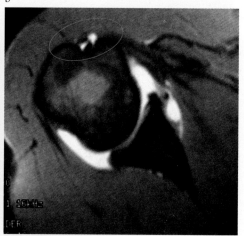

肱二头肌长头腱半脱位、脱位

肱二头肌长头腱半脱位、脱位

脱位一般是指骨性关节面出现的异常，这里是说肱二头肌长头腱（以下，长头腱）自结节间沟剥离的情况（图 2.6.1）。结节间沟表面有肩胛下肌/筋膜构成的横韧带结构，长头腱很少从间沟内完全剥离。因为在发生横韧带完全撕裂之前，长头腱可能会先发生断裂。结节间沟上部的横韧带断裂，仅该部分的长头腱从内侧剥离的情况意味着半脱位，或者简单说是脱位。

有部分患者在结节间沟上部横断位上观察，仅长头腱一部分自结节间沟溢出。这被定义为长头腱半脱位。

结节间沟的横韧带断裂，长头腱自肩胛下肌腱外侧脱位的情况下，滑车部旁边的肩胛下肌腱早晚会发生撕裂，程度或轻或重。

长头腱脱位后会缩入肩胛下肌腱的内侧，这种情况会伴有肩胛下肌腱的断裂。长头腱存在于上方关节盂唇至结节间沟为止的关节腔内。长头腱自结节间沟脱位溢至关节外，必然伴有关节囊的破裂。

结节间沟的深度、长度及位置因人而异，它对长头腱固定关节的功能也有影响。这样说起来，结节间沟发育不良也是长头腱脱位的一个危险因素。

a. 压脂T2加权像（斜冠状位断面）

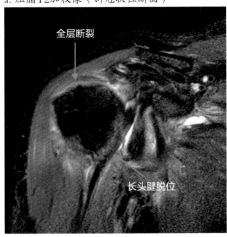

b. 压脂T2加权像（轴位断面）

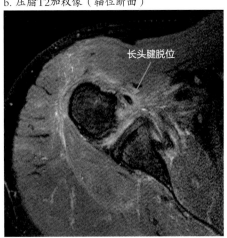

图2.6.1　长头腱完全脱位〔54岁，男性〕

长头腱自前方脱位，完全脱离结节间沟（a，b）。同时合并肩袖撕裂（a）。

可以从轴位断面（b）上确认贯穿结节间沟全程的长头腱。如果看不到长头腱，说明存在长头腱断裂或脱位，但要在结节间沟外观察到长头腱的走行才能确定长头腱脱位。长头腱半脱位、脱位部位处正常横韧带结构显示不清

MRI诊断长头腱半脱位、脱位

正常情况下，小结节被肩胛下肌腱止点所覆盖。如果长头腱直接接触小结节，就意味着存在肩胛下肌腱止点剥离（图2.6.2b，2.6.3 ~ 2.6.5）。

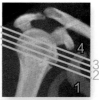

a. 压脂T2加权像（轴位断面）

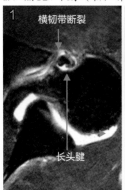 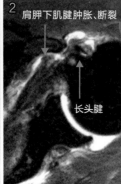 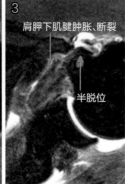 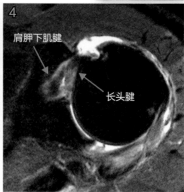

图中标注：
1. 横韧带断裂、长头腱
2. 肩胛下肌腱肿胀、断裂、长头腱
3. 肩胛下肌腱肿胀、断裂、半脱位
4. 肩胛下肌腱、长头腱

b. 压脂T2加权像（斜矢状位断面），内旋位扫描

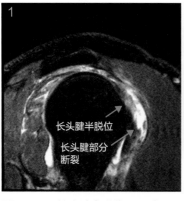 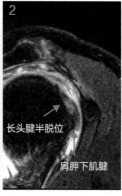 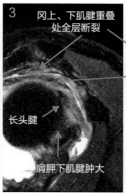 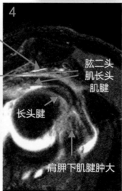

图中标注：
1. 长头腱半脱位、长头腱部分断裂
2. 长头腱半脱位、肩胛下肌腱
3. 冈上、下肌腱重叠处全层断裂、长头腱、肩胛下肌腱肿大
4. 肱二头肌长头肌腱、长头腱、肩胛下肌腱肿大

图2.6.2 长头腱半脱位〔53岁，男性〕主诉：活动范围受限，运动时疼痛

向后转身时摔倒，肘部撑地受伤，受伤1个月后进行MRI检查。
a1. 横韧带断裂。
a2. 肩胛下肌腱肿胀并撕裂。
a3. 长头腱从结节间沟脱出，存在半脱位。长头腱使肩胛下肌腱止点从小结节剥离，并与其混在一起。
a4. 长头腱与小结节直接接触。说明存在肩胛下肌腱的剥离，长头腱从结节间沟脱出。
b1. 长头腱部分断裂。
b2. 长头腱半脱位（与b1相同），由于肩胛下肌腱止点处剥离，长头腱与小结节面接触。这提示存在肩胛下肌腱止点剥离。
b3. 观察到肩胛下肌腱断端肿大。肩胛下肌腱看起来增粗与内旋位扫描也有关系

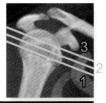

a. 压脂T2加权像（轴位断面）

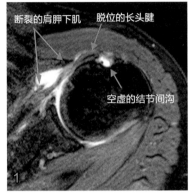 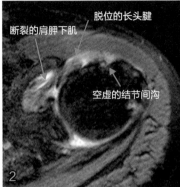 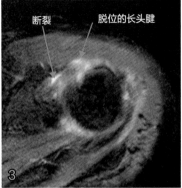

b. 压脂T2加权像（斜矢状位断面）

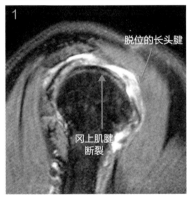 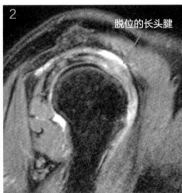 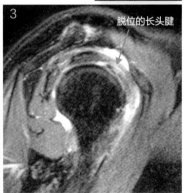

图2.6.3　长头腱脱位〔64岁，男性〕主诉：静息痛，疼痛剧烈，上臂几乎无法活动

　　跌倒后肩部猛烈地撞到了床上。受伤后2个月进行MRI检查。

　　a1, a2. 结节间沟空虚，长头腱位于小结节前方。肩胛下肌腱止点位于肱骨小结节处。而长头腱由于肩胛下肌腱的保护，才能够稳定的走行于结节间沟内。此时长头腱脱位意味着存在肩胛下肌腱止点部剥离。

　　b1. 观察到脱位的长头腱走行，合并冈上肌腱全层断裂。

　　b2. 观察到肥大移位的长头腱，但冈上肌腱显示不清。如果说没有的结构就是看不到的话，阅片诊断真的很难

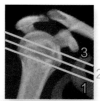

a. 压脂T2加权像（轴位断面）

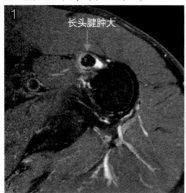

长头腱肿大

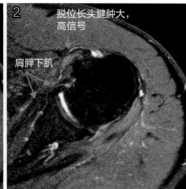

脱位长头腱肿大，
高信号

肩胛下肌

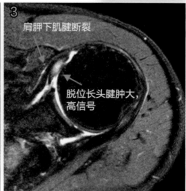

肩胛下肌腱断裂

脱位长头腱肿大，
高信号

b. 压脂T2加权像（斜矢状位断面）

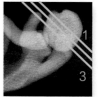

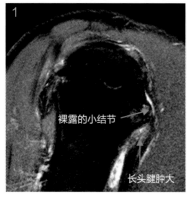

裸露的小结节

长头腱肿大

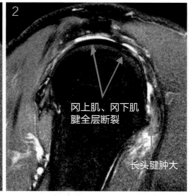

冈上肌、冈下肌
腱全层断裂

长头腱肿大

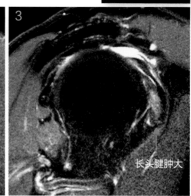

长头腱肿大

图2.6.4　长头腱脱位〔72岁，男性〕主诉：提重物时肩部疼痛，结节间沟压痛，静息痛，运动时疼痛

受伤1个月后进行MRI检查。

a1. 结节间沟远侧部长头腱肿大。

a2. 结节间沟出口附近脱位，长头腱肿大，压脂T2高信号。

a3. 肩胛下肌腱止点从小结节剥离。脱位的长头腱陷入肩胛下肌腱内侧。

b1. 脱位的长头腱在小结节下方肿大，压脂呈T2高信号。小结节失去肩胛下肌腱的覆盖，说明存在肩胛下肌腱剥离。

b2, b3. 脱位并内侧移位的长头腱肿大，压脂T2加权像呈高信号

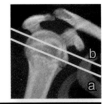

a. T2*加权像（轴位断面）　　　　　　　　b. T2*加权像（轴位断面）

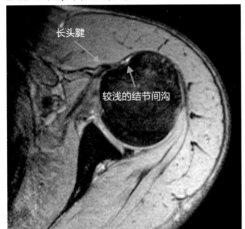

图2.6.5　较浅的结节间沟〔16岁，男性〕主诉：运动时疼痛，伸展受限

棒球场中前扑滑垒时受伤。打棒球9年，受伤1个半月进行MRI检查。
a，b. 长头腱在肩胛下肌腱前方脱位。结节间沟较浅，几乎等于没有。这是自身发育因素影响较大的病例

专栏

临床症状比影像学检查及外科医师问诊都重要

病例：

中年女性，因双肩疼痛到整形外科就诊但治疗无效，在整形外科辗转就诊。半年后，内科医师因其炎性反应物升高，将其转至胶原病内科。

患者到胶原病内科初次就诊时，多个关节轻度发热。其中双侧肩关节是疼痛最明显且感到发热的部位，有撞击综合征表现。虽然有可能是类风湿关节炎（RA）造成的滑囊炎，但与撞击综合征程度相比，患者双肩活动范围大致正常，两者不符。因而怀疑是其他胶原病而不是RA。患者因慢性炎症机体被消耗，无论什么原因都应该抓紧治疗，应办理入院。

初诊5日后进行肩关节经静脉造影MRI检查。

MRI 报告：

观察到冈上肌腱关节侧有较大的部分撕裂，但不能解释双肩疼痛原因。对滑膜造影发现有明确的机械性炎症存在。影像所见提示不是活动性RA表现。建议进一步做血常规及血生化检查。

追加检查发现 MPO-ANCA 增高，之前就诊时尿中红细胞是 1 ～ 5/hpf 接近正常值，但是入院检查发现红细胞升高为 10 ～ 15/hpf，显微镜下观察怀疑多发血管炎可能。肾脏活检诊断为 ANCA 相关肾炎早期。治疗中加入类固醇后肩关节疼痛明显减轻。

比起影像学检查更应该优先重视临床症状，这是整形外科医师的常识。但是对超出个人熟知范围的病变是十分困难的。大概因为没有时间查找、学习自己不知道的知识。或许因为没有时间，在MRI检查申请单上医师有时也不写患者的临床症状。

2.7 疼痛肩
隐匿性病变长头腱滑车部肩胛下肌腱舌部损伤

隐匿性病变

隐匿性病变（hidden lesion）是指肱二头肌长头腱（以下，长头腱）在结节间沟入口部（滑车部）半脱位从而累及肩胛下肌腱止点，后者发生损伤（撕裂、剥离）病变（图2.7.1）。通常在手术视野内观察不到，故称隐匿性病变。如果不知道该病变，即使在MRI上也容易发生漏诊。

有的患者会发生冈上肌腱断裂合并隐匿性病变。由于在术野中不可见，有可能仅修复断裂肩袖而将隐匿性病变残留。利用MRI进行术前诊断很重要。

不伴有长头腱半脱位的隐匿性病变

随着MRI图像质量改善，即使不存在长头腱半脱位的肩胛下肌腱损伤也能检出。不伴有长头腱半脱位的肩胛下肌腱止点处上缘侵蚀，损伤（撕裂，断裂）的病变也时有发生（图2.7.2a，c）。

长头腱造成肩胛下肌腱损伤的情况下，包裹关节腔的滑膜，关节囊也会发生损伤。因为长头腱存在于关节腔内，肩胛下肌腱存在于关节腔外。上肢下垂状态（下垂位）的长头腱，外旋位时在结节间沟内收缩，不会位于肩胛下肌腱上方（图2.7.2d）。但是肩胛下肌腱止点附着处小结节位于肱骨头上表面，从中间位至内旋位长头腱就会位于肩胛下肌腱止点上缘（舌部）（图2.7.2b）。这时肩胛下肌腱舌部就会成为长头腱的滑车部，会发生损伤。

轻度隐匿性病变经保守治疗有时症状会完全消失。但是多数会成为五十肩的病因之一。

MRI诊断隐匿性病变

隐匿性病变采用压脂T2加权像，T2加权像的横断位，斜矢状位诊断。

T2*轴位图像上能够清晰显示肩胛下肌腱止点上缘剥离，撕裂。这是由于滑车部的长头腱因魔角征象信号增高所致。与肱骨小结节肩胛下肌腱附着面平行的水平，即使轴位断面，斜矢状位观察也呈直线样。同样的，在大结节的上中下肌腱止点附着面水平进行观察是同样的效果。

在斜矢状位观察肱骨小结节部，如果是不存在肩胛下肌腱的剥离/撕裂的正常病例，小结节上面会被肩胛下肌腱舌部覆盖。小结节上表面与长头腱直接接触的话，说明由于长头腱的侵蚀肩胛下肌腱止点存在剥离。

在轴位，常常能看到长头腱呈"V"形将肩胛下肌腱断端侵占（图2.7.3a2）。虽然隐匿性病变的阅片很难，但只要见过就会发现其发病率还是很高的。

　　MRI上即使隐匿性病变也不一定有临床症状。这样的患者，肩胛下肌腱或周围渗出液很少，但合并冈上肌腱小撕裂时是不会漏诊的（图2.7.4、2.7.5）。

放射科医师的 疑惑

　　在有些断面上有容易发现病变。但起码要在正交的两个方向断面上确认病变存在，最理想的是在三个方向断面上观察到病变。因而在其他的序列（如T1加权像）也进行观察能够更好的明确病变。

[佐志隆士]

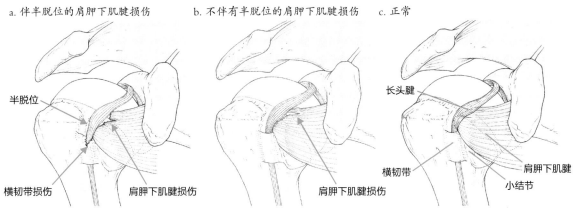

a. 伴半脱位的肩胛下肌腱损伤　　半脱位　　横韧带损伤　　肩胛下肌腱损伤

b. 不伴有半脱位的肩胛下肌腱损伤　　肩胛下肌腱损伤

c. 正常　　长头腱　　横韧带　　肩胛下肌腱　　小结节

图2.7.1　隐匿性病变形态

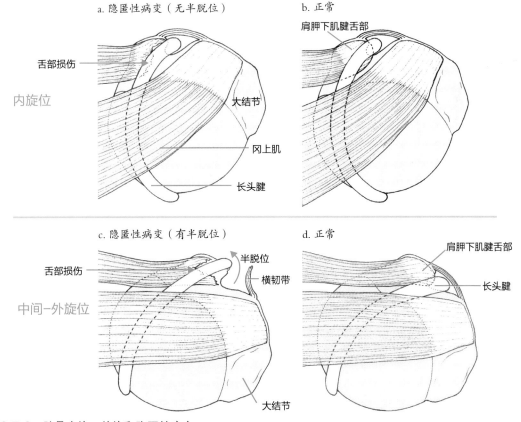

a. 隐匿性病变（无半脱位）　　内旋位　　舌部损伤　　大结节　　冈上肌　　长头腱

b. 正常　　肩胛下肌腱舌部

c. 隐匿性病变（有半脱位）　　中间－外旋位　　舌部损伤　　半脱位　　横韧带　　大结节

d. 正常　　肩胛下肌腱舌部　　长头腱

图2.7.2　肱骨内旋、外旋和隐匿性病变

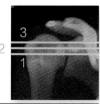

a. 压脂T2加权像（轴位断面）

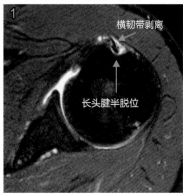
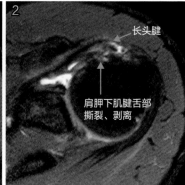
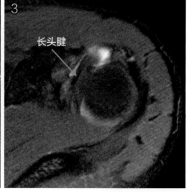

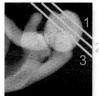

b. 压脂T2加权像（斜矢状位断面）

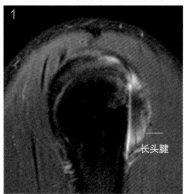
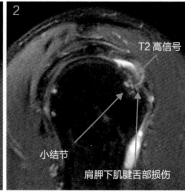
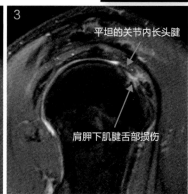

图2.7.3　伴半脱位的隐匿性病变〔45岁，男性〕

　　a1. 长头腱半脱位，可观察到结节间沟横韧带小结节侧剥离。
　　a2. 长头腱在肩胛下肌腱止点（舌部）上缘被侵蚀，出现"V"形撕裂。
　　a3. 观察到关节腔内长头腱。
　　b1. 观察到结节间沟内长头腱。
　　b2. 肿大的长头腱因肩胛下肌腱止点处剥离，从而与小结节相接，肩胛下肌腱被长头腱压迫。
　　b3. 观察到平坦的关节内长头腱。观察到肩胛下肌腱舌部轻微损伤

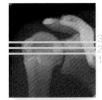

a. 压脂T2加权像（轴位断面）

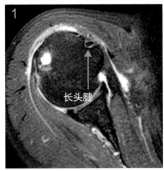
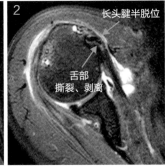
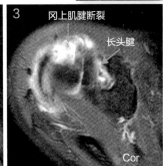

b. 压脂T2加权像（斜矢状位断面）

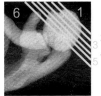

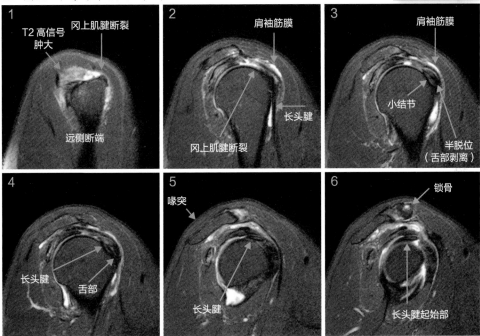

图2.7.4　伴有半脱位的隐匿性病变〔54岁，女性〕

a1. 结节间沟内可观察到长头腱。

a2. 长头腱发生半脱位，肩胛下肌腱止点（舌部）上缘被侵蚀，剥离，出现撕裂。

a3. 冈上肌腱止点处断裂，并能观察到关节腔内长头腱。

b1. 冈上肌腱单独断裂，包含冈上肌腱单独断裂的肩袖小断裂，背侧断端肿胀，压脂T2高信号。

b2. 冈上肌腱全层撕裂，结节间沟内长头腱位置下降。

b3. 观察到长头腱的小结节处半脱位，提示肩胛下肌腱止点（舌部）的剥离。

b4. 能够观察到小结节处半脱位长头腱，肩胛下肌腱舌部。

b5. 观察到关节腔内长头腱。

b6. 观察到长头腱起始部

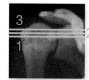

a. 压脂T2加权像（轴位断面）

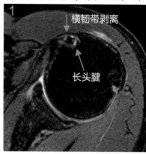
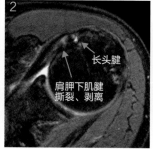
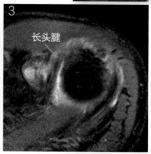

b. 压脂T2加权像（斜矢状位断面）

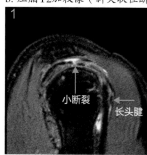
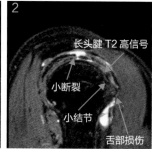
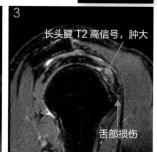

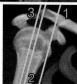

c. 压脂T2加权像（斜冠状位断面）

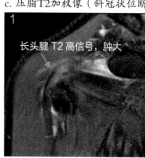
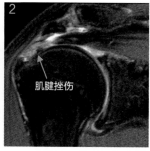
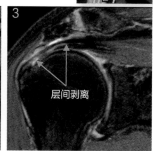

图2.7.5　不伴有半脱位的隐匿性病变〔64岁，男性〕主诉：静息痛，运动时疼痛，活动范围受限。上举90°外旋10°，吉他弹奏过度

a1. 横韧带存在，长头腱未从结节间沟半脱位。

a2. 长头腱在肩胛下肌腱止点上缘被侵蚀，剥离，出现撕裂。

a3. 能够观察到关节腔内长头腱。

b1，b2. 冈上、冈下肌腱中央区出现小的断裂。

b2，b3. 长头腱的小结节部肿大，压脂T2呈高信号，肩胛下肌腱舌部损伤造成其剥离，撕裂。

c1. 长头腱滑车部肿胀，压脂T2呈高信号。

c2. 冈上肌、冈下肌腱挫伤。

c3. 冈上肌腱层间剥离

2.8 疼痛肩
肌肉损伤

肌肉损伤大致分为非直接外力造成的肌肉拉伤和直接外力造成的肌肉挫伤。

肌肉拉伤

肌肉拉伤是肌肉过度紧张造成的。特别是自身已经被拉长，但肌肉还进行离心性收缩时发生。离心性收缩就像将重的铁哑铃慢慢放回去的动作。肌肉拉伤，大家比较熟悉的情况是运动外伤造成下肢急性发病。但疼痛肩 MRI 检查也常遇到肌肉拉伤的情况。比如在电车上左右摇晃后摔倒，用力抓紧吊环的一侧肩部出现疼痛，MRI 检查会发现肌肉拉伤。摔倒时即使紧握手臂，肩袖诸肌由于被动伸展也会发生肌肉拉伤。对五十肩进行理疗或者体操锻炼时也要避免出现肌肉拉伤。

肩部是前臂 – 手的起始部，依靠杠杆原理对肩袖诸肌进行简单粗暴的拉伸，容易造成过紧张。虽然在 MRI 检查申请单上从未见临床医师写过"肌肉拉伤"的诊断，但在 MRI 图像上常遇到。

肌肉挫伤

肌肉挫伤，是由外力直接打击等造成三角肌及肩袖诸肌的损伤。也有因按摩造成的三角肌及冈下肌连续性的肌挫伤的情况。"不

要做一些会造成疼痛的动作或事情"是运动器官治疗的大原则。

临床症状明显的外伤导致的肌腱断裂，相应肌肉有时也会发生肌肉拉伤。过度拉伸导致肌腱断裂合并肌肉拉伤很常见。

MRI诊断肌损伤

肩关节肌损伤诊断一定要在压脂 T2 加权像上进行（图 2.8.1 ~ 2.8.4）。T2 加权像上可能是淡淡的高信号，如果不采用压脂扫描很容易会漏掉。不采用压脂 T2 加权像的话很难诊断肌肉拉伤。有人说磁场很不均匀时采用 STIR 也有可能做出诊断，但是笔者没有这方面的阅片经验，而是有幸一直在采用性能良好的 MRI 设备在从事诊断工作。

MRI 所见
（压脂 T2 加权像或者 STIR）

（1）沿着筋膜分布的 (血性) 渗出改变（高信号）

（2）沿着肌肉纤维分布的羽毛状渗出改变（高信号）

（3）肌肉内血肿（随着时间推移血肿表现特异的 T1、T2 信号改变）

（4）肌肉、肌腱断裂

（1）~（4）症状由轻到重

专栏

离心性收缩

　　离心性收缩较向心性收缩对肌腱的负荷要求加重。比起向上爬山，下山时对股四头肌造成的负担更大，膝关节会疼痛。笔者比较感兴趣的太极拳也是加大了离心性收缩的负荷，对股四头肌施加压力。如果认真练习太极拳，就算只有30分钟，膝关节也会很疼。大概是随着年龄增长，肌腱逐渐失去弹性的原因。

相关术语

　　迟发性肌肉痛：随着年龄增加，运动后肌肉痛发生的时间会1日、2日、3日这样逐渐推迟。我的父亲参加马拉松运动会后会出现这种情况。大概是肌纤维逐渐失去柔软性的原因所致。这时肌肉会产生向心性收缩。这种情况下MRI图像上压脂T2加权像肌肉呈高信号，沿着筋膜有渗出改变（很遗憾没有配以相应的病例图像）。迟发性肌肉痛可以自然恢复，每天锻炼据说可以缓解症状。

放射科医师的 疑惑

　　10年前的MRI进行压脂扫描是十分困难的。即使是老式的MRI检查费用也是很贵的。防止出现像图2.8.1中那样的损伤，运动前进行肌肉拉伸或者肌肉预热都很有效果。随着年龄增长肌肉逐渐失去柔软性，因而运动前的准备工作十分重要。即使是宝刀也不能像年轻时那样用力。

［佐志隆士］

a. 压脂T2加权像（轴位断面）

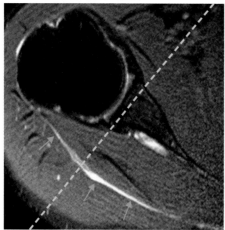

图中虚线表示图b的斜矢状位断面

b. 压脂T2加权像（斜矢状位断面）

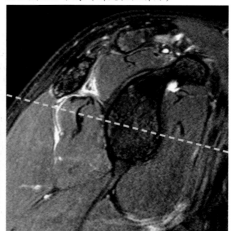

图中虚线表示图a的轴位断面

图2.8.1　轻度肌肉拉伤（筋膜炎）〔57岁，男性〕主诉：游泳练习后肩关节明显疼痛

　　游泳48年，游泳比赛精英选手。
　　a. 冈下肌腱与三角肌之间渗出改变。
　　b. 沿着冈上肌及冈下肌背侧筋膜分布渗出改变。
　　沿着冈下肌腱的上部–背侧筋膜分布少量（血性）渗出液，但是在压脂T2加权像上，并未观察到肌肉拉伤典型的在肌纤维间羽毛状的高信号。像这样的病例大概更适合诊断为筋膜炎吧

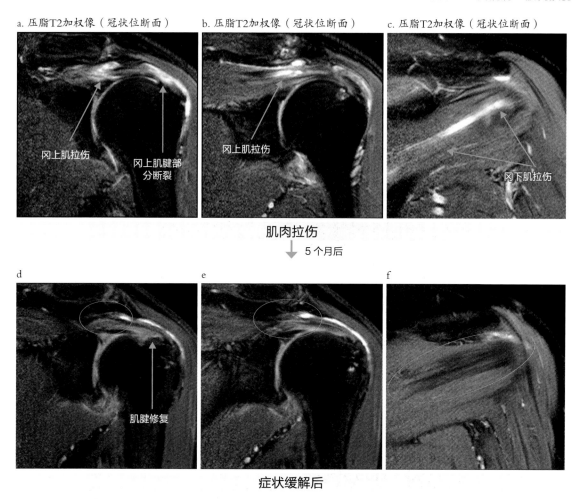

a. 压脂T2加权像（冠状位断面）　b. 压脂T2加权像（冠状位断面）　c. 压脂T2加权像（冠状位断面）

冈上肌拉伤　　冈上肌腱部分断裂　　冈上肌拉伤　　冈下肌拉伤

肌肉拉伤

↓ 5个月后

症状缓解后

肌腱修复

图2.8.2　肌肉拉伤〔52岁，男性〕主诉：摔倒后手触地

　　a～c. 冈上肌及冈下肌的肌肉拉伤（肌间撕裂），冈上肌腱滑囊侧部分断裂。

　　d～f. 术后。上次MRI检查后5个月，肌肉拉伤治愈。这是我们很了解的一个肌肉拉伤后治愈的病例。图f上能够看到冈下肌肌内腱的低信号

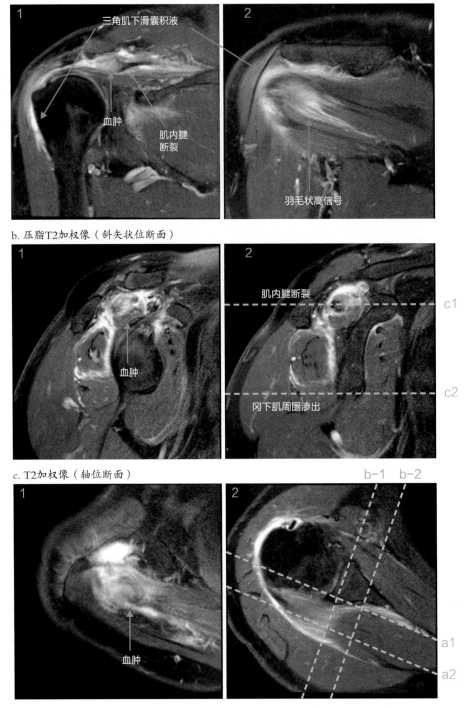

a. T2加权像（斜冠状位断面）

三角肌下滑囊积液

血肿

肌内腱断裂

羽毛状高信号

b. 压脂T2加权像（斜矢状位断面）

血肿

肌内腱断裂　c1

冈下肌周围渗出　c2

c. T2加权像（轴位断面）

b-1　b-2

血肿

a1
a2

图2.8.3　肌肉拉伤〔66岁，女性〕主诉：运动时疼痛明显，夜间痛，无活动范围受限

推开很重的门后出现症状。2月前怀疑撞击摩擦，局部麻醉，关节内注射类固醇类药物治疗无效。
冈上肌肌肉拉伤（高信号），肌内腱断裂，同时形成血肿（a1；b1，b2；c1）。冈下肌肌肉拉伤（高信号）
（a2；b1，b2；c2），沿着筋膜分布血性渗出液（a1），无肌腱断裂。肌肉拉伤对于一般的疼痛肩治疗方法无效，理
疗对其治疗反而有害。总之静养最重要

a. T2加权像（斜冠状位断面）

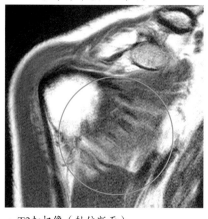

b. 压脂T2加权像（斜冠状位断面）

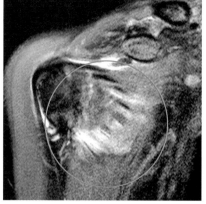

c. T2加权像（轴位断面）

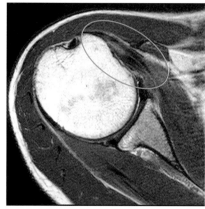

d. 压脂T2加权像（轴位断面）

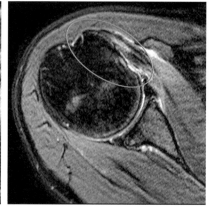

图2.8.4　　肌肉挫伤〔33岁，女性〕主诉：小结节处压痛，不能进行抱肘。静息痛，运动时疼痛，T2加权像和压脂T2加权像进行比较观察

玩滑板滑雪时摔倒。根据病史可以清楚知道损伤部位直接受到外力作用，诊断为肌挫伤。

肩胛下肌腱，肩胛下肌远侧呈T2高信号（a，c–蓝圈），压脂T2加权像上能看到明确高信号（b，d–蓝圈）。

该病例可以进行T2加权像和压脂T2加权像的比较。解剖结构的轮廓在无压脂的T2加权像上很清晰（a，c），但对病变检出敏感度而言，压脂T2加权像具有明显优势（b，d）。

笔者虽然也很喜欢用T2加权像进行阅片诊断，但由于扫描时间受限并不会特别要求。从T1加权像和压脂T2加权像大致可以想象T2加权像的改变，因而不做要求

专栏

肩胛骨像鼓虫

通常，关节的作用是连接骨与骨，连接在一起的骨间有一定的活动角度。将"牢固固定"和"自由活动"两个对立面并存起来是十分困难的。肩关节是人体关节中活动范围最大的关节，因而也最容易发生脱位。

人类的祖先开始双足行走时，被解放的双臂成为攀登树木的工具。在这个过程中肩关节逐渐进化，从而获得了很大的活动范围。人类的肩关节构造可以使双手在视力所及范围内自由活动。

首先在后背像鼓虫一样自由活动的是肩胛骨。由于具有很大的活动范围，肩胛骨承担一项或两项功能，减轻盂肱关节的负担。肩胛骨具有浅小的碟子样关节窝，周围包绕关节盂唇，肱骨头在其上转动。将关节窝和肱骨头固定在一起的是关节囊，被肩袖结构包绕。肩袖上方有喙肩弓，防止肱骨头向上方脱位的同时，自上方施加的力也在维持肩关节的稳定；在背双肩包等情况，还起到支撑作用。

肱骨大结节不全骨折、骨挫伤

肱骨大结节不全骨折、骨挫伤

摔倒后肩部疼痛，怀疑发生肩袖撕裂进行 MRI 检查的患者常发生肱骨大结节不全骨折、骨挫伤。X 线检查有时很难发现骨折。由于摔倒等直接外力导致骨折发生的病例很常见。还有很少见的一些情况，即使完全没有打到肩部也会出现分离骨折（图 2.9.1）。虽然骨折合并肩袖撕裂很少发生，但合并肌挫伤常发生。X 线检查无法发现骨折的病例，多数是裂隙样不全骨折。骨折多发生于大结节前方，撕脱骨片大小不一，向内上方移位。不能完全制动的情况下骨片被冈上肌腱牵拉，

进一步向内上方移位。骨折愈合后，喙肩弓下的穿梭会变得不太顺畅，成为病态"撞击摩擦"的原因之一。

> **相关术语**
>
> 骨挫伤：严格而言，骨挫伤是对无法进行骨折诊断的病变所用的术语。但其表现很有特点，有时写成骨折－骨挫伤。

MRI诊断肱骨大结节不全骨折、骨挫伤

骨髓水肿在 T1 加权像上呈低信号，压脂 T2 图像呈高信号，骨折线在 T1 加权像上是低信号（图 2.9.2 ~ 2.9.4）。

阅片的要点

（1）大结节，T1 低信号，T2 高信号（骨挫伤）（靠近前方，有可能是向前跌倒造成）。

（2）观察是否存在 X 线平片上看不到的纤细骨折线。

（3）大结节上方移位。

（4）观察是否有肩袖损伤。

[佐志隆士]

受伤1周后压脂T2加权像（冠状位断面）

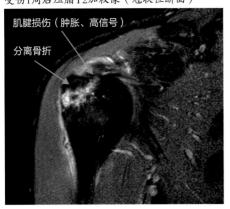

肌腱损伤（肿胀、高信号）

分离骨折

图2.9.1 大结节分离骨折〔20岁，男性〕主诉：滑雪时摔倒，肩部听到"咔吧"的声音。未受到直接外力

大结节前方受到肌腱牵拉出现分离骨折片。冈上肌腱肿胀，边缘呈高信号，说明存在广义的肌肉拉伤。同时该部位不存在皮下、三角肌损伤，与分离骨折表现相一致。该病例仅用X线平片检查可以诊断分离骨折，进行MRI检查是为了确认是否存在肩袖撕裂

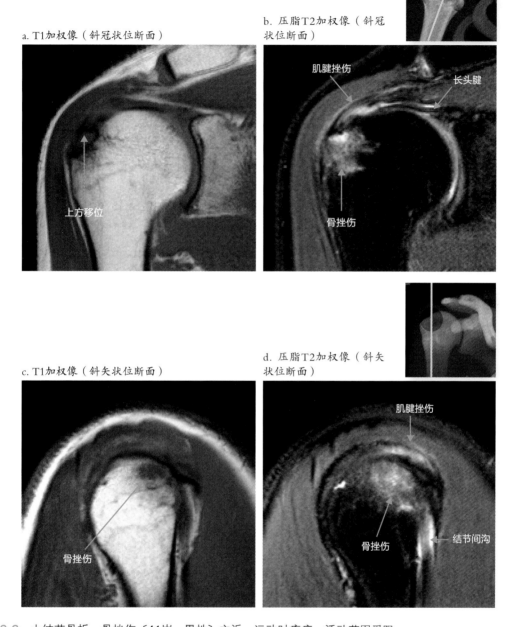

a. T1加权像（斜冠状位断面）

b. 压脂T2加权像（斜冠状位断面）

肌腱挫伤

长头腱

上方移位

骨挫伤

c. T1加权像（斜矢状位断面）

d. 压脂T2加权像（斜矢状位断面）

肌腱挫伤

骨挫伤

骨挫伤

结节间沟

图2.9.2 大结节骨折，骨挫伤〔41岁，男性〕主诉：运动时疼痛，活动范围受限

骑自行车摔倒。

仅拍摄X线平片未发现异常。患者摔倒后1个月进行康复训练，关节内注射治疗无缓解。2个月后进行MRI检查。

图像上观察到大结节骨折和骨挫伤，T1加权像呈低信号（a，c），压脂T2加权像呈高信号（b，d），大结节前部向上方轻度移位（约2mm）（a，b）。无冈上肌腱挫伤

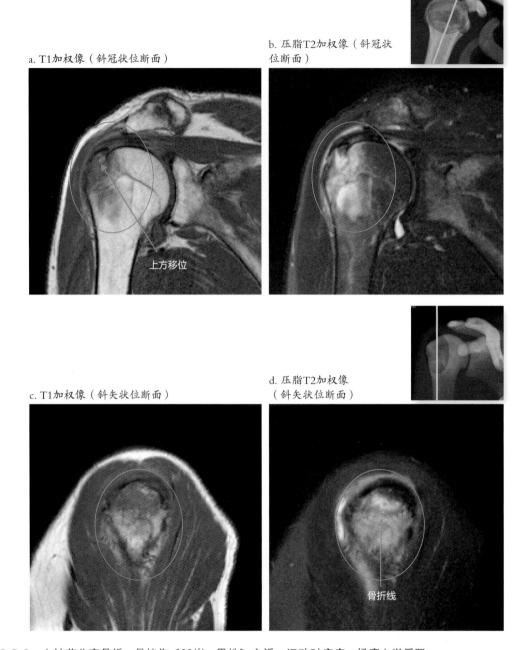

a. T1加权像（斜冠状位断面）

b. 压脂T2加权像（斜冠状位断面）

上方移位

c. T1加权像（斜矢状位断面）

d. 压脂T2加权像（斜矢状位断面）

骨折线

图2.9.3　大结节分离骨折，骨挫伤〔69岁，男性〕主诉：运动时疼痛，轻度上举受限

　　两人共同抬重物，对方撒手后自身承受强大的外力所致。也就是说并非受到直接外力作用。

　　受伤时皮下有出血，受伤后1个月进行MRI检查。

　　大结节骨折，骨挫伤，T1加权像呈低信号（a，c），压脂T2加权像呈高信号（b，d），大结节前部向上方轻度移位（约7mm）（a，b）。没有发生肩袖撕裂。

　　大结节并不是受到直接外力作用，冈上肌腱牵拉造成分离骨折，骨挫伤

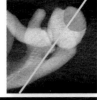

a. T1加权像（斜冠状位断面）

b. 压脂T2加权像（斜冠状位断面）

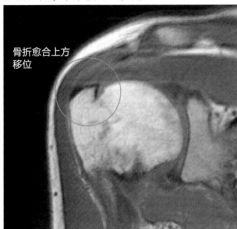

骨折愈合上方移位

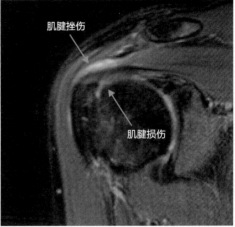

肌腱挫伤

肌腱损伤

图2.9.4 大结节骨折〔43岁，女性〕主诉：静息痛，运动时疼痛，上举受限

交通事故后，保守治疗并进行康复训练。半年后进行MRI检查。
a. 大结节骨折愈合（向上方移位约7mm）（a–蓝圈）。
b. 冈上肌腱滑囊侧、关节侧高信号（肌腱损伤）（b–蓝箭）

2.10 疼痛肩
腋隐窝挛缩和肩袖薄弱区挛缩

挛缩肩

肩关节的活动范围受限称为挛缩肩。有多种原因可导致肩关节活动范围受限，本章仅讲解腋隐窝挛缩和肩袖薄弱区挛缩。

这两种挛缩常同时发生。两者挛缩发生区域是没有肩袖支撑的部位及关节囊的富余间隙。运动时发生疼痛会限制肩部活动，阵痛还会导致持续肌紧张。滑膜增生、愈合进一步限制肩关节的可活动范围。关节囊肥厚纤维化会导致挛缩肩。这个关节囊的肥厚纤维化发生在肩袖薄弱区（肩胛下肌和冈上肌之间）和腋隐窝（肩胛下肌和小圆肌之间）。肩部疼痛无法活动时，滑膜的顺滑程度变差，关节囊及韧带延伸度变差，从而导致挛缩肩加重，进入恶性循环。考虑到挛缩肩关节内压升高，常发生静息痛、夜间痛。发生关节腔和肩峰 – 三角肌下滑囊相通的"肩袖全层撕裂"患者不会出现挛缩肩。已存在关节囊破裂者并不会发生挛缩。同样的疼痛肩，有发展为挛缩肩的，也有不发展为挛缩肩的，挛缩发生的机制尚不明确。

腋隐窝挛缩

腋隐窝位于关节囊下部的弯曲折叠部分，后者是关节囊保证关节可活动范围的预留部分。腋隐窝在肩部下垂位时存在，肩部上举时向上延伸。

腋隐窝由于纤维化肥厚收缩，导致局部弯曲折叠部分消失，肩部上举受限。早期表现为肩周炎（五十肩）等疼痛肩，由于疼痛肩部不能活动，腋隐窝出现滑膜炎，纤维化，发生收缩、肥厚。虽然存在或轻或重的疼痛，但患者一般不会发生肩袖全层撕裂。

挛缩肩是关节囊收缩、关节内压升高的一种状态。而且仰卧位肱骨失去重力影响，受到三角肌相对增大的牵拉力，对肩袖的撞击摩擦力度增加。这与夜间痛发生有一定关系（图 2.10.1）。

专栏

挛缩肩和医源性肌肉拉伤

肩关节活动范围受限的病变包括肩袖肌腱肿大、钙化性肩袖肌腱炎及大结节骨折后向上方移位。由于疼痛无法挪动肩关节。利用木卡因止痛或者全身麻醉下疼痛消失，可以了解肩活动范围。虽然对挛缩肩常进行活动范围扩大训练、理疗等，压脂 T2 加权像上看到的肌肉拉伤常是医源性造成的拉伤。

a. 压脂T2加权像（斜冠状位断面）

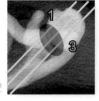
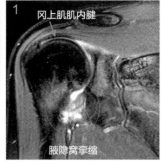

冈上肌肌内腱

腋隐窝挛缩

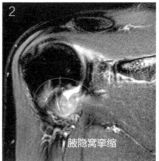

腋隐窝挛缩

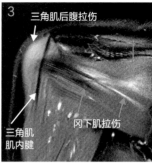

三角肌后腹拉伤

冈下肌拉伤

三角肌肌内腱

b. 压脂T2加权像（轴位断面）

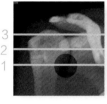

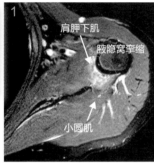

肩胛下肌

腋隐窝挛缩

小圆肌

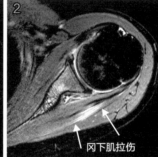

冈下肌拉伤

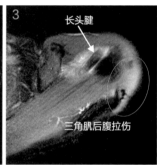

长头腱

三角肌后腹拉伤

c. 压脂T2加权像（斜矢状位断面）

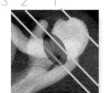

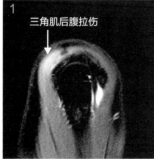

三角肌后腹拉伤

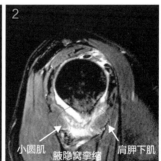

小圆肌　肩胛下肌

腋隐窝挛缩

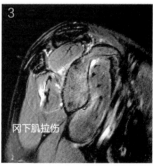

冈下肌拉伤

图2.10.1 腋隐窝挛缩，合并肌肉拉伤〔52岁，女性〕主诉：1个月前摔倒后肩部疼痛，渐渐出现挛缩，夜间痛

腋隐窝肥厚，压脂T2呈高信号，周围组织呈高信号。挛缩肩常合并肌肉拉伤。也有可能是做疼痛肩体操、理疗造成的。对三角肌后腹进行按摩也可能造成肌肉挫伤（直接外力）。这是其好发部位。

　　a. 腋隐窝挛缩（a1，a2）和冈下肌拉伤，三角肌后腹拉伤（a3）。
　　b. 腋隐窝挛缩（b1），冈下肌拉伤（b2）及三角肌后腹拉伤（b3）。
　　c. 三角肌后腹拉伤（c1），腋隐窝挛缩（c2）以及冈下肌拉伤（c3）

MRI诊断腋隐窝挛缩

腋隐窝肥厚时采用压脂 T2 加权像，要明确腋隐窝周围很强的高信号和腋隐窝自身高信号。原则上无法诊断肩袖全层撕裂。

阅片采用斜冠状位－轴位－斜矢状位顺序进行诊断比较好。

肩袖薄弱区挛缩

肩袖薄弱区是肩胛下肌与冈上肌之间的间隙，此处仅有关节囊存在，而无肌/肌腱的存在，也可以说是"肌腱的空缺地带"。肩袖薄弱区在肩关节内旋时偏转，外旋时伸展。薄弱区帮助肩袖在不发生偏转的情况下转动肩关节。这部分关节囊没有肌腱，但局部有喙肩韧带、上盂肱韧带（SGHL）起辅助作用。肩袖薄弱区背侧靠近的关节腔内有长头腱走行。肩袖薄弱区正常看到的是脂肪层信号（T1 高信号，T2 高信号），肩袖薄弱区挛缩部分信号表现为T1 低信号、T2 低信号，由脂肪层纤维化、关节囊纤维化、肥厚、收缩造成。此处纤维化造成喙肩韧带、SGHL、长头腱活动受限，又进一步加重挛缩。肩袖薄弱区挛缩主要造成肩关节

外旋受限，有时合并薄弱区炎，也有从薄弱区炎进一步加重者。疼痛肩多以挛缩为首发症状，肩袖薄弱区挛缩和腋隐窝挛缩一样，被认为是疼痛肩的继发改变。

MRI诊断肩袖薄弱区挛缩

在斜矢状位上靠近喙突基底部的肩袖薄弱区呈 T1 低信号。虽然存在渗出改变时压脂 T2 图像应该呈高信号，但肩袖薄弱区挛缩是灰色信号。通常在 T2 加权像上同样的改变呈低信号。在压脂 T2 像上的灰色信号范围也可以在斜冠状位、轴位上观察到，明确长头腱、喙肩韧带和该灰色信号的关系十分重要（图 2.10.2 ～ 2.10.3）。

放射科医师的 疑惑

关节囊或肩袖薄弱区切开会出现关节不稳定，这已被实验证实。对于各自的功能也有推论。原理和基因剔除小鼠实验是一样的。那么，将关节囊与肩袖薄弱区缝合会发生什么情况呢？那样的实验不做也知道结果！将自己上衣袖子腋下部分缝起来试一下就行。会发生活动范围受限！

[佐志隆士]

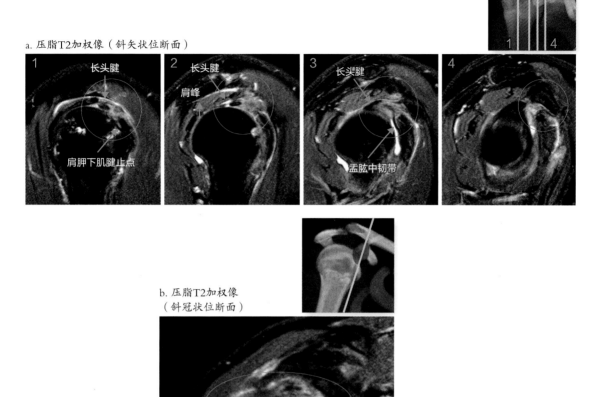

a. 压脂T2加权像（斜矢状位断面）

b. 压脂T2加权像
（斜冠状位断面）

图2.10.2 肩袖薄弱区挛缩〔60岁，男性〕主诉：运动时疼痛，挛缩，特别是外旋，上举时

　　悬挂单杠后肩关节疼痛，保守治疗无效。半年后进行MRI检查。肩袖薄弱区纤维性肥厚，压脂T2加权像（斜冠状位断面）观察到左右较大范围的灰色信号。

　　a1.肩胛下肌腱止点层面。

　　a2.肩峰外侧层面。

　　a3.肩锁关节层面。肩袖薄弱区挛缩累及盂肱中韧带。

　　a4.关节窝层面。

　　b.观察到左右较大范围的肩袖薄弱区纤维性肥厚

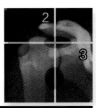

a. 理疗前

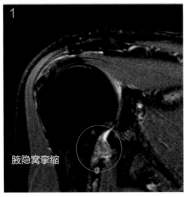
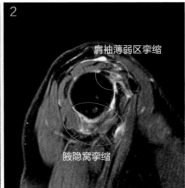
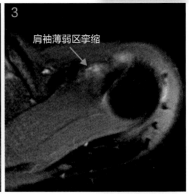

b. 理疗2个月后

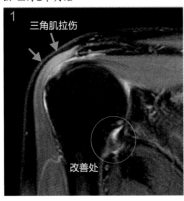
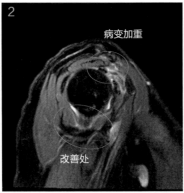
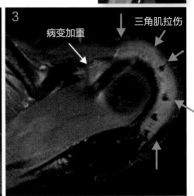

图2.10.3 挛缩肩，合并三角肌起始部肌肉拉伤〔44岁，女性〕主诉：疼痛，不能上举

　　在进行了7个月治疗后症状加重，因而到整形外科就诊。MRI上诊断腋隐窝挛缩，肩袖薄弱区挛缩，进行2个月的理疗（温湿布，低频电磁波治疗后活动范围训练）症状无改善。肩峰处触及硬结，压痛明显。
　　a. 理疗前
　　　a1. 压脂T2加权像（斜冠状位断面）。
　　　a2. 压脂T2加权像（斜矢状位断面）。
　　　a3. 压脂T2加权像（轴位断面）。
　　　虽然观察到腋隐窝挛缩，肩袖薄弱区挛缩，但未发现肩袖撕裂。
　　b. 理疗2个月后
　　　b1. 压脂T2加权像（斜冠状位断面）。
　　　b2. 压脂T2加权像（斜矢状位断面）。
　　　b3. 压脂T2加权像（轴位断面）。
　　　腋隐窝挛缩虽然有改善倾向，但肩袖薄弱区挛缩进一步加重（白箭）。
　　　三角肌起始部（好发部位）肌肉拉伤（b1, 3蓝箭）。治疗中病变发生变化

专栏

五十肩：向肩周炎~疼痛肩泥潭发展的过程

没有对应五十肩的英语术语。它的病情类似冻结肩（frozen shoulder）。五十肩与冰冻肩很有可能是同一种疾病。但五十肩不一定会发生肩部冻结（挛缩）。五十肩一般发生于40～50岁人群，2年内恢复。即使病情恢复进行回顾性分析时还是能够诊断出五十肩。如果病变没有治愈说明存在器质性改变（肩袖撕裂，因长头腱胛下肌腱止点剥离、陈旧性钙化性肩袖肌腱炎等）。可是，即使存在上述器质性病变，有些五十肩患者病情也会减轻。进行制动、生活习惯改变 / 调整会使机械性炎症消失，疼痛消失，这对患者而言就是疾病治愈。

五十肩的发病机制是肩袖、腋隐窝及滑囊的老化。五十肩经历疼痛期、挛缩期、舒缓期后达到治愈。五十肩 MRI 诊断的基本原则是无"肩袖全层撕裂"。关节囊破裂的全层肩袖撕裂肩不会产生挛缩。疼痛肩（滑囊炎、肌腱炎、长头肌腱炎等）的原因多种多样。笔者刚40岁时，在滑雪场使用滑雪杆练了一天，第二天早晨当笔者伸手关闹钟，右手用力抓车的安全带时会感到剧痛。确实是撞击的原因，挥滑雪杆的动作使肩袖在一天中向着肩弓和肱骨头不断地撞击从而导致肩袖肌腱炎，滑囊炎。年轻的时候游泳造成右肩关节疼痛，大约1周时间才恢复。现在已经失去年轻时恢复能力的笔者，此次右肩疼痛治愈用了一年半的时间。

现在，笔者的五十肩症状又复发了。因为有缓解的迹象所以自己诊断大概是五十肩。从东京回到秋田的第二天开始发作。提重物快速过斑马线，或者攀爬车站台阶时会感到症状加重。很明显原因是受到"牵拉"*。

这种病情在年轻人身上也并不罕见，但症状会很快减轻。随着年龄增长，肌腱、韧带弹性消失，滑囊的润滑程度变差。肩周炎很容易发生这是理所当然的事情。即使无明确诱因也会发生五十肩。再者，身体恢复能力减弱，所以最后拖了一年左右才好。五十肩早期表现是剧烈疼痛，肩部无法活动。之后肩部虽然无法活动但疼痛逐渐减轻。部分患者会发生挛缩 **，发生继发性腋隐窝挛缩和（或）肩袖薄弱区挛缩。腋隐窝挛缩是腋隐窝纤维性肥厚、短缩所致的病变，肩部上举为中心可活动范围受限。肩袖薄弱区挛缩是肩袖薄弱区关节囊内侧的滑膜发生炎症、肥厚、纤维化并累及周围的长头腱、喙肩韧带导致。肩关节外旋动作明显受限。挛缩发生于没有肌腱存在的关节囊的薄弱区当然是很自然的。发生挛缩后肩关节被制动，任何导致疼痛的周围炎都会得到改善，关节囊紧缩，关节内压力上升。本是负压的关节腔变成正压后会引发疼痛，夜间痛。再者关节腔内压力变成反向正压会增加关节不稳定性，肌紧张亢进进入疼痛肩的恶性循环。这时耐心地在肩部活动时不痛的范围内持续做活动训练，能够逐渐缓解腋隐窝的挛缩，肩袖薄弱区挛缩，通常疼痛消失，活动范围恢复的时候五十肩也就算治愈了。

挛缩肩活动范围过度扩大的话会发生肌肉拉伤。肩周炎 - 挛缩肩 - "过度地肩体操 / 理疗" - 肌肉拉伤这样病态演变的话，会陷入"疼痛肩泥潭"，需要进行肩部 MRI 检查。"可以做一些感觉痛苦的事情，但是导致疼痛的事情不能做"。这是做运动的大原则。

* 提拉重物时肌腱会受到牵拉。但上提重物时，三角肌等牵拉肱骨头发生"上移撞击"。这时肱二头肌长头腱在肱骨头上方，将其向关节窝方向推压保护肩袖结构。但上肢内 / 外旋时容易造成肩胛下肌腱止点上缘（舌部）剥离。有时会发生长头腱滑车部的肩胛下肌腱舌部剥离损伤。很多病例被漏诊。

** 五十肩是如何向挛缩肩演变的，五十肩是如何在不发生挛缩情况下自然恢复的，这都是谜团。挛缩肩的自然恢复过程也充满疑问。

肩袖薄弱区炎和肩袖薄弱区损伤

肩袖薄弱区

冈上肌腱、冈下肌腱分别从冈上窝、冈下窝起始，远端共同形成致密、无间隙的板状肌腱结构，附着于肱骨大结节上表面和内侧面。肩袖薄弱区是位于冈上肌与肩胛下肌之间的间隙。其近侧靠近肥大的喙突基底部故间隙较大，远侧逐渐变窄，在结节间沟前闭合（图2.11.1）。肩袖薄弱区处仅存在关节囊结构。

井樋先生告诉笔者："肩袖薄弱区没有肌腱结构支撑。"笔者立刻就追问："由于没有肌腱，是不是很容易破裂？"井樋先生回答说："不是，局部很结实。"因而那时觉得"薄弱区没有肌腱相对薄弱，竟然不容易破裂"是很不可思议的事情。

仔细思考一下人体有很多关节囊，但从没有听过"关节囊破裂了很痛"的说法。

在肩关节，由于一定厚度的肩袖收缩、伸展，使肱骨头发生转动易发生疼痛。也就是说，在喙肩弓和肱骨头之间受到"冲击，摩擦"的肌腱结构容易出现损伤。

肩袖薄弱区近侧由于有圆形肥大的喙突基底部，冈上肌和肩胛下肌无法靠近。如果没有肩袖薄弱区存在，前两者相互靠近融合在一起会怎么样呢？局部会失去弧度，肩袖结构扭曲，肩关节活动范围受限。

肩袖薄弱区可以说是肩袖能够自由收缩、伸展、转动的缓冲间隙。凡事如果没有余地或者缓冲，大概最后都会失败吧。

肩袖薄弱区炎和肩袖薄弱区损伤

肩袖薄弱区损伤是信原等提出的疾病概念（信原克哉：肩－その機能と臨床，第2版，医学書院，東京，1987年、初症例が詳述されている）。

肩袖薄弱区很结实，很少发生破裂，但并非不会损伤的组织结构。在以前经常进行的肩关节造影检查中，会看到造影剂在关节腔从肩袖薄弱区近侧位向上方漏出，这其实是肩袖薄弱区损伤的表现。由于喙突基底部的原因，肩袖薄弱区近侧位与肩胛下肌和冈上肌分离。

肩袖薄弱区的机械性炎症虽然会发生渗出改变，关节内压升高，但只在肩胛下滑囊闭合、关节内压无法调节时才会出现症状。关节腔呈负压状态时盂肱关节处于稳定状态。关节内压升高会使关节处于不稳定状态，肩袖构成诸肌会变得高度紧张，以防止脱位发生。这种肌肉紧张是肩痛的原因。当然，

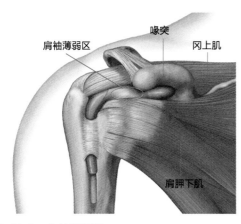

喙突
肩袖薄弱区　　　　冈上肌

肩胛下肌

图2.11.1　肩袖薄弱区

肩袖薄弱区滑膜炎本身也是造成疼痛的原因之一。据信原先生说，这种情况在棒球少年及青年人中很常见。在投球或做排球的扣杀动作时会引发同样的疼痛，压痛。在进行手臂上举时也会发生肱骨头向前下方滑动的情况。

> **相关术语**
>
> 肩胛下滑囊：肩胛下滑囊通过肩袖薄弱区卵圆孔与关节腔相通，跨越肩胛下肌上缘。
>
>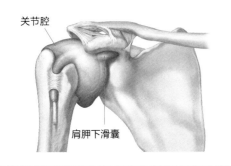
> 关节腔
> 肩胛下滑囊

MRI 诊断肩袖薄弱区炎和肩袖薄弱区损伤

利用 MRI 诊断首先要确认是否存在肩袖薄弱区损伤引发的临床症状，是否存在外旋 / 上举动作时肩关节前上方疼痛，同部位压痛，内旋位时肩关节不稳定等。

MRI 影像特点

（1）关节腔积液。

（2）肩袖薄弱区（薄弱）松弛并扩张。

（3）冈上 / 冈下肌腱无全层撕裂（关节腔与滑囊不相通，即不漏水）。

（4）调节关节腔压力的肩胛下滑囊闭合。

肩袖薄弱区松弛部位的渗出液与肩胛下滑囊渗出液只有在斜矢状位上才能鉴别（图 2.11.2）。在斜矢状位上明确肩袖薄弱区松弛与否，在轴位和斜冠状位上评估其范围。肩袖薄弱区上方松弛说明存在薄弱区炎或损伤。自肩袖薄弱区跨越肩胛下肌腱上缘向前方延伸的是肩胛下滑囊。两者都与关节腔相通。

在 MRI 图像上，肩袖薄弱区表面突出的情况很多见（图 2.11.3），这种情况定义为肩袖薄弱区炎。

肩袖薄弱区歪着外突的情况也存在（图 2.11.4，2.11.5）。这考虑是肩袖薄弱区区关节囊功能部分薄弱，存在器质性病变。这种情况定义为肩袖薄弱区损伤。

肩袖薄弱区炎和薄弱区损伤发生时，肩胛下滑囊变小或者闭合（图 2.11.6）。

（1）潜在的结构发生功能性闭合。

（2）虽然存在但是损伤愈合后随之闭合。

（3）由于发育异常肩胛下滑囊未发育。

考虑有上述可能的原因。

即使临床无症状，在 MRI 也可表现为肩袖薄弱区炎症样的改变。而且，很多病例是因为其他部位存在病变导致 MRI 上肩袖薄弱区炎。

疼痛肩患者中无肩袖撕裂或肩袖肿胀的情况很多，这里的病例中没有其他病变，而满足肩袖薄弱区炎或薄弱区损伤的 MRI 影像诊断条件〔（1）～（4）〕的，有必要先试一下信原先生针对肩袖薄弱区损伤的保守疗法。

投掷肩发生肩袖薄弱区炎的概率很高。如果满足 MRI 影像诊断条件〔（1）～（4）〕，肩袖薄弱区炎发生可能性很高，但不一定是主要病变。其他病变如关节盂唇损伤、肩关节不稳〔特发性肩不稳定（日语，动摇肩，loose shoulder）〕、肩袖部分撕裂等应注意。中老年肩袖薄弱区炎合并肩袖薄弱区挛缩概率很高。肩袖薄弱区炎导致该部位的滑膜、关节囊及滑囊纤维化造成的作为缓冲间隙的薄弱区功能丧失，称为肩袖薄弱区挛缩。

a. 喙突下滑囊和肩袖薄弱区损伤

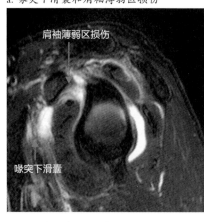

b. 肩胛下滑囊-按摩造成的外伤

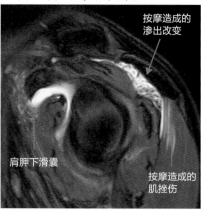

图2.11.2 利用T2加权像斜矢状位断面分辨渗出改变部位

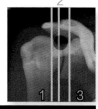

a. 压脂T2加权像（斜矢状位断面）

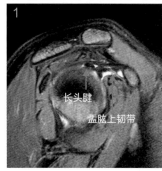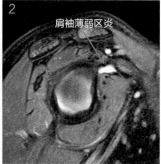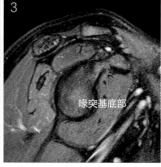

b. 压脂T2加权像（轴位断面）

c. 压脂T2加权像（斜冠状位断面）

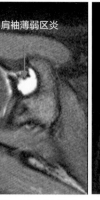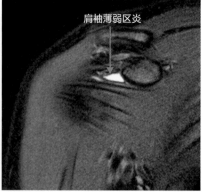

图2.11.3 肩袖薄弱区炎〔14岁，女性〕主诉：运动时疼痛，肩不稳定

打排球1年。

喙突基底部，肩袖薄弱区松弛并有积液（a2，b，c），但无肩胛下滑囊存在。无Hill-Sachs损伤，也没有肩袖撕裂、肿胀，无关节盂唇损伤

a. 压脂T2加权像（斜矢状位断面）

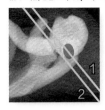 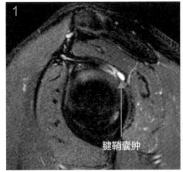 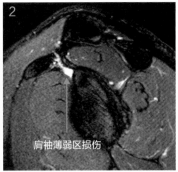

腱鞘囊肿　肩袖薄弱区损伤

b. 压脂T2加权像（轴位断面）

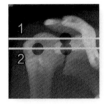 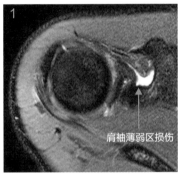 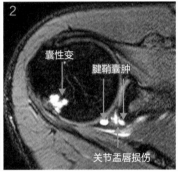

囊性变　腱鞘囊肿　肩袖薄弱区损伤　关节盂唇损伤

c. 压脂T2加权像（斜冠状位断面）

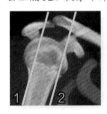 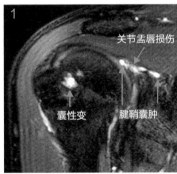 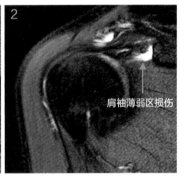

关节盂唇损伤　囊性变　腱鞘囊肿　肩袖薄弱区损伤

图2.11.4 肩袖薄弱区损伤，后上方关节盂唇损伤以及腱鞘囊肿形成〔19岁，男性〕主诉：投球时疼痛

打棒球13年。

喙突基底部，肩袖薄弱区有小的向上方突出的损伤，局部有渗出改变（a2，b1）。无肩胛下滑囊存在。后上方关节盂唇损伤位于关节腔外，外侧、内侧有小的腱鞘囊肿形成（b2，c1）。大结节背侧有关节内后上方"撞击摩擦"引发的囊性变（c1），冈下肌腱无损伤。这样的关节内后上方撞击摩擦，和后上方关节盂唇直接被大结节夹击造成的内后上方挤压是不同病变。腱鞘囊肿自身造成肩胛上神经压迫不出现症状。

肩袖薄弱区积液向上方突出作为损伤表现（c2），可与图2.11.3c的肩袖薄弱区炎对比观察

放射科医师的 疑惑

也有整形外科医师对于肩袖薄弱区损伤不了解，不认识。但由于影像表现很有特点，如果临床症状明确，就可以诊断肩袖薄弱区炎和肩袖薄弱区损伤。

虽然肩袖薄弱区损伤和肩袖薄弱区炎的定义简单明确，但由于病情是连续发展的，并不是所有病变都能明确的区别开的。

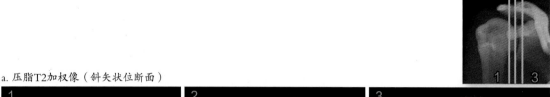

a. 压脂T2加权像（斜矢状位断面）

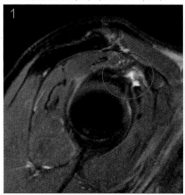 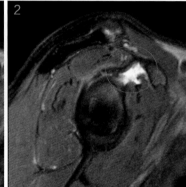 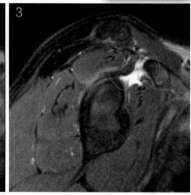

b. 压脂T2加权像（轴位断面）

长头腱

c. 压脂T2加权像
（斜冠状位断面）

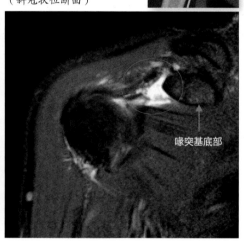

喙突基底部

图2.11.5 肩袖薄弱区损伤〔48岁，女性〕主诉：运动时疼痛

在楼梯打滑肘部撑地，5个月后MRI检查。
a. 肩袖薄弱区损伤，1—外侧，2—中央，3—内侧。
b. 关节内长头腱水平。
c. 喙突基底部。
肩袖薄弱区上方有积液填充，形态不定（蓝圈），没有看到肩胛下滑囊，无肩袖撕裂或肿胀

参考文献

1) 信原克哉：肩－その機能と臨床．第3版，医学書院，2001年．

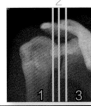

a. 压脂T2加权像（斜矢状位断面）

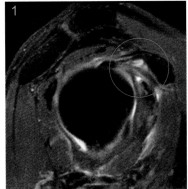

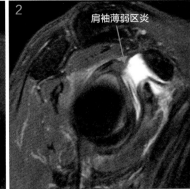

肩袖薄弱区炎

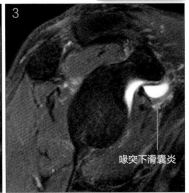

喙突下滑囊炎

b. 压脂T2加权像（轴位断面）

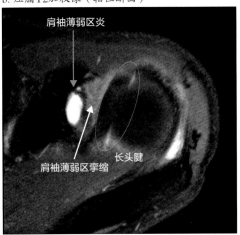

肩袖薄弱区炎

肩袖薄弱区挛缩

长头腱

c. 压脂T2加权像（斜冠状位断面）

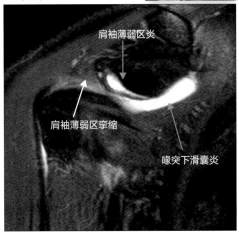

肩袖薄弱区炎

肩袖薄弱区挛缩

喙突下滑囊炎

图2.11.6　肩袖薄弱区炎，合并肩袖薄弱区挛缩〔45岁，男性〕主诉：活动范围受限

8个月前摔倒后，肩部疼痛，随后疼痛减轻但出现关节活动范围受限。
a1. 肱二头肌长头腱起始部水平肩袖薄弱区挛缩。
a2. 关节盂唇水平肩袖薄弱区炎。
a3. 关节窝内侧肩袖薄弱区炎。
b. 关节窝上缘水平肩袖薄弱区炎，肩袖薄弱区挛缩。
c. 喙突起始部水平肩袖薄弱区炎，肩袖薄弱区挛缩。
　　肩袖薄弱区根部肩袖薄弱区炎，外侧肩袖薄弱区滑膜炎，脂肪组织炎伴有纤维化（压脂T2灰色信号）与长头腱相延续（a1，b，c）。考虑疼痛伴活动范围受限的肩袖薄弱区炎，挛缩性肩袖薄弱区炎发作

2.12 运动障碍肩

肩部运动外伤和运动障碍

运动造成的特有的病变包括运动外伤和运动障碍。运动外伤是运动中单一外力造成的损伤，如脱位、骨折、挫伤、肌腹／肌腱断裂等。运动障碍则是在各种运动中反复进行特定的动作造成的损伤，在肩部大家最常见的就是棒球运动选手的"投掷肩"。近来由于铁人三项运动项目普及，游泳的人增多，因而"游泳肩"开始增多。

投掷肩多数情况下是，外展外旋时肱骨头、肌腱和关节盂挤压摩擦，造成肩袖关节囊侧损伤、关节盂唇损伤；再者，肱二头肌长头腱（以下，长头腱）牵拉相关的后上方关节盂唇损伤（SLAP 损伤）、后下方关节囊和关节盂唇牵拉造成的 Bennett 损伤、关节囊韧带过度伸展造成的关节不稳等。

游泳肩最常见的是上肢轮转动作时肩峰和大结节、肩袖摩擦造成出现疼痛的肩峰下滑囊炎、肩袖肌腱炎。而且由于被动的过度运动导致关节不稳等。

诸如此类运动特有的造成功能障碍的运动障碍病变，不得不针对每个病变进行单独诊断、治疗和预防。

投掷肩

这里所说的投掷肩（throwing shoulder）最初是指，棒球运动员由于投球时肩部疼痛而到医院就诊，进行 MRI 检查的病例。机械性炎症造成的肩袖肿胀，与喙肩弓撞击摩擦产生疼痛（也就是所谓的肩峰下撞击综合征），这并不难想象，但是最开始看到的影像改变并不是这样。来院就诊的棒球运动员多数疼痛存在时间较久，或已经退出棒球运动。被称为投球手的运动员，都是具有极佳肩峰下间隙，投球姿势也是极其优秀（图 2.12.1），投球障碍多数是以关节盂唇损伤开始的关节内异常。

投石的动作虽然自古就有，但人类的肩关节并不是为了能够进行连续投掷而构造的。观察棒球的投球动作，是在外展位不合理地加上外旋或内旋的动作。投球动作本身可以说是肩关节的终极酷刑。也就是说棒球训练正在伤害青少年的肩膀。

排球、网球、游泳等所有的上肢下旋的运动，都有可能产生类似投球障碍的损伤。年轻时机体修复能力尚可，适当制动、固定能够减轻障碍肩损伤，更长久的享受运动的快乐。

后上方关节盂唇损伤（SLAP损伤）

● 病变

关节盂唇损伤中后上方部位发生的概率是最高的，一般用 SLAP 病变进行标注诊断。SLAP 是 superior labrum both anterior and posterior 的简写，有些意义不明确。

SLAP 发音简单，还有"啪的一声叩击"的意思，这很符合肩外科医师的心意。仅就命名而言很不错。

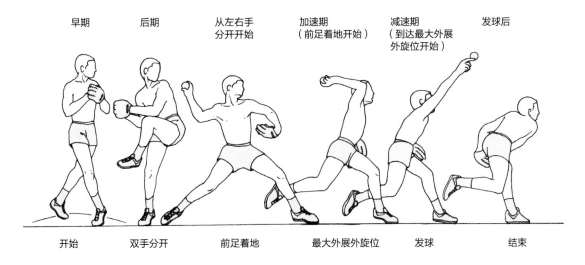

早期　　　　后期　　　　从左右手　　　加速期　　　　减速期　　　　发球后
　　　　　　　　　　　　分开开始　　（前足着地开始）（到达最大外展
　　　　　　　　　　　　　　　　　　　　　　　　　外旋位开始）

开始　　　　双手分开　　　前足着地　　　最大外展外旋位　发球　　　　结束

图2.12.1　投球动作

　　投球动作早期身体开始扭转，握球侧手上举过头，挥臂进入加速期的准备阶段。到达最大外展外旋位，上肢急速地将向前方移动的速度减下来。加速期施加在肱骨头上的力量为300牛顿，减速期施加向后的力量为400牛顿。发球的瞬间进行急速的力量转换，使得肱骨头在前后方向运动

　　但是，前上方盂唇损伤概率非常低。该部位盂唇下孔（sublabral hole）、盂唇缺损合并盂肱中韧带肥大（Buford complex）等正常变异也时有发生。该部位即使没有盂唇功能也不会出现障碍。外展外旋位时，肩胛下肌腱上缘向关节窝前上方移动，保证该部位的稳定性。

　　上方关节盂唇与长头腱起始部大部分相连，肌腱纤维束自身也与后上方盂唇相连。前上方盂唇较后方盂唇纤细，SLAP损伤的主体很少发生于前上方盂唇。发生在后上方盂唇损伤的原因是，长头腱造成的牵拉剥离，肱骨头的挤压摩擦，关节盂和肱骨头直接的夹击或者碾压等。

　　长头腱一部分从大小不一的盂上结节起始。喙肩弓，特别是喙突明显突出的部分，对于关节盂唇的稳定起到的作用很少。

　　重要的事情是，关节盂唇单纯的剥离并不会产生疼痛，投球动作只有在进一步刺激关节盂唇的情况下才会产生疼痛。长头腱有可能与关节盂唇损伤有关，但是SLAP损伤终究还是关节盂唇自身的损伤。Snyder的图解过度强调了长头腱的作用，笔者最初也有误解。

● MRI所见（图2.12.2，2.12.3）

　　后上方盂唇损伤（SLAP损伤）在T2加权像上或压脂T2加权像上进行诊断。轴位上关节盂唇水平和斜冠状位背侧关节盂唇水平两个方向上，能够对后上方关节盂唇撕裂，通过内部液性T2高信号进行诊断。

　　鉴别诊断有关节盂唇下隐窝（sublabral recess）（图2.12.4），后者是关节盂唇和关节软骨间的生理性间隙。当然，投球、发球、进攻时出现运动痛时，判断间隙存在要先以MRI诊断为准。即使发生反复肩关节脱位的运动员也常常出现上方关节盂唇下间隙增大的情况，但出现运动痛的情况很少。

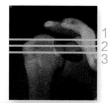

a. 压脂T2加权像（轴位断面）

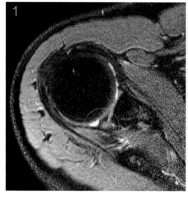 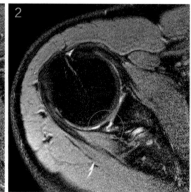 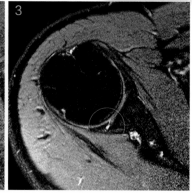

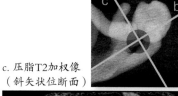

b. 压脂T2加权像（斜冠状位断面）

c. 压脂T2加权像（斜矢状位断面）

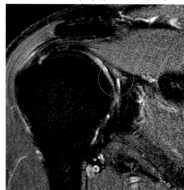 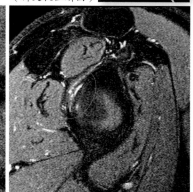

图2.12.2 后上方关节盂唇损伤（SLAP损伤）〔32岁，男性〕主诉：用力挥臂时疼痛

　　打棒球20年。

　　后上方关节盂唇内撕裂，内可见积液（effusion）（高信号）填充（蓝圈）。造成疼痛的原因主要是存在机械性炎症，多数情况下伴有渗出改变。投掷肩"关节内后上方撞击摩擦"发生的大结节背侧骨性损伤在本例中并未发现。关节盂唇直接被夹在肱骨头和关节盂之间，从而发生关节盂唇损伤

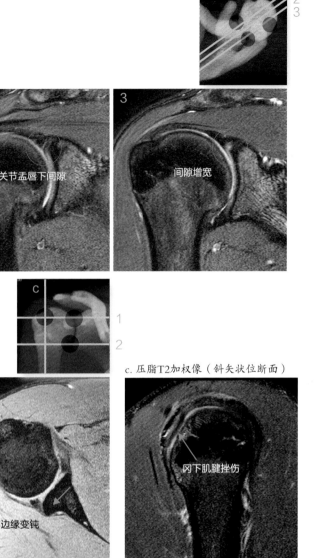

a. 压脂T2加权像（斜冠状位断面）

1 前方损伤

2 关节盂唇下间隙

3 间隙增宽

T2*加权像
（轴位断面）

b. 压脂T2加权像（轴位断面）

1 前方损伤

骨性侵蚀

后方间隙增宽

2 边缘变钝

c. 压脂T2加权像（斜矢状位断面）

冈下肌腱挫伤

图2.12.3 前后向上方关节盂唇损伤（SLAP损伤）〔16岁，男性〕主诉：发球时疼痛

　　打棒球7年（投球手）。

　　前上方关节盂唇撕裂（囊肿形成），上方关节盂唇的盂唇下间隙、后上方关节盂唇的盂唇下间隙增宽。大结节背侧骨性损伤，冈下肌腱关节侧肌腱挫伤，关节窝后下方变钝（slant appearance），很可能是前上方、后上方关节盂唇损伤造成的疼痛。大结节背侧、冈下肌腱关节侧发生关节内后上方撞击摩擦。边缘变钝是做发球动作时肱骨内后方打滑伴随的改变。在这个病例中出现前上方关节盂唇损伤的SLAP损伤很少见。T2*加权像上骨结构轮廓十分清晰

a. T2加权像（斜冠状位断面）

b. 压脂T2加权像（斜冠状位断面）

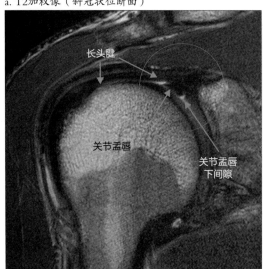

长头腱

关节盂唇

关节盂唇
下间隙

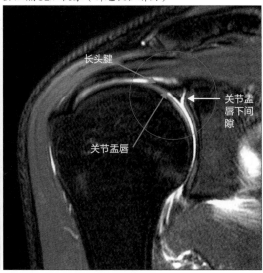

长头腱

关节盂唇

关节盂
唇下间
隙

图2.12.4 关节盂唇下隐窝（sublabral recess）。a和b都是复发性肩关节脱位的特别案例

MR-关节造影。

a. 斜冠状位断面T2加权像无压脂，观察到正常的关节盂唇下间隙。

b. 斜冠状位断面T2加权像合并压脂，可观察到关节盂唇下间隙增宽（白箭）

相关术语

关节盂唇下隐窝（sublabral recess）（图 2.12.4）

盂唇在关节盂附着处，上方较疏松，盂唇与关节软骨之间间隙称为盂唇下隐窝。下方盂唇与关节盂-关节软骨紧密附着。

附着于关节盂前方的盂肱中韧带在 MRI 轴位断面上呈圆片样恰如关节盂唇损伤样表现。正常变异情况如盂唇游离、盂唇缺损合并盂肱中韧带肥大在 MRI 轴位断面的表现与关节盂唇损伤类似。

盂唇旁囊肿
（图2.12.5~2.12.8）

通常腱鞘囊肿是在手、足等小关节旁发生的囊肿，内有胶冻样液体积聚。肩关节的腱鞘囊肿也是充满胶冻样液体。

肩关节的腱鞘囊肿必定与关节盂唇损伤相关。形态类似膝关节半月板囊肿，关节盂唇损伤与关节腔外的腱鞘囊肿存在交通。关节盂唇损伤与关节腔同时存在交通的情况很

相关术语

填充（filling-in）：无论是肩袖撕裂还是关节盂唇损伤都会造成缺损。消失的结构就会看不到。多数情况下疼痛性关节内病变都伴有渗出改变，填充于局部缺损区。渗出改变在压脂 T2 加权像上表现为非常高的信号。

图像上后方关节盂唇（低信号）损伤缺损部就有高信号的渗出液填充（filling-in）。

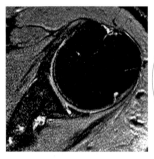

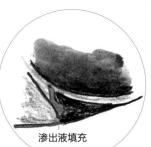

渗出液填充

少。如果与关节腔相通，那么胶冻样物质的积聚就比较困难。

因后上方关节盂唇损伤导致的腱鞘囊肿发生概率最多。囊肿内积液不断积聚可一直到达肩胛冈外缘，如果压迫肩胛上神经，会导致冈下肌萎缩，甚至有时出现神经源性水肿（图 2.12.5；2.12.7a1，a2；2.12.7c）。

腱鞘囊肿切除时不需要进行关节盂唇

损伤的修复。手术时将肩胛下横韧带切除的话，即使腱鞘囊肿复发也不会压迫肩胛上神经。在 MRI 图像上，关节囊就像是关节腔内外的一扇推拉门，手术时仿佛进入另一个世界。手术时才能够观察术野的表面解剖，但在 MRI 图像上能够对被检查部位间隔数毫米进行全面的分层观察。

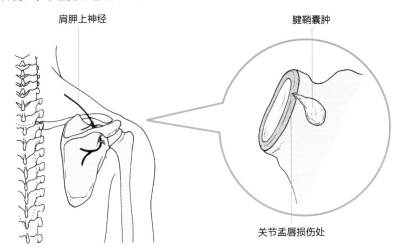

图2.12.5 腱鞘囊肿

专栏

腱鞘囊肿（关节盂唇旁囊肿）和关节盂唇损伤

在骨外科中提到腱鞘囊肿就会想到手、足关节等处的皮下肿物，穿刺抽吸其内容物是胶冻样物质。曾经认为肩部腱鞘囊肿也是同样的病理改变。但是欧美文献中腱鞘囊肿是指关节盂唇旁囊肿。的确在 MRI 图像上肩关节腱鞘囊肿是因关节盂唇损伤后逐渐延伸发展而来的病变。肩关节的腱鞘囊肿是由关节腔"外"的关节盂唇损伤发展而来。腱鞘囊肿在冈盂切迹处压迫肩胛上神经的话会导致冈下肌萎缩。手术时将肩胛下横韧带切除后，即使腱鞘囊肿再次复发也不用担心肩胛上神经的压迫问题。一般被称为 SLAP 损伤并造成投球疼痛的是关节腔"内"后上方关节盂唇损伤。关节盂唇旁囊肿也最常与后上方关节盂唇损伤并发。也就是说，后上方关节盂唇无论是关节腔"内"还是关节腔"外"都同样容易受到损伤。肱骨头和

关节盂将关节盂唇夹在其中，关节腔内外两方面都能解释得通。造成腱鞘囊肿的关节盂唇损伤，如果增大就与关节腔相通。关节盂唇损伤即使与呈负压的关节腔相通，腱鞘囊肿不缩小的话，它应该是起到了一个单向阀的作用。

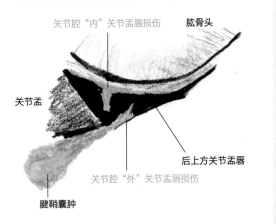

专栏

观察到不存在的结构消失，但眼见未必为实

利用关节镜观察腋隐窝时，能看到后带。但这只是表面存在的皱褶。但是《肩关节磁共振诊断》载入了这个后带的断面图解。他们并没有注意到他们只是看到了表面现象而已。这个图解给放射科医师造成了误解。甚至还有后带的组织学图片。这是将图解和病理组织图巧妙放大处理以致产生误解。虽然具有洞察力的人们会注意到这个错误，但是权威的教课书中收入这样的错误信息影响太恶劣。放射科专业文章（学术论文）虽然是以手术或者病理结果为金标准，但这个标准并非绝对正确。

一般都说 SLAP 损伤很容易令人误解。镜下前上盂唇似乎就和 Snyder 的图解一样前后对称，恐怕有先入为主的观念。即使不用缝合也可以，术者已经不自觉地将前上方关节盂唇紧紧的缝合了起来。

笔者的专业是影像诊断，最开始时是将图像从头看到尾，一个角落也不放过。然后被训斥"观察患者所有的图像""要好好阅读患者的病历记录"，最后是"好好看一下患者"——接受了这样的一系列的临床培训，现在想来如今是多么幸运的时代。用简单的心坦然虚心地观察图像，收集一切有益的信息和知识。这种可能相互矛盾的做法仍在继续。如果持之以恒的话，据说能够促进一位相信自己所看到的影像医师不断成长。

肱二头肌长头腱与后上方关节盂唇相互连续。半数以上的病例前上方盂唇较后上方盂唇小。前上方盂唇的缺损，或者说形态不规则超过 30%。前方盂唇与后方盂唇相同厚度者不足 10%。

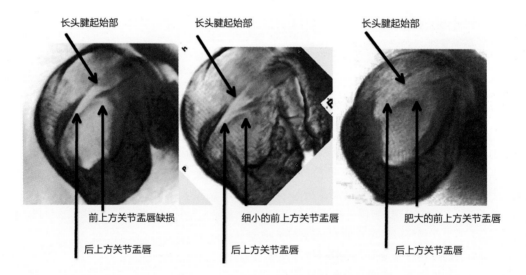

MR-关节造影，三维图像处理、3D-SPGR扫描、容积重建法（volume rendering）

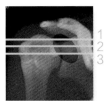

a. 压脂T2加权像（轴位断面）

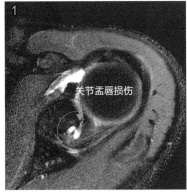
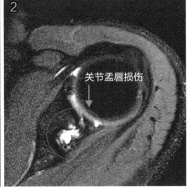
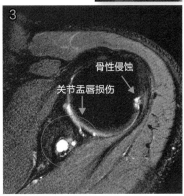

关节盂唇损伤

关节盂唇损伤

骨性侵蚀
关节盂唇损伤

b. 压脂T2加权像
（斜冠状位断面）

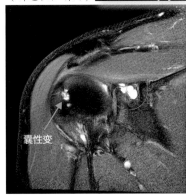

囊性变

c. 压脂T2加权像（斜矢状位断面）

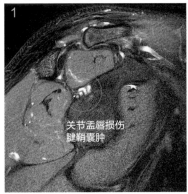
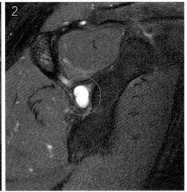

关节盂唇损伤
腱鞘囊肿

图2.12.6　后上方关节盂唇损伤，腱鞘囊肿〔30多岁，男性〕主诉：发球时痛

打棒球25年。

后上方关节盂唇损伤（蓝圈），肩胛颈处腱鞘囊肿（c），后者与关节腔相通。大结节背侧有关节内后上方撞击摩擦相伴的小的骨性侵蚀（a3，b）和囊性变（cyst）

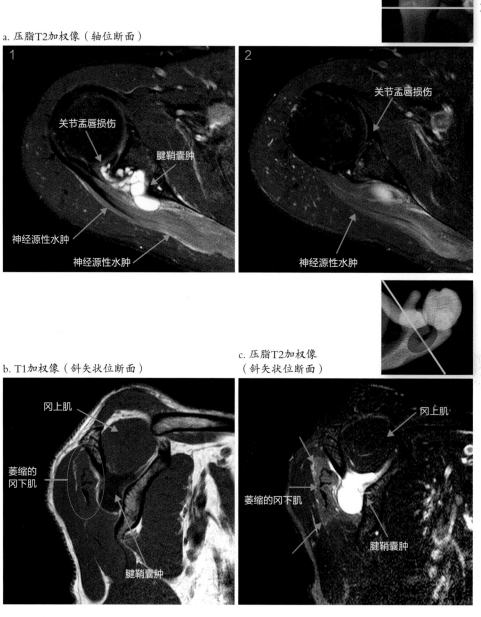

a. 压脂T2加权像（轴位断面）

1

关节盂唇损伤

腱鞘囊肿

神经源性水肿

神经源性水肿

2

关节盂唇损伤

神经源性水肿

b. T1加权像（斜矢状位断面）

冈上肌

萎缩的冈下肌

腱鞘囊肿

c. 压脂T2加权像（斜矢状位断面）

冈上肌

萎缩的冈下肌

腱鞘囊肿

图2.12.7　后上方关节盂唇损伤，腱鞘囊肿〔40岁，男性〕主诉：静息痛

　　后上方-后方关节外关节盂唇损伤（a），蜿蜒发展的腱鞘囊肿（压脂T2高信号，T1低信号）越过肩胛颈继续向下方内侧延伸（b）。还发现冈下肌神经源性水肿（压脂T2高信号，T1低信号）和肌萎缩（b）。通常冈上肌和冈下肌断面面积大致相等，在这里与冈上肌相比，冈下肌断面面积明显萎缩

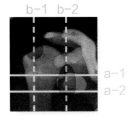

a. 压脂T2加权像（轴位断面）

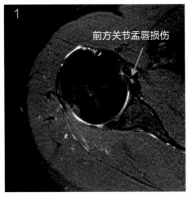
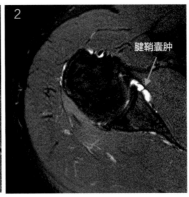

前方关节盂唇损伤

腱鞘囊肿

b. 压脂T2加权像（斜矢状位断面）

c. 压脂T2加权像（斜冠状位断面）

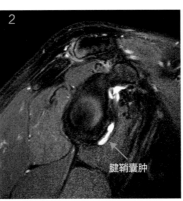
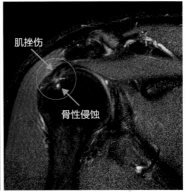

肌挫伤

骨性侵蚀

腱鞘囊肿

肌挫伤

骨性侵蚀

图2.12.8　Ganglion（腱鞘囊肿）〔42岁，男性〕主诉：发球时疼痛

少年棒球教练。网球发球时受伤。
压脂T2加权像。
发现前方关节盂唇损伤（a1），向下方内侧延伸的腱鞘囊肿（a2，b2）。
发生在前方的腱鞘囊肿虽然很少见，但仍可能发生。
关节内后上方撞击摩擦，冈下肌腱关节侧肌腱挫伤，大结节背侧的骨性侵蚀（b1，c）

关节内后上方推挤摩擦
（图2.12.12，2.12.13）

● 肩胛骨平面（图2.12.9）

包含肩胛骨的平面称为肩胛骨平面。肱骨在肩胛骨平面内时，肱骨头在平行关节窝方向既没有内收（屈曲）也没有外展（伸展）。在该平面内的上举或下垂动作被称为scaption，在关节窝前后方向上靠近中间位置附近能够进行比较稳定的动作。棒球选手如果能利用肩胛平面进行上举－下垂、内旋－外旋动作的话，有可能完成效率更高，给肩关节负荷更小的投球动作。

● 零点位置（图2.12.10）

肩胛骨平面内肱骨头与关节窝上下方向垂直的位置称为零点位置。在这个位置上肱骨头 – 关节窝间的力会完全输出，最大程度减少肱骨头从关节窝滑脱（slipping）的情况。发球时如果采用零点位置的话，能够更有效率，完成对肩关节最小负荷的投球动作。不仅是投球，所有的运动动作都希望能够有效利用肩胛骨平面和零点位置。

● 关节内后上方"撞击"（internal posterior superior impingement）（图2.12.11）

投球运动虽然是涉及全身的运动，从肩关节外展外旋开始（图 2.12.11a ~ c），然后进行急剧的内旋动作将球发出（图 2.12.11d）。假定肩关节外旋，急剧的内旋动作（图 2.12.11b, c, f）在零点位置上进行的话，如图 2.12.11e-g-i 所示肱骨头在关节窝上旋转反复运动。投掷肩在大结节背外侧常常出现一些骨病变（骨髓水肿、软骨下囊肿，骨性侵蚀）（图 2.12.11i 蓝色部分）。这种情况是没能完美的利用肩胛骨平面，肱骨头不断撞击摩擦关节窝后上方从而产生的骨病变。投球动作时如果不能在关节窝上很好的回旋，就会变成水平外展位（图 2.12.11d）。甚至肱骨头会以关节窝后上方作为支点，（图 2.12.11e）这样的话，大结节背外侧就会产生骨性侵蚀。虽然此处应该有柔软的关节盂唇存在，但在坚硬的骨作用下会受到很严重的损伤。投掷肩不仅仅在大结节背外侧有损伤，冈下肌腱关节侧也常常发生肌腱挫伤。这被称为"关节内后上方撞击"。不止棒球投球，像网球的发球动作等反复挥动肩膀的动作（上肢过顶运动）也会出现类似的病变。肱骨头从关节窝开始施力向前方移位同时对这个支点位置进行挤压摩擦，力度加重的话还会同时对前上方关节囊的肩袖薄弱区施加压力。因此，会发生肩袖薄弱区炎或盂肱上/中韧带损伤。大结节背外侧骨性侵蚀造成冈下肌腱附着脱落，骨性侵蚀累及内侧面的话除失去冈下肌腱附着，还会造成肌腱关节侧部分断裂。这种情况很容易造成层间剥离（delamination），牵拉内陷。

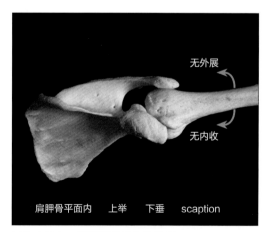

图2.12.9　肩胛骨平面上的肱骨

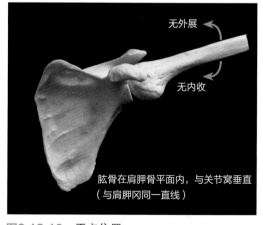

图2.12.10　零点位置

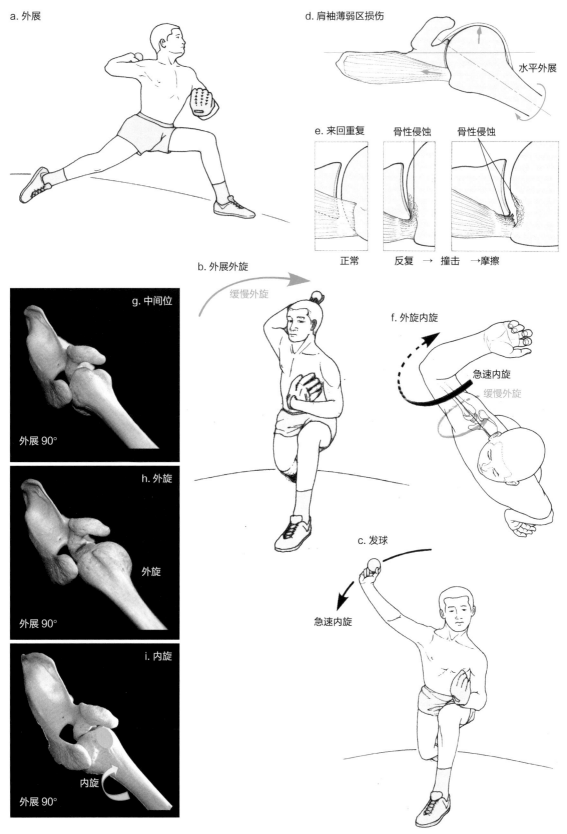

a. 外展

d. 肩袖薄弱区损伤

水平外展

e. 来回重复　骨性侵蚀　骨性侵蚀

正常　反复 → 撞击 →摩擦

b. 外展外旋

缓慢外旋

f. 外旋内旋

急速内旋

缓慢外旋

g. 中间位

外展 90°

h. 外旋

外旋

外展 90°

i. 内旋

内旋

外展 90°

c. 发球

急速内旋

图2.12.11　关节内后上方"撞击"（impingement）

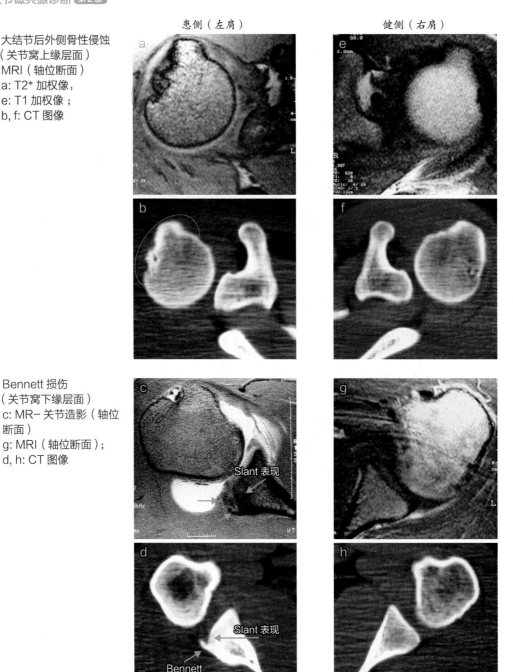

患侧（左肩）　　　　健侧（右肩）

大结节后外侧骨性侵蚀
（关节窝上缘层面）
MRI（轴位断面）
a: T2* 加权像，
e: T1 加权像；
b, f: CT 图像

Bennett 损伤
（关节窝下缘层面）
c: MR- 关节造影（轴位
断面）
g: MRI（轴位断面）；
d, h: CT 图像

图2.12.12 大结节后外侧的骨性侵蚀和伴有Bennett损伤的Slant表现

投掷肩患者健侧和患侧的MRI及CT图像。a，b. 在通常出现大结节后外侧骨性侵蚀的位置外侧靠前，发现肱骨凹陷骨折。c，d. 通常呈锐角改变的关节盂后下方倾斜变钝，该处透明软骨增厚，在其背侧可发现Bennett损伤的骨刺。边缘变钝和Bennett损伤都位于关节腔"外"

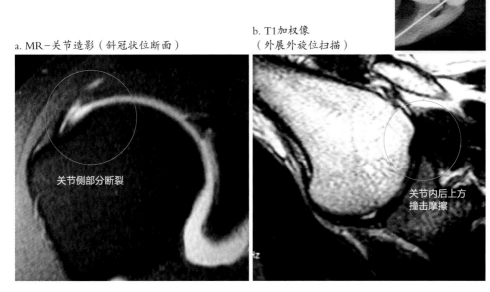

a. MR-关节造影（斜冠状位断面）

b. T1加权像
（外展外旋位扫描）

关节侧部分断裂

关节内后上方
撞击摩擦

图2.12.13 冈上肌腱和冈下肌腱关节侧部分断裂〔28岁，男性〕主诉：投球时疼痛

棒球投球手。
冈上肌腱和冈下肌腱交叠处关节侧部分断裂（a-蓝圈）。冈上肌腱和冈下肌腱交叠处存在上方关节盂唇损伤，关节窝的撞击摩擦（b-蓝圈）。此后该患者没有中止打棒球，在35岁前就发生了肩袖的全层撕裂

Slant表现和Bennett损伤
（图2.12.14~2.12.17）

棒球投手的关节窝后下方出现的骨刺称为 Bennett 损伤，被认为是关节囊造成的牵拉性骨刺（traction spur）。正常关节窝无论哪个部位都是锐角向外，但是投掷肩的后下方边缘变钝（Slant appearance），此处关节盂唇／透明软骨变得肥厚（Slant，即平缓的斜面）。

据笔者们观察大部分的投掷肩（85%）都有边缘变钝（Slant 表现）。这个改变可能是处于成长期的棒球少年运动员，由于反复进行投球运动产生的，很可能是这部分被肱骨头磨损从而变成圆钝。发球时，肱骨的轴在肩胛骨平面内，如果不能处于与关节窝平面

垂直的零点位置（图 2.12.10）的话，肱骨头就容易从关节窝滑脱。再者，即使影像诊断的领域，也能看出 Slant 表现是肩关节后下方不稳定性的结果。

Bennett 损伤的骨刺，沿着 Slant 表现的背侧可以观察到。该处关节囊和骨膜连接处剥离，认为在出血部位生出骨刺。Slant 表现在大多数投掷肩患者中都能够观察到，而 Bennett 损伤（骨刺）只在具有 Slant 表现患者中一小部分人群中发病。Slant 表现自身不会直接成为疼痛的原因。但是，出现 Slant 表现意味着，不能够很好的发挥肩胛骨功能，不能在理想的零点位置进行发球。因而，应接受投球姿势的指导才能够进行更漂亮的发球，同时预防并治疗投掷肩。

运动通常会造成外伤，年轻人在成长期反复的给骨关节施加负荷，从而产生特有的损伤。守护选手的生命同时应使其避免在运动生涯结束后留下后遗症，运动员应接受到适合的运动指导。处于人道主义考虑，不建议进行大联盟赛训练。

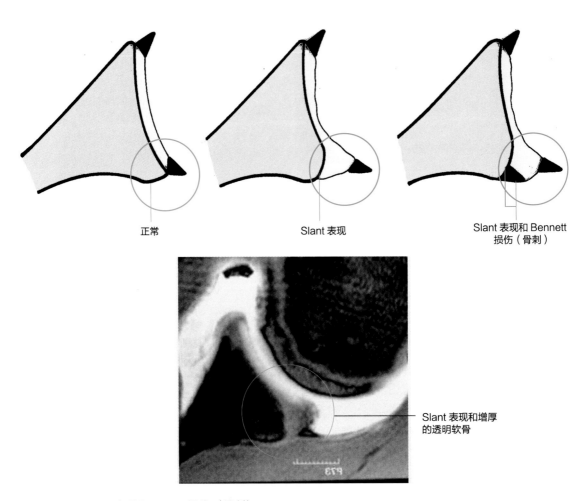

正常　　　　　　　　　　Slant 表现　　　　　　　　Slant 表现和 Bennett
　　　　　　　　　　　　　　　　　　　　　　　　　　损伤（骨刺）

Slant 表现和增厚
的透明软骨

图2.12.14　Slant表现和Bennett损伤（骨刺）

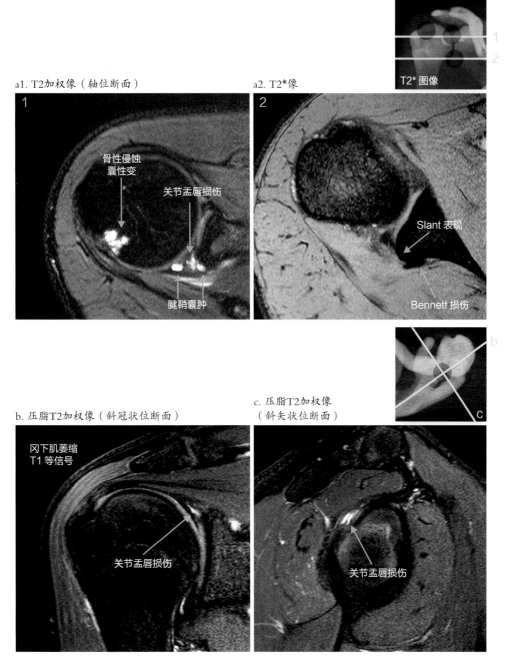

a1. T2加权像（轴位断面）

a2. T2*像

T2* 图像

骨性侵蚀
囊性变

关节盂唇损伤

腱鞘囊肿

Slant 表现

Bennett 损伤

b. 压脂T2加权像（斜冠状位断面）

c. 压脂T2加权像
（斜矢状位断面）

冈下肌萎缩
T1 等信号

关节盂唇损伤

关节盂唇损伤

图2.12.15 投掷肩，后上方关节盂唇损伤（**SLAP**损伤）〔20岁，男性〕主诉：用力挥臂发球时肩部疼痛

打棒球13年。

关节内后上方，由于撞击摩擦导致大结节背侧骨性侵蚀，囊性变（a1）。

就如本例所见斜冠状位断面上，由于关节盂唇损伤在关节盂唇长轴上出现撕裂（b）。该损伤合并腱鞘囊肿（a1）。关节软骨与关节盂唇间间隙扩大，很可能存在盂唇下隐窝（sublabral recess）。〔出现Slant表现和Bennett损伤，是由于发球时肱骨头在关节窝打滑（slipping）造成的〕

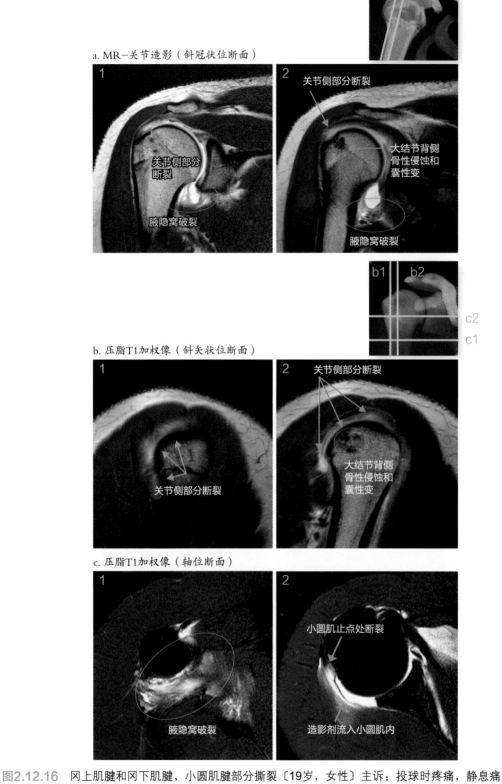

a. MR-关节造影（斜冠状位断面）

关节侧部分断裂

关节侧部分断裂

大结节背侧骨性侵蚀和囊性变

关节侧部分断裂

腋隐窝破裂

腋隐窝破裂

b. 压脂T1加权像（斜矢状位断面）

关节侧部分断裂

关节侧部分断裂

大结节背侧骨性侵蚀和囊性变

c. 压脂T1加权像（轴位断面）

小圆肌止点处断裂

腋隐窝破裂

造影剂流入小圆肌内

图2.12.16 冈上肌腱和冈下肌腱，小圆肌腱部分撕裂〔19岁，女性〕主诉：投球时疼痛，静息痛

打垒球7年。恐惧试验（apprehension test）阳性，有肩关节不稳

小圆肌水肿（图2.12.18）

小圆肌水肿（压脂T2高信号）常常在肌肉发达的运动达人身上发现。患者肯定是非常粗犷有男子汉味道的男性。小圆肌由腋神经的分支支配。腋神经在小圆肌、肱骨颈、大圆肌、肱三头肌长头腱围成的被称为 quadrilateral space（四边孔）的间隙中通过。腋神经虽然也向三角肌分支，但从未遇到三角肌被诊断为运动障碍的病例。再者，MRI上小圆肌水肿和临床症状到底有怎样的关联并不是很明确。小圆肌水肿很可能是导致腋神经损伤的广义上四边孔综合征（quadrilateral space syndrome）的症状表现之一。Bennett 损伤中也有发现，但是偶然单发的可能性也有。

> **相关术语**
>
> 盛放 (Blooming)：钙盐沉积基本上都表现为低信号。采用磁化率伪影很强的T2*序列进行扫描的话，这个低信号会更加明显的被看到。这种现象称为盛放。Bloom 有开花，盛开的意思。

肱骨近端骺线分离（图2.12.19）

Little leaguers shoulder（小联盟肩），是指小学高学年至初级中学的棒球少年发生的肱骨近端骺线分离，患者会有疼痛、压痛。X线平片上左右两侧对比，患侧骺线较健侧明显分离，从而得出诊断。过度的投球运动造成骺线愈合延迟并发生损伤。X线上改变相当于肱骨近端骨折 Salter-Harris 分类的Ⅰ型。

[佐志隆士]

a. 压脂T2加权像（轴位断面）

b. MR-关节造影，压脂T1加权像（轴位断面）

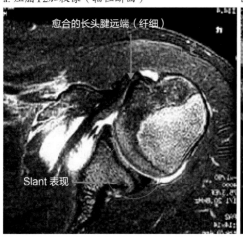
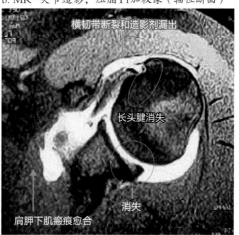

图2.12.17 消失的Slant表现〔13岁，男性〕

高水平的投球手在足球比赛中受伤。这是一个美国的病例。

a：受伤4天后。图像上看到Slant表现和骨刺表现。骨刺向内后方延伸，与Bennett损伤时的牵拉性骨刺不同。在图像中虽然观察到肩胛下肌断裂和血性渗出液（effusion），喙突骨折是主要的肩关节外伤。

b：在a后大概1年进行MR-关节造影。因静息痛及运动时疼痛而就诊。临床诊断为不稳定肩和滑囊炎。在此次MRI图像上1年前观察到的边缘变钝显示不清。可能是运动量明显减少的原因，但是骨的重塑速度还是很让人吃惊。果然年轻就是好。覆盖结节间沟的横韧带断裂，关节腔内注入的造影剂从该处漏出。而且肩胛下肌处可见瘢痕形成，皮下脂肪层增厚（a，b双箭头）。患者由于不运动变胖了

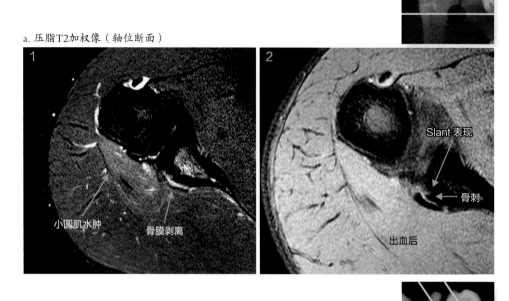

a. 压脂T2加权像（轴位断面）

小圆肌水肿　骨膜剥离

Slant 表现

骨刺

出血后

b. 压脂T2加权像（T2*斜矢状位断面）

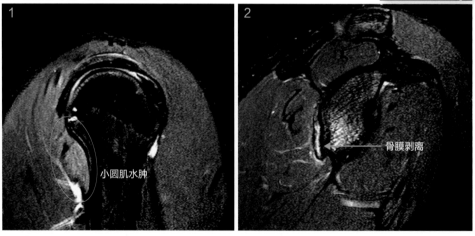

小圆肌水肿

骨膜剥离

图2.12.18 　投掷肩，Bennett损伤，小圆肌水肿〔17岁，男性〕主诉：发球时疼痛

打棒球9年。
轴位同一层面，Bennett损伤的骨刺（a2），与关节囊相连的骨膜剥离（a1，b2），小圆肌水肿（a1，b1）。
T2*像上骨膜剥离处低信号很明显。这就是盛放现象（含有铁成分的出血后改变）

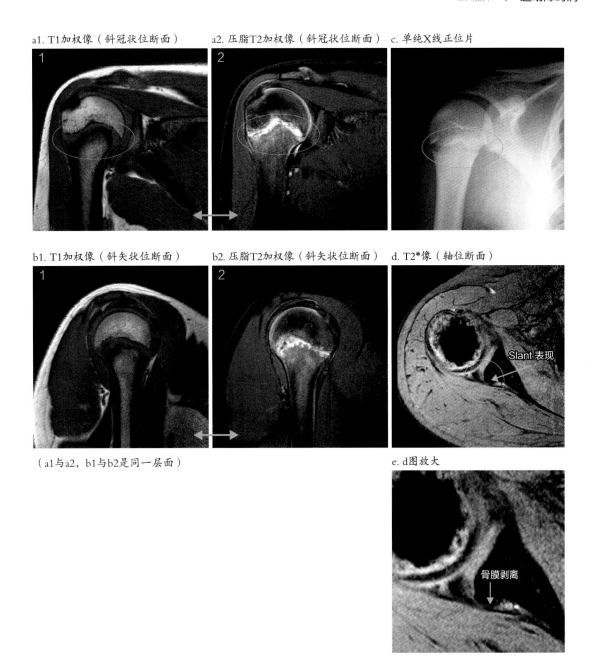

a1. T1加权像（斜冠状位断面）　　a2. 压脂T2加权像（斜冠状位断面）　　c. 单纯X线正位片

b1. T1加权像（斜矢状位断面）　　b2. 压脂T2加权像（斜矢状位断面）　　d. T2*像（轴位断面）

Slant 表现

（a1与a2，b1与b2是同一层面）

e. d图放大

骨膜剥离

图2.12.19　肱骨近端骺线分离〔12岁，男性〕主诉：发球时疼痛

作为棒球接球手3年半。

斜冠状位断面，斜矢状位断面上骺线分离，压脂T2呈高信号（a2，b2）。

关节窝后下方（T2*图像，轴位断面），骨性关节盂出现Slant表现（边缘变圆钝）（d），关节囊-关节盂唇相连的骨膜剥离（e）

专栏

运动会造成身心受伤

进行运动的话发生各种外伤的概率都会增高，可以说运动是危险的。大概运动就是在对关节施加酷刑。每个人的关节一生仅此一件，没有替补。肌肉可以进行某种程度的锻炼，但是软骨、韧带、滑囊等是没有办法进行锻炼的。年轻时轻度的损伤虽然可以自行修复，但终究是损伤。越锻炼越会让这个一生仅此一件的部件变得破烂不堪。因而也可以说运动是不健康的。运动的时候如果哪里疼了，首先制动休息。如果休息也不能缓解的话，这项运动也就要放弃了。虽说年轻时如果养成做事容易放弃的习惯的话意志力会变得薄弱，但是在运动上勉强坚持的话也会成为失去自主性的原因。在运动方面发现自我实现的喜悦虽然很棒，但运动上是以"胜出"，也就是"自己优于其他人"来感受到喜悦的。运动上"人争强好胜的本性"得以升华是很棒，但是运动中也容易形成自己对他人失败完全不感到惋惜的意识倾向。当有名的轮滑选手被选为自行车竞技的奥林匹克代表比赛时，肯定有一位为了自行车竞技奉献了青春的年轻人在哭泣。失败者容易变得卑微（笔者就是很好的例子）。日本高中棒球比赛是发生肩运动障碍的聚集地，在那里投球运动员忍着疼痛在折磨肩关节。

专栏

致病原因是什么？娇贵的老年人？

在进行肩部 MRI 阅片时，发现一种病变并与临床症状恰好对应，是最理想的状态。患者主诉，临床症状都很明确，但发现不了致病原因是让人很为难的，因为这让患者很困惑。另外发现的情况太多也让人很纠结。在老年人中会发现并存肩袖撕裂、长头腱断裂、肌肉拉伤、滑囊炎、钙化性肩袖肌腱炎……即使写报告的时候也让人很烦恼。无法明确致病原因，难以制订治疗方案。需要考虑哪些是活动性病变，哪些是陈旧性病变。多数情况下陈旧性病变加重是就诊的原因。

也有一种可能，就是数种病变共同作用导致了目前的临床症状。这个社会已经不会让人再觉得过了 80 岁就可以了。65 岁的时候即使想骤然离世，以避免到 75 岁认知障碍逐渐加重，然而会有人"想杀死老年人吗"？

然而，的确如此。在八重洲诊所出诊时让笔者清楚一件事，绝不能把老年人当傻瓜。对此笔者做了深刻反省。碰到过做了漂亮美甲，精美烫发，说着"美貌就是生命"的高龄老大姐。还遇到过刚从伦敦回来，中止了香港之行的老绅士。正是这充满朝气的社会，对高尔夫、网球、游泳等充满兴趣的老人会不时出现。在八重洲诊所报告中的意见中，笔者常常写上"岁数大了，安静疗养"。但它提醒我，如果我没有倾听患者说的话，很多事情不会知道。容易变成只会看影像片子的放射科医师。

2.13 肩关节不稳

肩关节不稳是指外伤性肩关节脱位（初次）后出现的"复发性肩关节脱位"和先天性肩关节松弛即"特发性肩关节不稳定"（loose shoulder）。特发性肩关节不稳在所有的方向上都松弛，具有两面性。肱骨头脱位时但未从关节盂完全脱落的情况，定义为半脱位。

在肩不稳基础上易发生脱位，患者因担心自己会再次发生脱位而肌肉紧张以防止脱位，导致产生疼痛或肩部酸痛的情况。

复发性肩关节脱位

● 复发性肩关节脱位

复发性肩关节脱位造成的变化包括在关节盂前下方①关节囊附着处剥离或者断裂；②关节盂唇损伤（狭义的 Bankart 损伤）；③关节盂骨性缺损。上述改变统称为 Bankart 损伤（广义）。

肱骨头前下方脱位及整复，关节盂和肱骨头背侧上方撞击有时会发生肱骨头背侧凹陷性骨折，被称为 Hill-Sachs 损伤。

Bankart 损伤和 Hill-Sachs 损伤几乎是同时发生，诱发再次脱位。如此进入复发性肩关节脱位的恶性循环中（图 2.13.1）。关节内结构紊乱很大程度上类似人际关系一样，因单方面因素造成的损伤很少见，再者反复发生就会进入恶性循环。

● 复发性肩关节脱位的MRI关节造影

虽然骨性 Bankart 损伤、关节盂唇损伤、Hill-Sachs 损伤在普通 MRI 图像上也能够诊断，但关节囊的松弛程度、附着处剥离、盂肱韧带的详细评估则需要 MRI 关节造影检查（MR-arthrography，MRA）才可以。特别是关节囊（腋隐窝，肩袖薄弱区）的松弛程度及是否存在盂肱韧带肱骨附着点撕裂（humeral avulsion of the glenohumeral ligament，HAGL）只有通过 MR 关节造影才知道。

MR 关节造影是将生理盐水注入关节腔内采用 T2 加权序列扫描。生理盐水和脂肪大致呈相同的信号，故合用脂肪抑制序列会显示得更好。虽然也可以注入稀释的 Gd 造影剂进行造影，但高场强的 T2 加权序列的使用减少了上述造影剂使用的必要性。而且 T2 加权像可以获取很多张图像。3T MRI 的 T1 加权序列获取图像张数有限，故采用注入生理盐水后 T2 加权序列扫描更合适。没必要一定要采取 Gd 造影剂。尽管如此，T1 和 T2 加权像的组和序列扫描是必须的。推荐的是扫描图像张数较少的斜冠状位。采用生理盐水进行 MR 关节造影的缺点是，当滑囊内充满积液的情况下，无法与关节腔源性渗漏区别。

● MRI诊断复发性肩关节脱位（图2.13.2～2.13.6）

◆ Hill-Sachs 损伤：肱骨头背侧上部的凹陷骨折，周围骨髓水肿（图 2.13.2，2.13.6）

出现大的 Hill-Sachs 损伤，意味着有强大的外力造成了脱位。再者随着脱位次数增多，Hill-Sachs 损伤范围增大。这个 Hill-Sachs 损伤自身也会成为脱位的原因。但是，凹陷性骨折机体不能自行修复。凹陷性骨折周围骨髓水肿（压脂 T2 高信号，T1 低信号）提示既往存在脱位。

反过来，如果 Hill-Sachs 损伤很小，或者没有损伤，提示不稳定的，特发性肩关节不稳。不稳程度从大到小，存在差异。存在肩关节不稳的患者多被采用外旋位进行拍片。有可能在临床检查时也会采用仰卧外旋位。

◆ Bankart 损伤：包含关节盂前下方韧带、关节盂唇、骨膜在内的任何一个结构的损伤

（1）前下方关节盂唇剥离，缺损：慢性复发性肩关节脱位使得关节盂唇无法保持其原本形态（图 2.13.7）。

（2）骨膜剥离，关节囊剥离：骨膜或关节盂唇存在程度不一的剥离。关节囊的肩胛骨附着处虽然存在个体差异，利用 MR- 关节造影稀释的造影剂显示肩胛下肌从肩胛骨开始剥离的情况下，认为是存在功能性剥离。

（3）盂肱下韧带断裂，松弛：探查是否残留盂肱下韧带（inferior glenohumeral ligament, IGHL）。慢性损伤患者在松弛的腋隐窝处脱落消失情况比较多。

残留索条状的 IGHL 情况下，确认与关节盂唇、关节盂的连续性。术前评估 IGHL 的残留程度十分重要。

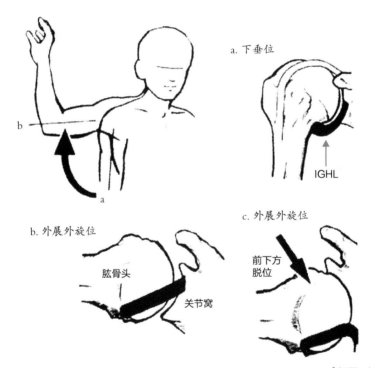

[插图：皆川洋至]

图2.13.1 盂肱下韧带损伤造成的复发性肩关节脱位恶性循环

　　a，b. 从下垂位进行外展外旋时，包含IGHL的腋隐窝包裹着肱骨头并将其向关节盂方向牵拉，肩关节状态稳定。

　　c. 从b的状态前臂进行更大程度的外展外旋时，IGHL受到过大的外力，肱骨头向前下方移位从而发生初次的前下方脱位。一旦发生脱位，关节囊会从肩胛骨发生或轻或重的剥离，前下方的关节盂唇或IGHL也会发生损伤。这就是Bankart损伤。只要发生一次脱位造成关节盂唇-IGHL稳定性结构受损，肱骨头就容易在外展外旋位发生脱位，从而进入恶性循环中

a. MR-关节造影（生理盐水）压脂T2加权像（斜冠状位断面）

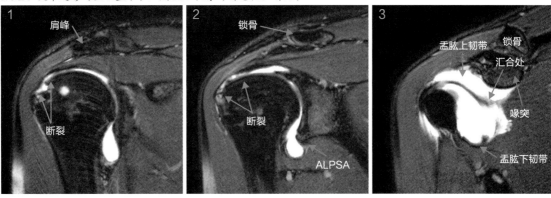

b. MR-关节造影（生理盐水）压脂T2加权像（斜矢状位断面）

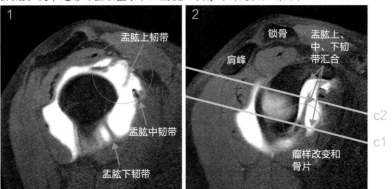

c. MR-关节造影（生理盐水）压脂T2加权像（轴位断面）

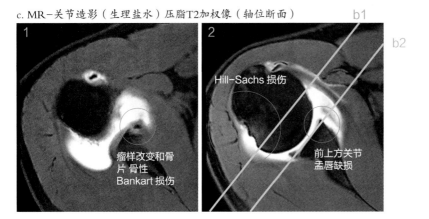

图2.13.2 复发性肩关节脱位，合并冈上肌腱和冈下肌腱关节侧部分断裂〔20岁，男性〕主诉：由于复发性肩关节脱位无法从事运动或体力工作

　　初中和高中打橄榄球4年。1年前第一次发生肩关节脱位。无静息痛。
　　冈下肌腱，冈上肌腱大范围的关节侧部分断裂（a1，a2），肩袖薄弱区松弛（b1蓝圈），骨性Bankart损伤（c1），ALPSA瘤样改变中出现小骨片（b2，c1），前上方关节盂唇缺损（c2）。（ALPSA：参照180页）。
　　IGHL与盂肱中韧带汇合呈较粗大韧带，后者与盂肱上韧带再次汇合后附着于上关节盂唇（b2）。
　　Buford复合体亚型即使用连续的影像层面观察也很难诊断。Buford复合体亚型（参照181页）。
　　关节侧部分断裂患者很多没有疼痛，也没有功能障碍。
　　复发性肩关节脱位患者很多存在肩袖薄弱区松弛，采用斜矢状位断面观察。采用手术进行治疗

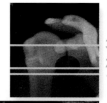

a. 压脂T2加权像（轴位断面）

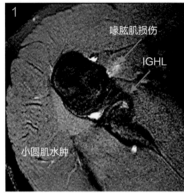

喙肱肌损伤
IGHL
小圆肌水肿

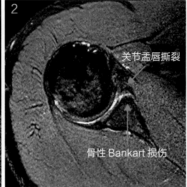

关节盂唇撕裂
骨性 Bankart 损伤

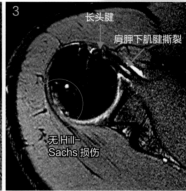

长头腱
肩胛下肌腱撕裂
无 Hill-Sachs 损伤

b. 压脂T2加权像（斜矢状位断面）

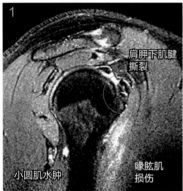

肩胛下肌腱撕裂
小圆肌水肿
喙肱肌损伤

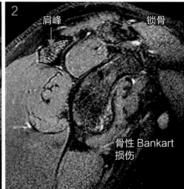

肩峰
锁骨
骨性 Bankart 损伤

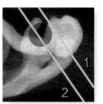

图2.13.3　复发性肩关节半脱位〔28岁，男性〕主诉：手臂麻木，运动时疼痛，夜间痛

橄榄球运动22年（精英选手），擒抱橄榄球时受伤，2个月后MRI扫描。

前-下方关节盂唇损伤，骨性Bankart损伤（a2，b2），没有Hill-Sachs损伤（a3）。喙肱肌损伤，长头腱滑车部至肩胛下肌上缘撕裂（蓝圆），小圆肌水肿（b1）。肌肉发达的男性如果出现小圆肌水肿的话，出现有腋神经障碍的四边孔综合征概率比较高，但与临床症状相关性不明确。

精英运动选手的特点：

（1）由于肩关节受到发达肌肉的保护，很少发生完全性脱位，最多是半脱位。因而IGHL得以保留

（2）前后方关节盂唇撕裂损伤概率很高，但是Hill-Sachs损伤很小或没有。

（3）在成为精英选手之前通常发生复发性肩关节脱位的选手都被淘汰了

相关术语

手臂麻木（dead arm）：棒球比赛时运动员侧扑接球或者在橄榄球比赛中运动员感觉"肩部不能动"，上臂出现一过性不能上举的现象。考虑可能是半脱位自然复位后的改变。一般会在短时间内复位，但也有延迟的情况发生。这时可能存在一过性腋神经障碍。

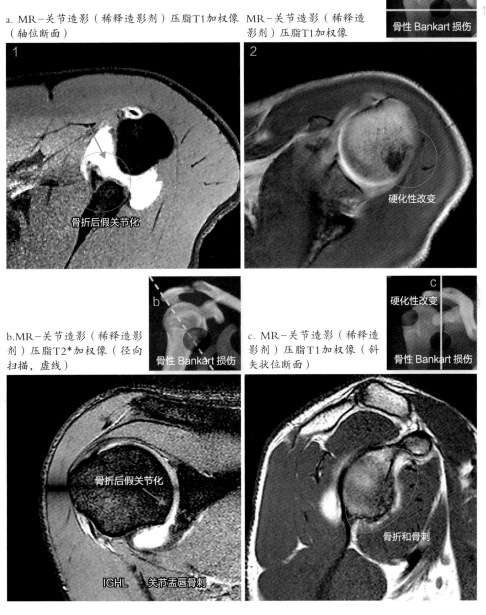

a. MR-关节造影（稀释造影剂）压脂T1加权像（轴位断面）

MR-关节造影（稀释造影剂）压脂T1加权像

硬化性改变

骨性 Bankart 损伤

1. 骨折后假关节化

2. 硬化性改变

b.MR-关节造影（稀释造影剂）压脂T2*加权像（径向扫描，虚线）

骨性 Bankart 损伤

骨折后假关节化

IGHL　关节盂唇骨刺

c. MR-关节造影（稀释造影剂）压脂T1加权像（斜矢状位断面）

硬化性改变

骨性 Bankart 损伤

骨折和骨刺

图2.13.4　复发性肩关节脱位〔19岁，男性〕主诉：反复性肩关节半脱位，可自行复位

橄榄球运动4年，4年前第一次肩关节脱位时发生前下方关节窝骨折，从而形成假关节。

IGHL-关节盂唇-关节盂骨膜保持连续性（b）。前下方骨片形成骨刺（b，c）。虽然局部骨质硬化改变，没有Hill-Sachs损伤导致的凹陷，是特殊的骨性Bankart损伤（a1蓝圆）。存在或轻或重的先天性肩关节不稳（a2）

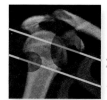

a. 压脂T2加权像（轴位断面）

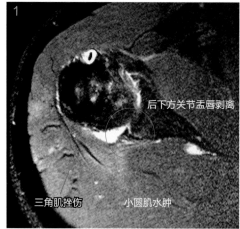

后下方关节盂唇剥离

三角肌挫伤　小圆肌水肿

凹陷骨折骨髓水肿

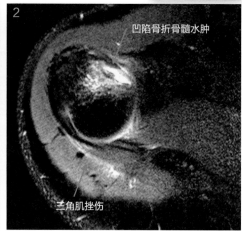

三角肌挫伤

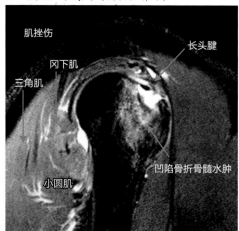

b. 压脂T2加权像（斜矢状位断面）

肌挫伤

冈下肌

长头腱

三角肌

小圆肌

凹陷骨折骨髓水肿

c. 压脂T2加权像
（斜冠状位断面）

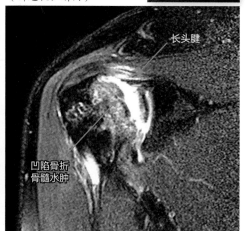

长头腱

凹陷骨折
骨髓水肿

图2.13.5　肩关节后方脱位复位后〔26岁，男性〕主诉：运动时疼痛

　　下坡时手扶地摔倒，肩关节向后脱位，骨科医师帮助复位。脱位25天后进行MRI扫描。

　　小结节中心性凹陷骨折（a2，b，c），骨髓水肿（a2，b，c）（反Hill-Sachs损伤），后下方关节盂唇剥离（反Bankart损伤）（a1）。长头腱走行于小结节凹陷处（b，c），三角肌后腹、冈下肌、小圆肌存在肌挫伤（b）。小圆肌水肿可能存在四边孔综合征（a1）。

　　后方脱位患者影像改变与前方脱位者呈镜像性改变。自然复位者比较多见。后方脱位反复出现者较少。通常是由外伤引发，由癫痫引发的痉挛或电击等原因导致的意外也可引发

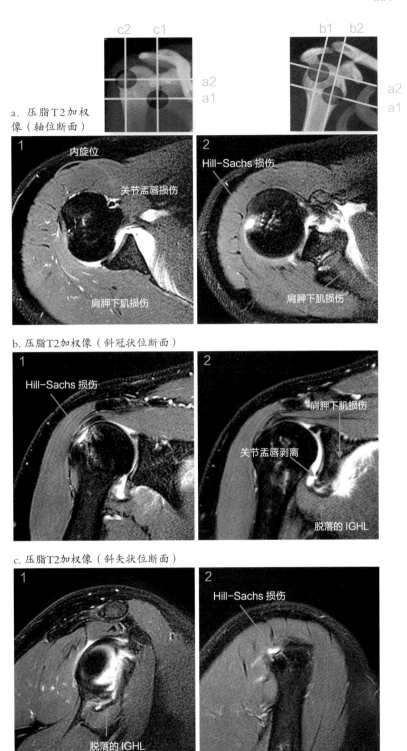

图2.13.6　初次肩关节脱位〔30岁，男性〕主诉：因棒球滑垒导致肩关节脱位

受伤当场在医师帮助下复位，次日三角肌固定状态下内旋位进行MRI检查。

关节腔内存在血性渗出液，Hill-Sachs损伤（a2，b1，c2），前下方关节盂唇缺损：狭义的Bankart损伤（a1）。盂肱下韧带于关节盂唇附着处下方脱落（b2，c1）。出现症状后，大约1周内关节腔内存在血性渗出液，故在T2加权像类似MR-关节造影效果，清晰显示出病变

◆ Bankart 损伤亚型

（1）前下盂唇套袖状撕裂（anterior labro-ligamentous periosteal sleeve avulsion，ALPSA）（图 2.13.8 ~ 2.13.10）：是指肩胛骨骨膜剥离，剥离的骨膜仍与 IGHL 相连续。前下方关节盂唇呈瘤样改变（图 2.13.8）。

（2）盂肱韧带肱骨撕脱（humeral avulsion of the glenohumeral ligament，HAGL）（图 2.13.11 ~ 2.13.13）：这是不稳定肩出现下盂肱韧带肱骨头侧剥离的情况，被称为 HAGL（腋隐窝的肱骨附着处损伤），中老年人发生率较高。而且，中老年人脱位常合并肩袖撕裂，大结节骨折。

先天性腋隐窝部分缺损造成肩关节不稳（特发性肩不稳定）情况下，反复脱位也会产生大的 HAGL。由于 HAGL 对手术式影响很大，所以一定要明确诊断。不了解这个病变的话可能会漏诊。要注意 HAGL！

放射科医师的 疑惑

本来要进行 Bankart 修复手术，没想到术中发现"不是 Bankart 损伤，而是 HAGL"这对执刀医师而言简直是噩梦。反过来讲，MRI 对于 HAGL 是不会漏诊的。提示如果不是 Bankart 损伤，症状很轻微。而 HAGL 是腋隐窝肱骨的附着处损伤。

◆ 关节盂唇损伤和容易混淆的概念

与关节盂唇损伤相混淆的正常的变异有①关节盂唇下孔（图 2.13.14），②关节盂唇下隐窝（图 2.13.15），③ Buford 复合体（图 2.13.16）。

（1）前上方关节盂唇下孔（sublabral hole）：关节盂唇下孔是指关节盂唇前上方（12 点至 3 点位置）关节盂唇自关节盂关节软骨分离，边缘张起。游离部的后方或下方撕裂的话，

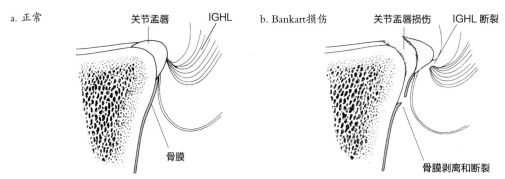

a. 正常　　关节盂唇　IGHL

b. Bankart损伤　　关节盂唇损伤　IGHL 断裂

骨膜

骨膜剥离和断裂

图2.13.7　Bankart损伤

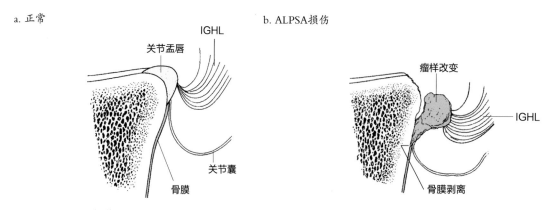

a. 正常

关节盂唇　IGHL

关节囊

骨膜

b. ALPSA损伤

瘤样改变

IGHL

骨膜剥离

图2.13.8　ALPSA损伤

引起关节盂唇损伤。

（2）关节盂唇下间隙／隐窝（sublabral recess）（图2.13.15）：与关节盂唇下孔易混淆的术语是关节盂唇下间隙。在正常构造中，关节盂唇与关节盂关节软骨间存在的间隙，正常情况下是闭合的。这个关节盂唇下间隙在上方盂唇处多数可见，前方、后方盂唇有时可见，下方盂唇处很少看到。在MRI上通

常观察不到。一方面在MR-关节造影上与SLAP损伤鉴别常常成为难题。因为上方的关节盂唇下间隙非正常、增大的话，就成了SLAP病变。

（3）盂唇缺损合并中盂肱韧带肥大（Buford复合体）（图2.13.16）：该病变存在关节盂唇前上方缺损，盂肱中韧带（MGHL）肥大。MGHL向上方的关节盂唇移行。

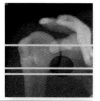

a. MR-关节造影（生理盐水）（轴位断面）

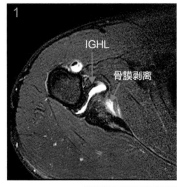
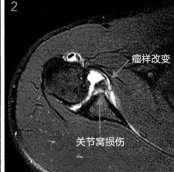
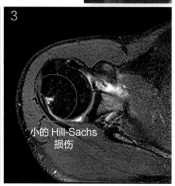

b. MR-关节造影（生理盐水）（斜冠状位断面）

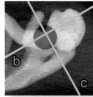

c. MR-关节造影（生理盐水）（斜矢状位断面）

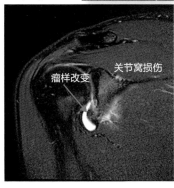
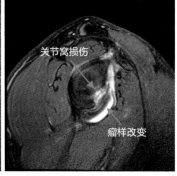

图2.13.9 ALPSA损伤〔21岁，男性〕主诉：三角肌痛，上举困难，夜间痛，静息痛，运动痛，活动范围受限

打排球7年，2个月前跳起接球时受伤，有肩部脱位感。

ALPSA瘤样改变（a2）。Hill-Sachs损伤比较小（a3），但说明之前就存在肩关节不稳。关节腔有渗出液（高信号）；因而关节内压增高，关节不稳定进一步加重，肌紧张亢进。受伤时半脱位或脱位会自行复位。

盂肱下韧带（IGHL）（a1），前下方关节盂唇部瘤样改变（b1），剥离骨膜保持连续性（a1）。既往存在的ALPSA损伤由于此次受伤，骨膜剥离向中心部位进展

关节盂唇前上方（12点至3点位置）会存在正常的变异，准确阅片诊断很难。该部分关节盂唇损伤即使在MRI上看不到，也不会成为临床问题。恐怕这部分关节盂唇是不必要的吧！

放射科医师的 疑惑

由于肩关节不稳或投球障碍、关节盂唇下孔或盂唇缺损合并盂肱中韧带肥大出现撕裂情况会增多，这样的病例在MRI检查时会不时遇到。也就是说正常的发育变异也是关节盂唇损伤的危险因子。盂唇下孔，增大的盂唇下间隙/隐窝，盂唇缺损合并中盂肱韧带肥大在关节镜下确诊时，分别要怎么处置需要慎重考虑。镜下容易放大病变，或将正常发育变异错看成异常病变。MRI术前评价显得会更加重要。采用MRI影像也好，关节镜下所见也好，判断病变程度，分析是否是该病变导致了患者现在的症状，都不容易做到。因而准确地进行手术大概更难做到。

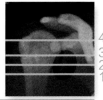

a. MR-关节造影（生理盐水）压脂T2加权像（轴位断面）

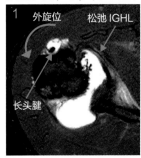 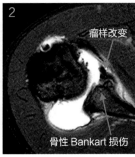 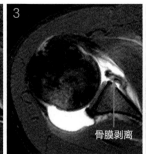

1 外旋位　松弛IGHL　长头腱
2 瘤样改变　骨性Bankart损伤
3 骨膜剥离
4 肩袖薄弱区松弛　无Hill-Sachs损伤

b. MR-关节造影（生理盐水）压脂T2加权像（斜冠状位断面）

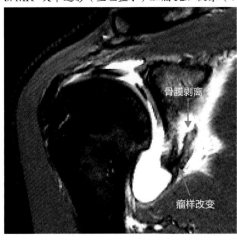 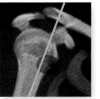

骨膜剥离　瘤样改变

图2.13.10 ALPSA和特发性肩关节不稳〔32岁，女性〕主诉：有双肩脱落样的不稳定感

滑板滑雪14年。3～4年前出现脱位，双手扶地会发生脱位，但可自行复位。怀疑"肩关节不稳"因而进行检查。外旋位扫描发现肩关节不稳（a1，2）。

IGHL-关节盂唇肿瘤样改变-骨膜剥离-肩胛骨连续性保持（a）。有小的骨性Bankart损伤（a2），关节囊完全性扩张，特别是肩袖薄弱区松弛明显（a4）。多年的不稳定肩患者中很多会出现关节囊扩张。该病例不存在Hill-Sachs损伤（a4）。单纯性脱位，复位而不存在凹陷性骨折，因而诊断为特发性肩关节不稳

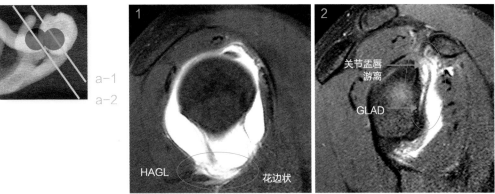

a. MR-关节造影（稀释造影剂）压脂T1加权像（斜矢状位断面）

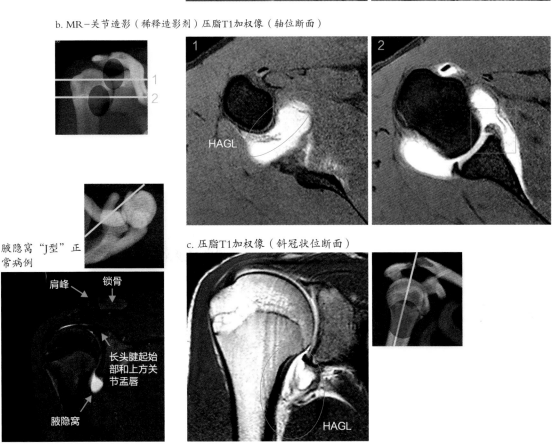

b. MR-关节造影（稀释造影剂）压脂T1加权像（轴位断面）

腋隐窝"J型"正常病例

c. 压脂T1加权像（斜冠状位断面）

图2.13.11 HAGL、GLAD、前上方关节盂唇游离〔17岁，男性〕主诉：无法进行投球动作

打篮球时跳起进行投篮过程中，手用力向后摆然后脱位，自发性复位。

腋隐窝肱骨附着处剥离，因而确认存在HAGL（a1，b1，c）。斜矢状位断面观察剥离处呈花边状改变（a1）。斜冠状位断面上腋隐窝呈"J型"（c蓝圆）从肱骨解剖颈剥离，造影剂向下方渗漏。患者还存在前上方关节盂唇与关节软骨剥离的关节盂唇囊内撕裂（gleno-labral articular disruption，GLAD）（a2蓝圆，b2蓝方）。该病例存在前上方关节盂唇下孔（正常变异），后者裂口一直延伸至下方（a2蓝圆）

关节盂唇的功能可以认为是"加深关节盂承接撞击面（bump），防止肱骨头半脱位和脱位"。与喙肩弓相关那部分真的会发生那样的情况吗？特别是喙突部分肱骨头周边的关节盂唇会起到承受撞击的功能吗？后上方，上方关节盂唇功能难道不是自肱二头肌起始部广泛有力地附着于关节盂吗？前上方关节盂唇功能难道不是为了加固盂肱上、中韧带（SGHL、MGHL）附着处吗？（骨外科医师的解说，见185页。）

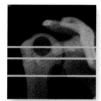

a. 压脂T1加权像（轴位断面）

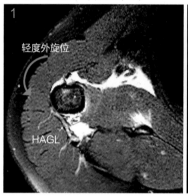

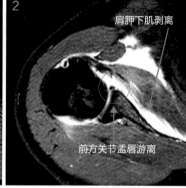

肩胛下肌剥离

前方关节盂唇游离

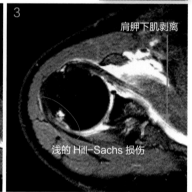

肩胛下肌剥离

浅的 Hill-Sachs 损伤

b. 压脂T2加权像（斜冠状位断面）

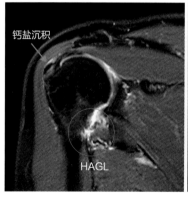

钙盐沉积

HAGL

c. 压脂T1加权像（斜矢状位断面）

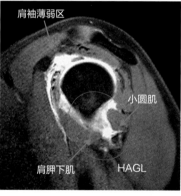

肩袖薄弱区

小圆肌

肩胛下肌　　　HAGL

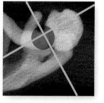

图2.13.12 HAGL〔44岁，女性〕主诉：肩关节脱位感，突然就发生了脱位

初中三年级打排球进行发球动作时被朋友撞倒，第一次发生了脱位，其后就反复发生。

跳了25年的弗拉明戈舞、爵士舞。跳舞过程中虽然会有脱位感，但会继续跳下去。对侧肩虽然没有脱位，但是感到关节松弛有脱位感。

由于是肩关节不稳患者采用轻度外旋位进行扫描。发现腋隐窝背侧HAGL（a1，b，c）。（特发性肩关节不稳患者中，存在先天性的腋隐窝缺损概率很高。）Hill-Sachs损伤较大但很浅（a3）。肩袖薄弱区松弛（c）。

造影剂从腋隐窝破裂处漏出关节囊存在整体性松弛。

肩胛骨和肩胛下肌之间造影剂流入。如果肩胛下肌起点存在潜在的剥离的话，造影剂就会直接进入（a2，3）。

冈下肌腱止点处有钙盐沉积（b），但并没有相应的症状

（对应前页——放射科医师的疑惑）

关节盂唇加深了关节盂，通过增加中间可活动范围保证肱骨头的稳定性。喙肩弓位于肩袖外侧，抑制／拮抗肌腱附着的肱骨头整体向上的移动。但同时与肩袖直接接触，容易发生摩擦，出现断裂的风险。可以认为上方关节盂唇通过从 LHB 上方到后上方广泛地附着来分散受力。前上方关节盂唇是 SGHL、MGHL 的附着处，如果该处结构不稳定的话，那么 SGHL、MGHL 会出现功能障碍，造成关节不稳。

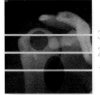

a. 压脂T2加权像（轴位断面）

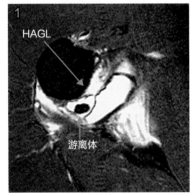
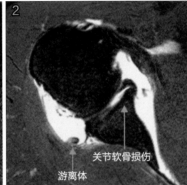
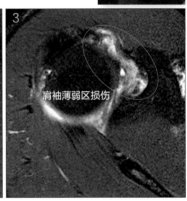

c. 压脂T1加权像（斜矢状位断面）

b. 压脂T2加权像（斜冠状位断面）

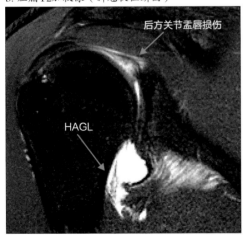
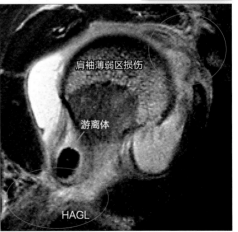

图2.13.13 关节软骨损伤，HAGL〔29岁，男性〕

小学和初中打棒球9年，高中开始进行橄榄球运动13年。HAGL，至少看到两处关节游离体（free body），关节盂前方损伤（缺损），肩袖薄弱区损伤延伸至外侧，后上方关节盂唇损伤

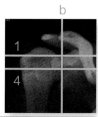
b

a. 压脂T2加权像（轴位断面）

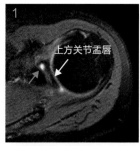
1
上方关节盂唇

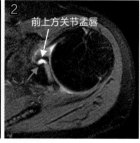
2
前上方关节盂唇

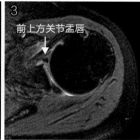
3
前上方关节盂唇

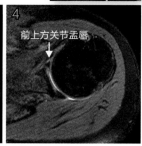
4
前上方关节盂唇

b. 压脂T2加权像（斜矢状位断面）

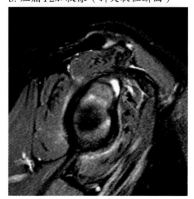

c. 关节盂唇游离

从关节窝游离的关节盂唇
肱二头肌长头肌腱
盂肱上韧带
关节盂唇下孔
12点
3点
关节窝
盂肱中韧带
肱骨头
盂肱下韧带

图2.13.14 关节周围炎，偶然发现的sublabral hole（关节盂唇下孔）〔57岁，女性〕

关节盂唇下孔（a1，2，b蓝箭所示）在轴位断面上发现，类似前方关节盂唇的游离结构向下方走行，混入前方关节盂唇结构。一层一层认真观察图像的话，会发现是关节盂唇下孔。

采用MR-关节造影对关节盂唇下孔或Buford复合体进行诊断十分困难。但是如果逐渐适应的话即使没有造影的MRI也能进行诊断。相信自己眼中所看到的改变会使阅片诊断能力有飞跃性提高

MR-关节造影，压脂T1加权像（斜冠状位断面）

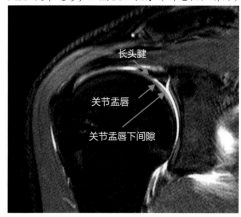
长头腱
关节盂唇
关节盂唇下间隙

图2.13.15 关节盂唇下间隙

复发性肩关节脱位患者。由于脱位导致上方关节盂唇下间隙加深。这个损伤基本上没有什么临床症状，只是在影像上出现异常改变。这一点很重要！

放射科医师的 疑问

一直以为关节盂长轴顶点在12点位置，前方在3点位置。盂上结节是在12点的位置吗？如果是这样的话，肱二头肌长头不是起于12点的位置吗？

MRI上盂上结节上附着了大大小小的肌腱，但实际上多数是附着于后上方的关节盂唇。

关于关节窝-关节盂唇的时钟表盘位置是怎么样的？

（整形外科医师的解说，见187页）

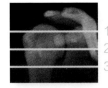

a. 压脂T2加权像（轴位断面）

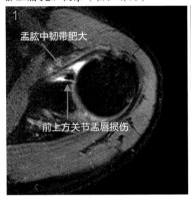

盂肱中韧带肥大

前上方关节盂唇损伤

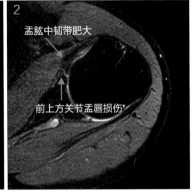

盂肱中韧带肥大

前上方关节盂唇损伤

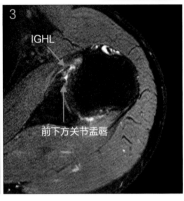

IGHL

前下方关节盂唇

b. 压脂T2加权像（斜矢状位断面）

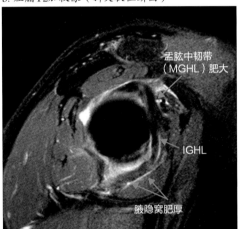

盂肱中韧带（MGHL）肥大

IGHL

腋隐窝肥厚

c. Buford复合体

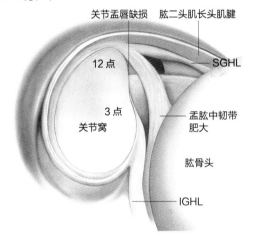

关节盂唇缺损　肱二头肌长头肌腱

12点

3点
关节窝

SGHL

盂肱中韧带肥大

肱骨头

IGHL

图2.13.16　偶然发现的Buford复合体〔46岁，男性〕

腋隐窝挛缩患者，前上方关节盂唇缺损并盂肱中韧带肥大。

注：Buford，一位美国医师，发现该病变时属于研修医阶段。Complex：复合体，组合病变。

Buford复合体损伤（Buford complex）是在轴位断面上发现，类似前方关节盂唇的游离结构向下方走行，混入肥大的盂肱中韧带（关节囊的褶皱）内。一层一层认真观察图像的话，会发现存在前上方关节盂唇缺损和盂肱中韧带肥大两种情况

整形外科医师的 解说

（对应186页"放射科医师的疑问"）

的确盂上结节是在11点而不是在12点位置。通常，肱二头肌长头腱附着处通常在12点位置，实际上那并不是盂上结节，而是关节盂的长轴位置。正确的说法并不是附着处，而是LHBT的关节盂唇附着处。这是个惯用说法。长轴就是关节盂与各结构相接形成的外周轮廓的长径。

特发性肩关节不稳

● 所谓特发性肩关节不稳

对于肩关节能够肆意外展的忍者或者马戏团演员，他们的肩关节总感觉很柔软。特发性肩关节不稳一般双侧出现，年轻女性多见（图2.13.17）。特发性肩关节不稳并不是因肩关节构造损伤而出现的病变。如果有疼痛或者不稳定感的话就需要进行治疗。再者也有特发性

肩关节不稳因素的关节，受到损伤后出现症状也应就诊。虽然特发性肩关节不稳患者也会出现 Bankart 损伤，但是反复多次出现前方脱位的话出现 Bankart 损伤也就不足为奇

了。特发性肩关节不稳通常是各种方向都存在不稳，也有出现后方关节盂唇损伤的患者（图 2.13.18）。MRI 病例上介绍的复发性肩关节脱位，也有患者不出现 Hill-Sachs 损伤。

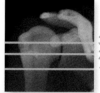

a. MR-关节造影（稀释造影剂）压脂T1加权像（轴位断面）

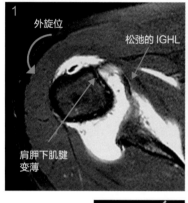
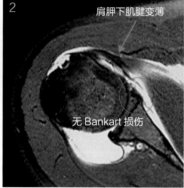
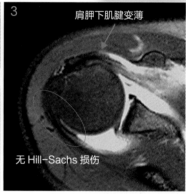

b. 右肩-MR-关节造影（稀释造影剂）压脂T1加权像（斜矢状位断面）

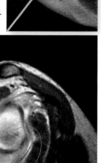

c. 健侧-MR-关节造影（稀释造影剂）压脂T1加权像（斜矢状位断面）

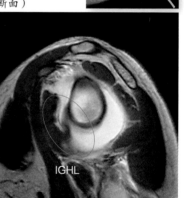

图2.13.17 典型肩关节不稳患者〔22岁，女性〕主诉：右肩症状严重，睡眠中发生半脱位，无法持重物，前臂无法保持在一定位置

　　跳芭蕾舞15年。幼时起就经常发生双肩半脱位。Sulcus征（肩关节不稳的征象，前臂向下拉的话肩峰下出现凹陷），肩前部不稳定。

　　患者卧位采用自然外旋体位进行扫描。没有发现Hill-Sachs损伤和Bankart损伤（a2，3）。IGHL和关节囊均松弛，肩胛下肌腱变薄（a）。c. 右肩的严重程度与关节囊松弛程度一致。IGHL肥大，轻度松弛。

　　虽然由先天性肩关节不稳而出现肩关节不稳，但是外伤所致复发性肩关节脱位原则上也是原因之一。程度不一的肩关节不稳的患者反复出现半脱位、脱位，常常使肩部起稳定作用的结构受损。这样的情况下，为了与术前比较，同时也对健侧进行扫描，有助于制订手术计划

肩关节不稳不适合用"是或不是"做结论，这个病变存在不同程度改变。自身有肩关节不稳定因素的患者会出现反复的肩关节脱位。肩关节不稳患者多表现为肩关节窝浅小、关节窝生理性的前倾程度小、关节囊松弛，有的患者还存在喙突较短的情况。腋隐窝缺

损也是肩关节不稳的原因之一（图 2.13.19）。虽然缺损程度不一，但腋隐窝后外侧缺损会有逐渐扩大的倾向。据说肩关节不稳还与精神因素相关，因而对复发性肩关节脱位患者，评估是否存在肩关节不稳因素，以及不稳定程度是十分重要的。

a. 压脂T2加权像（轴位断面）

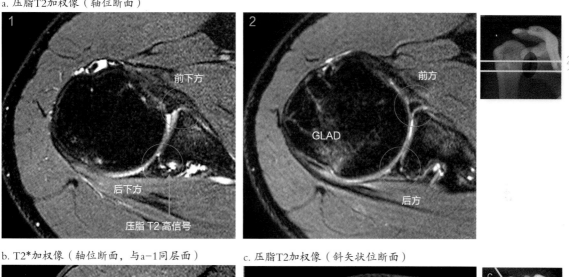

b. T2*加权像（轴位断面，与a-1同层面）

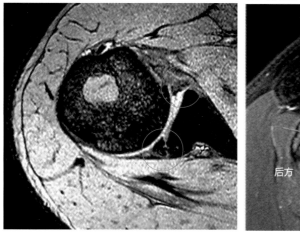

c. 压脂T2加权像（斜矢状位断面）

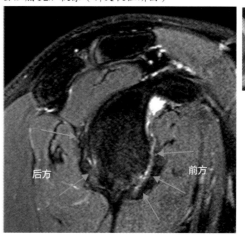

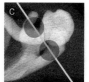

图2.13.18 肩关节不稳患者前下方、后下方关节盂唇损伤〔31岁，男性〕主诉：滑板滑雪摔倒后，肩关节出现运动痛

体检发现虽然双肩、肘、手关节松弛，健侧肩无肩关节不稳症状。

前方-下方、后方-下方大范围的关节盂唇剥离（a，b-蓝色圆内，c）。图中可同时看到造成肩关节不稳的结构改变和继发改变。后下方关节盂唇损伤加深（a，c），关节窝压脂T2像呈高信号，故跌倒时病变加重可能性大。

同层面的T2*加权像（b）虽然无法观察关节盂的骨变化，但是对关节盂唇损伤，关节窝轮廓能够清晰显示。

具有肩关节不稳因素的患者在发生反复性半脱位过程中，发生了关节盂唇损伤，从而进一步加重肩关节不稳。

该例采用中间位扫描，肩关节不稳患者并非一定要采用外旋位扫描。当然，扫描者对扫描的设定也会影响摆位。但是，一般扫描设定中采用外旋位进行扫描的病例都有肩关节不稳

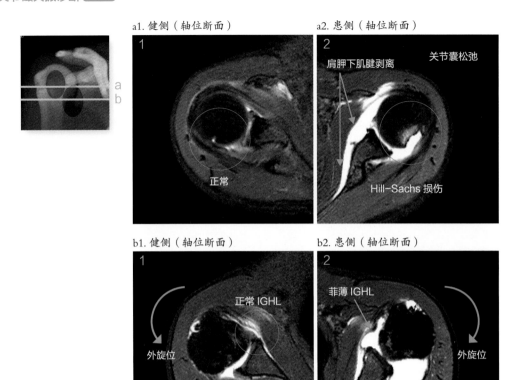

a1. 健侧（轴位断面）　　　a2. 患侧（轴位断面）

1　正常

2　肩胛下肌腱剥离　关节囊松弛　Hill-Sachs 损伤

b1. 健侧（轴位断面）　　　b2. 患侧（轴位断面）

1　正常 IGHL　外旋位

2　菲薄 IGHL　外旋位　关节囊松弛

c1. 健侧（斜冠状位断面）　　　c2. 患侧（斜冠状位断面）

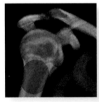

1　无 Hill-Sachs 损伤　腋隐窝破裂

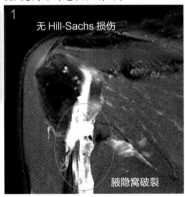

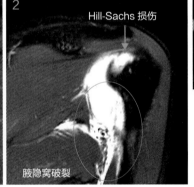

2　Hill-Sachs 损伤　腋隐窝破裂

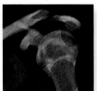

图2.13.19　腋隐窝破裂导致的肩不稳定〔50岁，女性〕主诉：肩关节频繁脱位，希望手术治疗。健侧也存在肩关节不稳〔MR-关节造影（稀释造影剂）压脂T2加权像〕

进行滑雪、网球、瑜伽运动大概30年。30年前滑雪摔倒后发生3次半脱位都自行复位，第4次脱位是从网球裁判台上摔下来发生的，由骨科医师进行复位。

双肩外旋位扫描，肩关节不稳的MRI很有特点（b）。

患者（左肩）关节囊松弛（a2，b2），有大的Hill-Sachs损伤（a2，c2）。关节盂唇小（a，b）。IGHL薄、松弛（b2），肩胛下肌腱从肩胛骨剥离（a2）。健侧（右肩）不存在Bankart损伤、Hill-Sachs损伤（a1，b1，c1）。

健侧（右肩）靠近腋隐窝背侧也有一部分缺损和破裂（c1），患侧腋隐窝破损比较明显（c2）。腋隐窝背侧发生缺损比较多见。两肩均存在腋隐窝部分缺损可能是肩关节不稳的原因之一。左肩由于复发性肩关节脱位、关节囊松弛，出现Bankart损伤和Hill-Sachs损伤。观察存在腋隐窝缺损的MRI图像能看到大的HAGL

2.14 其他肩关节病变

退行性骨关节病

退行性骨关节病（osteoarthrosis）影像诊断必须具备三点：关节间隙变窄，关节面下硬化，关节边缘骨刺形成。仔细观察有时会发现软骨下囊性变。

（1）关节间隙变窄。

（2）关节面下硬化。

（3）关节边缘骨刺形成。

（4）（软骨下囊肿）。

退行性骨关节病是关节使用伴随的磨损性改变，随着年龄增加程度或轻或重。韧带松弛，关节软骨磨损，出现像管束消失一样的不稳定性。随着这种不稳定性出现病变进一步加重从而进入恶性循环中。盂肱关节的关节盂和肱骨头构成的关节面与重力方向垂直，属于不负重关节。而且肩袖，关节盂唇，韧带等软组织结构在维护肩关节稳定性上较其他关节发挥的作用更大。因而发生退行性骨关节病的情况很少。一般而言，关节所有的病变都会导致继发性的 OA。例如，关节内游离体会加重 OA 病情（图 2.14.1）。

肩袖大的撕裂也伴有继发性 OA。再者肩峰下表面与肱骨头之间仿佛形成关节面的情况被称为肩袖撕裂关节症（图 2.14.2）。肩袖功能不全或丧失的情况下，进行人工关节置换术效果也不好，故很少进行手术。

整形外科医师的 疑惑

OA 在日本很少发生，但在美国比较常见。那么那边（Duke 大学）是什么情况？

放射科医师的 解说

美国人表现的确要比日本人严重很多，特别是肩锁关节有明显的改变，这种现象常常被观察到。但即使如此肩关节也比其他部位发生 OA 的概率要低。

退行性骨关节病的影像和临床诊断要点

（1）影像诊断要点

·骨刺，关节面下硬化：T1，T2 低 – 黑信号

·软骨下囊肿：T1 低信号，T2 高信号

·轴位：肱骨头关节面下，前方 – 背侧的鬓须状骨刺（内 / 外旋不稳定）

·冠状位：肱骨头关节面下方泪滴样（tear drop）骨刺（上举 / 下垂不稳定）

（2）MRI 上很难观察菲薄的肩关节软骨。

（3）由于扫描体位影响难以对关节间隙的狭窄判断。

（4）通常以单纯 X 线诊断。

化脓性肩关节炎（图2.14.3）

化脓性肩关节炎在使用类固醇激素治疗，糖尿病等免疫力低下患者中容易发生。再者，穿刺等医源性操作也有可能导致其发生。发病 2 周内，如果给予抗生素治疗的话有望治愈。超过 2 周则需要外科排脓等治疗措施，需进行不可逆的骨破坏操作。

化脓性关节炎早期 MRI 表现为液体潴留以及关节囊，滑膜肥厚、强化。需要确认是否存在沉淀物和残渣的脓液潴留。观察炎症波及周边软组织造成的水肿（T2 高信号）。炎症累

a. T2*像轴位断面

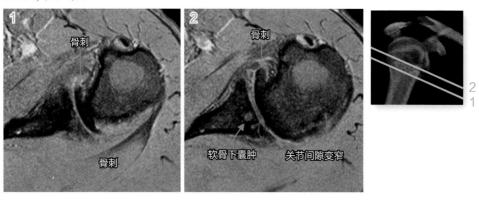

b. 压脂T2加权像，T1加权像斜冠状位断面

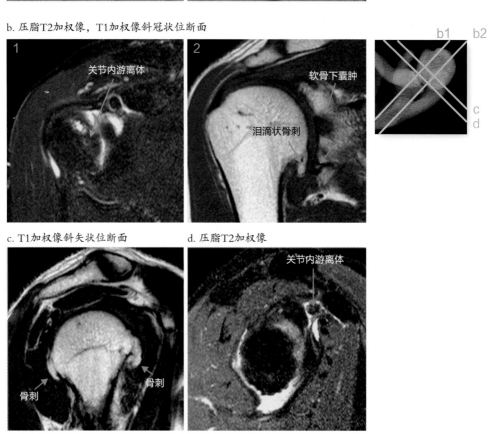

c. T1加权像斜矢状位断面　　d. 压脂T2加权像

图2.14.1　退行性骨关节病（肱骨头骨刺、关节内游离体）〔48岁，男性〕

大约30年前，打棒球时会发生剧烈疼痛，未在意。现在患者活动范围受限，有受钳制的感觉，运动时疼痛。
因颈椎病就诊于骨外科，针对肩关节活动受限进行单纯X线检查。诊断为退行性骨关节病后申请MRI检查。
·MRI所见
肱骨头关节面下方前后均有骨刺，关节窝处软骨下囊肿形成。喙突基底部，肩袖薄弱区有8mm×6mm的关节内游离体（关节鼠）。外伤导致的关节内游离体造成了退行性骨关节病。没有发现肩袖异常

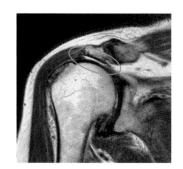

图2.14.2　肩袖撕裂关节症〔65岁，女性〕

冈上肌和冈下肌-肩袖全层撕裂患者，肱骨头位置上移。图中椭圆形标记内肱骨头与肩峰下表面形成假关节

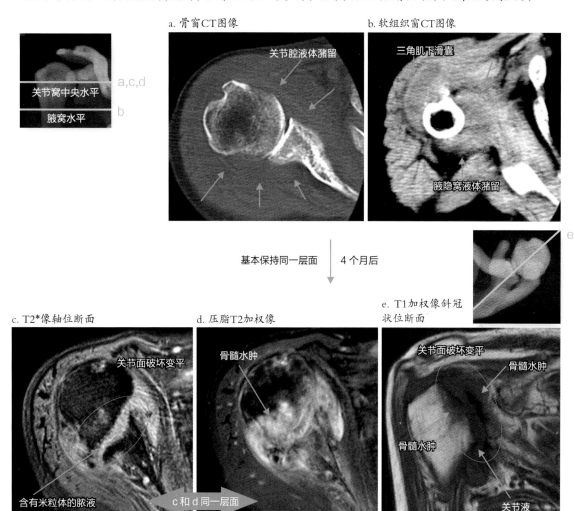

图2.14.3　化脓性关节炎〔82岁，女性〕

　　患者主诉从腋窝开始上肢肿胀，压痛，上肢不能上举。大概在出现症状2周后进行CT检查（关节窝中央水平骨窗条件，腋窝水平软组织窗条件）。

　　三角肌下滑囊，以及关节腔积液潴留（有），扩张关节囊表现为高信号的话，怀疑化脓性关节炎。这时候出现骨破坏（本例无）。CT检查后4个月进行MRI扫描。

　　·MRI所见

　　盂肱关节面（关节窝-肱骨头）明显骨破坏。关节面变平，骨髓水肿（T1低信号，压脂T2高信号），含有米粒体的脓性潴留液（c），骨髓炎，显示为进展性化脓性关节炎及骨髓，表现为 T1 低信号、T2 高信号。炎症继续进展的话会破坏关节软骨，使关节间隙变窄，产生虫蚀样关节面。破坏进一步发展会造成关节面变平坦。慢性期会看到"米粒体"。

> **相关术语**
>
> 米粒体（rice body）：关节液中看到的米粒样游离体。与米粒相比更小一些。淡黄色至白色。MRI 上与渗出液相比表现为 T2 低信号、T1 等信号。影像上很有特点，在结核、风湿性关节炎、慢性炎症的关节液中可以观察到。相对语言描述，只要实际看过一次就会记住。放射科医师称其为"Aunt Minnie"。
>
> 沉淀物（sludge）：含有泥的意思，作为医学术语用于描述一般凝固的血液，后者在流动时被称为"sludge blood"。形态不固定，T1 等信号，T2 低信号，有在漂游的感觉。
>
> 残渣（debris）：残渣瓦砾的意思。有下沉感，相比沉淀物更有固态感，T1 等信号至低信号，T2 低信号。

有手臂静脉输液史儿童如果出现"同侧手臂不能动，肩肿了"的情况，应怀疑肩化脓性关节炎。在 MRI 上确认是否存在液体潴留、部位及潴留量。经过穿刺确认是否是脓肿。如果能早期诊断，可以在不留后遗症的情况下治愈。

除了影像之外 CRP、血常规、血液生化学检查也很重要。但由毒力较弱的细菌引起的化脓性关节炎，不一定非要明确致病菌。

化脓性关节炎的 MRI 影像和临床诊断要点

（1）影像诊断要点
· 关节内脓肿：T1 低信号、T2 高信号的沉淀物、残渣。
· 滑膜增生：经静脉造影检查阳性
· 骨髓炎：T1 低信号，并压脂 T2 高信号
（2）血液学检查显示炎症表现很重要
（3）临床诊疗流程：液体潴留—穿刺—脓肿确认—早期治疗。

> **相关术语**
>
> 关节炎（arthritis）：关节炎通常指机械性炎症，准确的表述应为关节病（arthrosis）。
>
> 提到化脓性关节炎，既有可能是关节本身的炎症（inflammation），也有可能是感染（infection）所致。

风湿性关节症（图2.14.4）

风湿性关节炎（rheumatoid arthritis，RA）是关节疼痛和关节肿胀为主的增生性滑膜炎，属于胶原病一类。在滑膜性小关节中多发，通常双侧发病。风湿累及肩关节的患者多数是对风湿病情控制不良，临床都以"风湿性关节炎"为诊断。合并风湿性颈椎寰枢关节半脱位或颈椎破坏性关节炎的情况常有发生。

MRI 上会看到边缘性骨侵蚀、骨髓水肿、软骨下囊肿、积液、米粒体、肩袖撕裂等。风湿性关节炎会合并骨质疏松症，因而继发性的退行性骨关节病的骨硬化，骨刺形成症状较轻。当伴有风湿性腱鞘炎，有时会观察到肱二头肌长头腱断裂和脱位。关节腔及滑囊内的米粒体在 T2 加权像上，会看到无数疙疙瘩瘩的米粒样影像。

风湿性关节炎由于是全身性疾病，进行诊断治疗时也需要考虑血液学诊断和其他关节的状态。风湿性关节炎基础就是增生的滑膜，后者采用经静脉增强能够观察到。老年人也有可能发生与风湿性关节炎毫无关系的肩袖全层大范围撕裂的情况。虽然发生单个关节风湿性病变的情况也有，但在肩关节这种情况极其稀少。

> **相关术语**
>
> 边缘性骨侵蚀（marginal bone erosion）：关节囊附着处附近的骨侵蚀。

肩关节风湿性关节炎的 MRI 影像和临床诊断要点

（1）影像诊断要点

·骨侵蚀，骨髓水肿，软骨下囊肿，积液，米粒体，合并肩袖撕裂。

（2）风湿性关节炎是全身性疾病，临床症状，血液生化检查很重要。

（3）虽然 MRI 增强检查可能会发现滑膜炎早期强化，肩关节 RA 晚期患者大部分都有此表现。

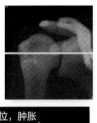
a,b,c

a. 右肩T2*像轴位断面
长头腱(－)　骨性侵蚀
骨性侵蚀
a与b同一层面

b. 右肩压脂T2加权像突
喙突下滑囊
软骨下囊肿
米粒体

c. 左肩压脂T2加权像
长头腱脱位，肿胀
与a，b相对侧　米粒体

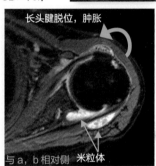
d

f：压脂T2加权像斜矢状位断面
e,f

d. 压脂T2加权像斜冠状位断面
软骨下囊肿
骨侵蚀 / 骨刺
冈上肌腱断裂 / 肱骨头位置上移

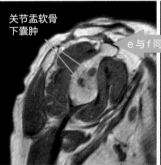
e. T1加权像斜矢状位断面
关节盂软骨下囊肿
e与f同一层面

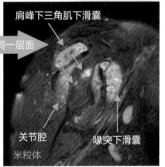
f. 压脂T2加权像斜矢状位断面
肩峰下三角肌下滑囊
关节腔　喙突下滑囊
米粒体

图2.14.4　风湿性关节炎〔63岁，女性〕

7年前诊断为风湿性关节炎，2年前进行了风湿性颈椎寰枢关节半脱位手术。两侧肩关节存在风湿性改变，患者出现疼痛，活动范围受限。

·MRI所见

两侧肩：关节腔、肩峰下－三角肌下滑囊、喙突下滑囊内充满米粒体。两肩肩袖撕裂，肱骨头位置上移。右肱骨头骨性侵蚀，关节窝软骨下囊肿形成。

右肩：肱二头肌长头腱断裂（自结节间沟消失）。

左肩：肱二头肌长头腱脱位，肿胀，风湿性腱鞘炎。

肩关节风湿性病变发生时，一般临床已经确诊，很少需要使用造影剂进一步检查。

骨轮廓、骨小梁结构在T2*上显示很清楚，这是磁化率差异产生的现象

透析肩（hemodialysis-related shoulder）

（图2.14.5，2.14.6）

长期透析患者由于淀粉样物质沉积会出现淀粉样变性。淀粉样关节病好发于肩关节，髋关节、膝关节等大关节和手指关节。患者双侧发病，关节疼痛，活动范围受限。淀粉样物质沉积于肌腱、滑膜软组织结构上，造成结构肿大，形成瘤状物。也可沉积于骨，形成软骨下囊肿、骨性侵蚀。肩关节大量关节积液中析出淀粉样物质，常与肩袖撕裂并

a,b1 b2

a. T1加权像斜矢状位断面

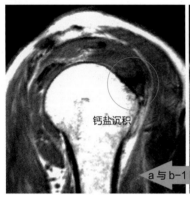

钙盐沉积

a与b-1同一层面

b. 压脂T2加权像斜矢状位断面

1

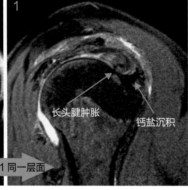

长头腱肿胀

钙盐沉积

2

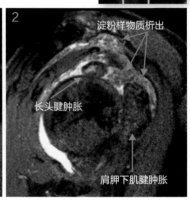

淀粉样物质析出

长头腱肿胀

肩胛下肌腱肿胀

c

d

c. T2*像轴位断面钙盐沉积

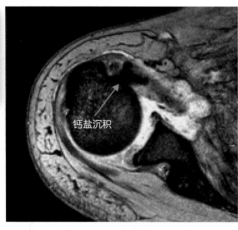

钙盐沉积

d. 压脂T2加权像斜冠状位断面

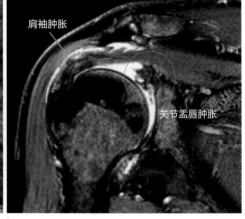

肩袖肿胀

关节盂唇肿胀

图2.14.5　透析肩〔55岁，男性〕

透析25年。患者肩部出现夜间痛，活动范围受限。
· MRI所见
由于淀粉样物质沉积导致冈上肌腱、肱二头肌长头腱、肩胛下肌腱肿胀。关节腔、肩峰下滑囊内存在淀粉样物质凝聚物。
肩胛下肌腱有钙盐沉积。钙盐沉积使得肿大的肱二头肌长头腱与滑车部出现摩擦。此患者未发现淀粉样物质在骨上沉积

发。虽然淀粉样物质沉积，T1、T2 基本上都是低信号，但各种信号改变都会出现。肩关节病变诊断，治疗时不要忘记合并重症肾功能不全的情况。与非透析患者相比，这部分患者存活时间大多减半。

透析肩的 MRI 影像和临床诊断要点

（1）影像诊断要点。

·淀粉样物质沉积，大量积液伴淀粉样物质析出，骨性侵蚀，肌腱断裂。

·淀粉样物质：T1 低信号，T2 低至高信号。

（2）注意肾功能不全。

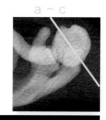

a. T1加权像

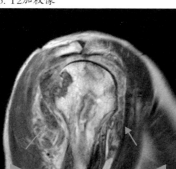

肱骨头淀粉样物质沉积

b. T2加权像

a–c 是同一层面

c. 压脂T2加权像

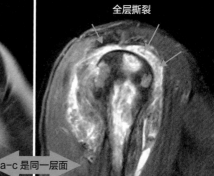

全层撕裂

a–c 是同一层面

d. 压脂T2加权像冠状位断面

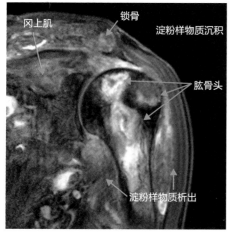

冈上肌　锁骨　淀粉样物质沉积

肱骨头

淀粉样物质析出

e. 压脂T2加权像矢状位断面

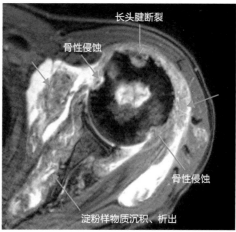

长头腱断裂

骨性侵蚀

骨性侵蚀

淀粉样物质沉积、析出

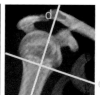

图2.14.6　透析肩晚期〔70岁〕

透析31年。4小时的透析过程中，最后1小时出现双肩疼痛。日常活动无肩部疼痛，亦不存在活动受限。肌力低下（有）。

·MRI所见

肩胛下肌、冈上肌、冈下肌广泛的全层撕裂，肱二头肌长头腱断裂。锁骨、肱骨及肩袖有淀粉样物质沉积，后者的析出伴有大量积液产生

肱骨头坏死（图2.14.7，2.14.8）

骨坏死是由于血运障碍出现的病变，也被称为缺血坏死（avascular necrosis，AVN）或简单称为骨坏死（osteonecrosis）。肱骨头属于不负重关节，肱骨头发生坏死的概率并不高。骨折后的外伤性骨坏死、激素疗法、酒精滥用、潜水病等都是危险因素。存在外

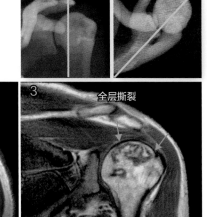

a

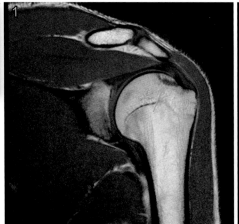

a-1 和 2 是同一层面

斜矢状位断面：压脂T2加权像　　　　T1加权像　　　　斜冠状位断面：T1加权像

b

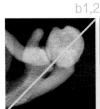

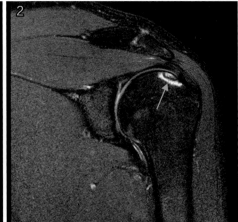

T1加权像　　　　　　　　　　压脂T2加权像

图2.14.7　肱骨头坏死

a: 33岁，男性
骨折愈合后5个月，肩部疼痛，肱骨头坏死患者。
MRI所见肱骨头背侧地图样T1低信号带（a2，3），压脂T2高信号（a1）。
b: 18岁，男性
打排球做发球动作时出现疼痛。发病3个月后，肱骨头顶部出现坏死。
MRI所见岛状的异常信号，边缘呈T1、T2低信号（b1，2）。压脂T2加权像上确认周边水肿表现

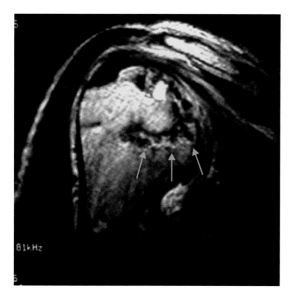

图2.14.8 T2加权像斜冠状位断面肱骨头坏死（深海作业人员）的双线征

坏死的骨髓与黄骨髓的进动频率不同因而产生化学位移伪影（chemical shift artifact）。虽然对诊断很有帮助，但在新推出的设备上由于频率编码带宽幅度明显增宽，这一征象越来越难以观察到。压脂T2图像上是看不到这一征象的。频率编码带宽幅度较窄的话才会出现（Philips公司的MRI设备上化学位移伪影很强）

伤因素以外危险因素的患者，必然最早出现负重关节骨如股骨头坏死。也有两侧同时发生的情况。即使没有临床症状，需要进行激素疗法且 AVN 概率很高的患者，需要进行骨坏死的筛查。检出率最高且没有辐射危险的 MRI 常用于双侧髋关节扫描，临床上发现骨坏死的情况下，会进行骨荧光扫描检查进行全身扫描。

MRI 图像上早期病变呈 T2 高信号，边缘呈 T1 低信号。由于化学位移伪影，病变区与正常区边界会出现 T2 白与黑的双线征（double line sign）。由于血液循环障碍关节面会出现骨坏死，骨干会出现骨梗死。

肱骨头坏死的 MRI 影像和临床特征

（1）影像诊断要点

·关节面下地图样 T2 高信号，边缘呈 T1 低信号。

（2）危险因素包括外伤、类固醇激素应用、酒精滥用、潜水病等。这时影像上有怀疑股骨头坏死。

滑膜骨软骨瘤病（synovialost-eochondromatosis）
（图2.14.9，2.14.10）

滑膜发生多发性软骨化生，然后骨化，与滑膜分离成为关节游离体（free bodies），导致病变发生。瘤体直径一般都约 10mm。病变原因不清，在膝关节发病频率很高，但肩关节也会发生，通常会伴有关节积液。关节游离体常会造成周围骨的侵蚀。不发生骨化的病变也有，但比较少见。

退行性骨关节病也会产生继发性的滑膜软骨瘤，但是病变大小不一，数量也少。与名称上类似的骨软骨瘤、骨软骨瘤病，是完全不同的病变。

滑膜骨软骨瘤病的 MRI 影像诊断要点

·多发性。

·病变大小大致均一。

·关节内球形的小游离体，骨性侵蚀，关节腔积液，OA（退行性骨关节病）。

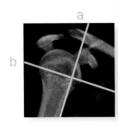

a. T2加权像斜冠状位断面

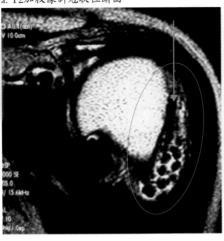

b. 压脂T2加权像轴位断面

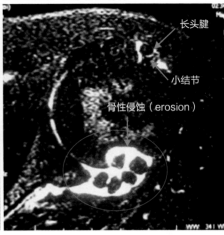

长头腱

小结节

骨性侵蚀（erosion）

图2.14.9 滑膜骨软骨瘤病〔27岁，女性〕

关节腔内有渗出液及较多游离体。在增粗的长头腱腱鞘内也存在游离体。游离体周边存在骨性侵蚀。与退行性骨关节病等产生的继发性游离体不同，滑膜骨软骨瘤病的游离体大小基本一致

色素沉着绒毛结节性滑膜炎（pigmented villonodular synovitis，PVNS）(图2.14.11)

病变名称太长，故无论是美国还是日本都采用简称。PVNS是滑膜增生性病变形成的肿瘤。与沿着肌腱形成的腱鞘巨细胞瘤（giant cell tumor of the tendon sheath）病理改变是相同的。最常发生于膝关节，肩关节也会发生。常常表现为血性渗出液。在X线图像上，常观察到肱骨头和关节盂关节面形成软骨下囊肿（subchondral cyst）。此外，关节间隙相对存在。

关节腔内反复出血，MRI上由于含铁血黄素沉着表现为特征性T2低信号。极少数情况下也有不伴有出血的PVNS（大千世界，无奇不有）。

PVNS 的 MRI 影像诊断要点

关节腔内T2低信号的肿瘤，T1增强（有强化）、骨性侵蚀、含铁血黄素沉着（T2* 盛开）、滑膜增生性病变。

专栏

恩师 Helms 教授的告诫

看到过这样的说法，"T1加权像与造影压脂T1加权像进行相互对比，发现病变有强化"。即使是放射科医师也有这样说的。两种图像序列参数不同，是无法进行比较的，这是科学常识。

仅加上压脂的表现为T1高信号的病变有很多。如果为了判定病变强化程度，采用单纯T1加权像和增强压脂T1加权像相比较，是否存在强化及强化程度都是没法判定的。

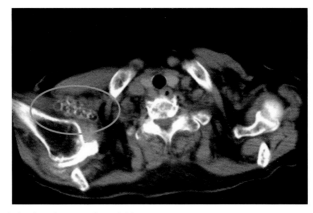

图2.14.10 滑膜骨软骨瘤病（CT）〔64岁，女性〕

经CT确认的右肩前部的滑膜骨软骨瘤病。局部钙化在CT图像上一目了然

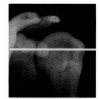

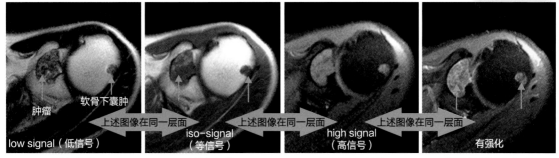

肿瘤　　软骨下囊肿

low signal（低信号）　　iso-signal（等信号）　　high signal（高信号）　　有强化

上述图像在同一层面　　上述图像在同一层面　　上述图像在同一层面

T2加权像　　　　　　T1加权像　　　　　压脂T1加权像　　　增强压脂T1加权像

T2加权像

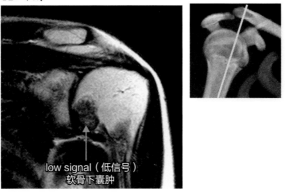

low signal（低信号）
软骨下囊肿

图2.14.11 PVNS

　　靠近喙突基底部的关节腔内发现病变。T2低信号，T1低信号，压脂T1高信号，造影压脂T1显示花斑状强化。肱骨头内存在软骨下囊肿。此次MRI图像上并未发现特征性的血性渗出改变。有时也会出现非特异性的病变

肩部肿瘤，肿瘤样病变

不止肩部区域，但凡碰到肿瘤样病变还是和相关的专家商讨比较好。一般，发现肩周的肿瘤后，时间上是来得及与专家商讨病情的。各种肿瘤的发病率不同，且基本没有仅存在肩周区域的骨肿瘤或软组织肿瘤，所以关于这部分具体的描述请参照专门的肿瘤书籍。在这里仅想介绍一些偶然在肩部 MRI 图像上遇到的频率相对较高的良性骨病变（Don't touch lesion）。

既然是偶然发现的病变，那这个病变并没有什么症状。按照肿瘤的诊断原则需要进行 X 线图像的随访观察。

> **相关术语**
>
> Don't touch lesion：在影像上诊断为良性的病变，不需要进行活检，只需随访观察即可。需要观察到能够给出特定的良性病变名称的影像表现。

● 骨软骨瘤（osteochondroma）
(图2.14.12)

发病率仅次于骨转移，而且好发于肱骨近侧骨干。比起肿瘤本身表现，肱骨的变形更常在 MRI 图像上被观察到。原因是该病变特点是正常骨髓向病变部位延伸。

病变必定是从关节侧向远端突出。肿瘤的增大与人的骨骼生长发育同时结束。中老年患者出现病变增大的症状时，怀疑有恶变的倾向。发生在肩胛骨等部位的病变较大，由于物理摩擦会出现症状。如果不出现症状则诊断为 Don't touch lesion。

骨软骨瘤与滑膜骨软骨瘤（synovial osteochondromatosis）名称类似，却是完全不一样的病变。

骨软骨瘤的 MRI 影像特点

· 与正常骨髓相连续，向骨外突出。
· 自关节侧向远端突出。

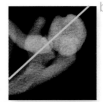

a. 单纯X线平片

b. T1加权像斜冠状位断面

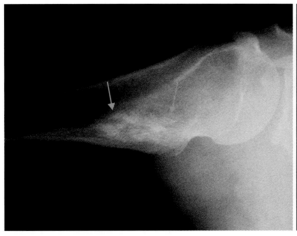

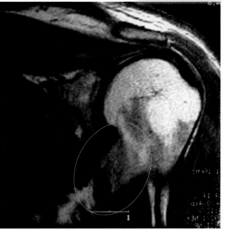

图2.14.12 骨软骨瘤〔35岁，男性〕

理疗时除外旋以外动作，疼痛均能舒缓。

因肩关节疼痛进行MRI检查。a. 单纯X线图像上观察到粗糙的骨小梁（trabecula）结构。b. MRI上表现为正常骨髓信号

● 内生软骨瘤（enchondroma）

（图2.14.13）

发生频率低于骨软骨瘤。在指骨以外部位发生的话，病变内有点状钙化。该肿瘤增大虽然也和人的骨骼生长发育同时结束，但在骨的闪烁扫描检查中呈温摄取（warm uptake）。带有钙化的肿瘤多由软骨发育而来，即使是恶性病变预后也相对较好。但是钙化和骨化常常很难区分。

中老年有病变增大表现的话，怀疑有恶变的倾向。再者因 AIDS 也会发生恶化。

内生软骨瘤的 MRI 影像和临床特点

（1）影像诊断要点。

·骨干－骨端存在透明性病变（T1 低信号，T2 高信号），内部点状钙化（T2 低信号，T1 斑点状低信号）。

（2）通过骨 X 线片确认，随访观察。

● 骨梗死（bone infact）（图2.14.14）

也被称为骨髓性骨坏死（medullary osteonecrosis）。由血行障碍所致，并非肿瘤。骨梗死表现为蜿蜒起伏的骨硬化影像。MRI 根据病变分期不同影像表现也有所不同。

a. 单纯X线平片

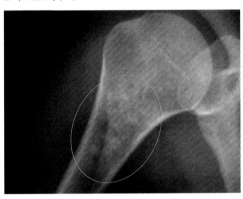

b. 骨闪烁成像

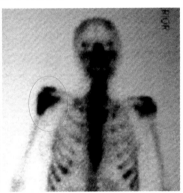

c. 压脂T2加权像斜矢状位断面

d. T1加权像斜矢状位断面

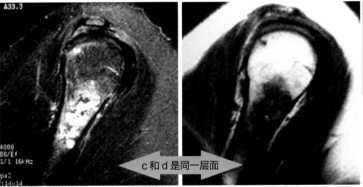

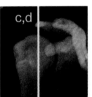

c,d

c和d是同一层面

图2.14.13 内生软骨瘤〔39岁，女性〕

患者因负重训练出现肩部疼痛而就诊。

a. 单纯X线图像上肱骨近侧骨干-骨端仅发现透亮影和细微的钙化影。周围正常的骨组织没有明显变化，显示为非侵袭性生物学行为。

b. 骨闪烁法显示高摄取（hot uptake）。

c，d. MRI上表现为T2高信号，T1低信号。T2上高信号表现出集簇样分布的特点，病变虽然很大但是对骨皮质影响很小。有时会出现骨膜内成骨（endosteal bone），形成扇贝样压迹（scalloping）

a. 单纯X线平片   b. 压脂T2加权像斜冠状位断面

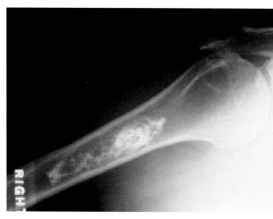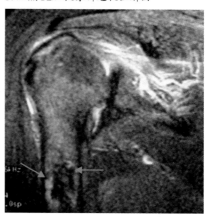

图2.14.14　骨梗死〔66岁，女性〕

肩袖撕裂的患者偶然发现骨梗死。

病变在MRI图像b上表现为低信号（black signal），在X线图像a上表现明显，大量钙盐沉积没有"水"也就是"氢质子"的存在表现为信号缺失（signal void）。钙化自身有缩短T1的作用，少量的钙化也会出现T1高信号（high signal）。致密的钙化导致组织较干燥，无论在T1还是T2均表现为信号缺失（signal void）

骨梗死 MRI 影像和临床特点

（1）影像诊断要点。

·骨干端－骨干，蜿蜒起伏纵向走行 T1，T2 低信号。

（2）X 线片早期诊断较难，要经过一段时间再随访观察。

● 骨岛（图2.14.15）

骨岛（bone island，enostosis）并不是肿瘤，而是错构瘤。有时会增大，在骨闪烁扫描检查中表现为轻度摄取（uptake）。松质骨（cancellous bone）内可看到明确的卵圆形致密骨表现，是其特点。虽然与周围骨小梁相连续，但并不影响骨小梁的形态。

MRI 上与皮质骨（cortical bone）相同，T1、T2 呈低信号。骨岛无论在哪个骨内都可以观察到。虽然 5mm 以下的骨岛经常被观察到，但骨科医师似乎并不在意。在 X 线胸片上被当作胸部异常阴影的肋骨骨岛，常常会进行进一步 CT 检查。

骨岛的 MRI 影像和临床特点

（1）影像诊断要点。

·球形，骨小梁方向的椭圆形 T1，T2 低信号（经过观察）。

·Don't touch lesion。

（2）X 线片、CT 图像上钙化（calcific）矿物质化（mineralization）改变。当钙化还是骨化分辨不清的时候，用矿物质化来表述比较方便。

喙突下滑囊炎（图2.14.16）

观察关节积液患者的 MRI 或者 MRI 关节造影（arthrography）图像，大约 90% 可以看到从关节腔向喙突下突出。位于喙突下，却被称为肩胛下滑囊（subscapular bursa）的滑囊起到减轻肩胛下肌上面和喙突间摩擦的作用。另外还起到调节关节内压的作用。

喙下滑囊（subcoracoid bursa）这个结构是否存在呢？实际上是存在的，喙下滑囊是位于肩胛下肌和喙肱肌（coracobrachialis）及

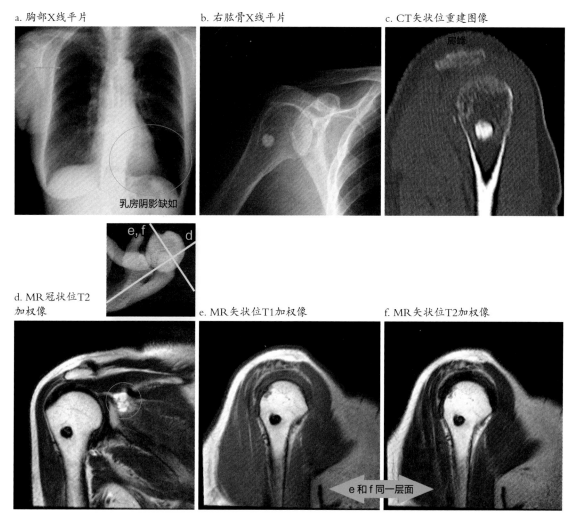

a. 胸部X线平片　　　　　　b. 右肱骨X线平片　　　　　　c. CT矢状位重建图像

肩峰

乳房阴影缺如

d. MR冠状位T2
加权像

e. MR矢状位T1加权像　　　　　f. MR矢状位T2加权像

e和f同一层面

图2.14.15　骨岛〔65岁，女性〕

左乳癌术后，胸部X线平片上显示右肱骨头硬化性病变。与过去的胸部X线平片相比，病变大小没有明显变化。

· 影像所见

X线平片上所见肱骨头硬化性病变，在MRI的T1、T2像均呈低信号（low signal），在CT上表现为致密结节影（high density mass）。

老年人的骨肿瘤中骨转移、骨髓肿瘤发病率较高。本例，通过与既往对比发现病变大小没有明显变化因而除外骨转移，而骨髓肿瘤是溶骨性病变也被排除，最后诊断为骨岛。

此外还发现后上方关节盂唇的盂旁囊肿（paralabral cyst）-腱鞘囊肿（d-斜冠状位断面圆内）。

肱二头肌短头间，起到减轻摩擦作用的滑囊。这个滑囊不与关节腔相通，在一般的 MR 关节造影时也看不到。据说大约 10% 的喙下滑囊与肩峰下 – 三角肌下滑囊相通，发生肩袖全层撕裂时采用 MR 关节造影也可能观察到。这个滑囊也会发生滑囊炎或钙化性滑囊炎。

相关术语

肩胛下滑囊是肩胛下肌滑囊的简称，而喙下滑囊是喙突下滑囊的简称，容易混淆。

a. 压脂的T2加权像轴位断面

b. 压脂的T2加权像斜矢状位断面

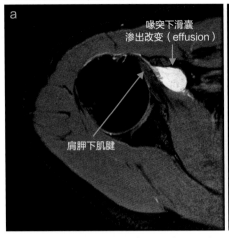

喙突下滑囊
渗出改变（effusion）

肩胛下肌腱

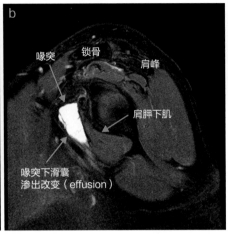

喙突　　锁骨　　肩峰

肩胛下肌

喙突下滑囊
渗出改变（effusion）

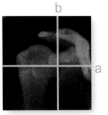

图2.14.16 喙突下滑囊炎〔54岁，女性〕主诉：肩疼痛

试图用力拧开瓶盖时出现症状

喙突下滑囊炎的 MRI 影像和临床特点

（1）影像诊断要点。

·肩胛下肌前方、喙突下方存在积液（T1低信号、T2高信号）。

·与关节腔不连续（采用斜矢状位观察）。

（2）外旋、上举时疼痛。

肩峰小骨（os acromiale）

（图2.14.17）

肩峰小骨（os acromiale）是肩峰的骨化中心愈合不全导致的正常变异（normal variants），与肩峰相分离。对于年轻人来说是骨化中心未完全愈合的表现。

很重要的一点是不要将肩峰小骨误认为骨折。成人新鲜骨折的骨折线在骨皮质上是看不到的，可以与肩峰骨相鉴别。但是，具有肩峰骨的人该部位受伤的情况也很多。在MRI上谨慎地观察，也常常发现上述情况。肩峰是三角肌的附着处，肩峰骨的存在会带来不稳定性。进行触诊时就能感知这一点。T2加权像上可观察到该部位渗出性改变，有时可观察到骨刺。这是肩峰小骨假关节化表现。

肩峰小骨的 MRI 影像诊断要点

·成年后沿着肩峰短轴分离，有时形成假关节化的OA。

·骨化中心愈合不全，通常是正常变异。

专栏

外伤后锁骨远端骨溶解（post-traumatic osteolysis of the distal clavicle）

疼痛肩MRI图像有时会看到外伤后锁骨远端骨溶解的表现。肩峰侧没有异常，锁骨端变短，肩锁关节出现渗出性改变。锁骨远端呈水肿样改变（T1低信号，T2高信号），肩锁关节出现疼痛。周围有时会出现软组织肿胀。它可能是一次高尔夫挥杆动作造成的，也可能是反复的做卧推动作造成的。

X线图像上肩锁关节间隙增大。在X线图像上双侧对比，或者时间前后对比对诊断有帮助。

a. 合并压脂的T2加权像斜冠状位断面

b. 合并压脂的T2加权像轴位断面

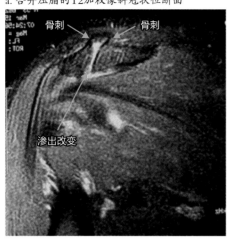

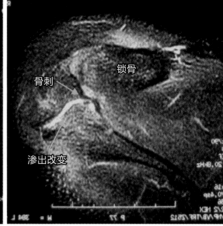

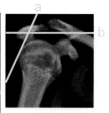

图2.14.17 肩峰小骨〔53岁，男性〕

外伤后两周，怀疑肩袖撕裂进行MRI检查。肩峰小骨间隙增宽，发现渗出性改变。假关节形成，并存在骨刺，因而认为在外伤前就存在肩峰小骨。在T2加权像上发现肩峰小骨的渗出性改变时，需要考虑其与临床症状之间的关联性

专栏

3T MRI 时代到来了吗?

3T MRI 在对颈部、肩部等不包含躯干的部位进行扫描时，图像的信噪比（S/N 比）可达到之前的两倍。这是"肩关节 MRI"修订的原因之一。而且 3T MRI 血管造影非常棒。当被问及"3T MRI 时代到来了吗?"，暂时的回答是"还没有"。排气量 3000cc 的"皇冠"无论坐乘多么舒服，像木屐一样普遍又便宜的排气量 1500cc 的"卡罗拉"也不会消失，这是同样的道理。

1.5T 设备发现之前，磁场强度提升的性能都不好，因而 0.5T*、1.0T 的超导 MRI 现在都逐渐停产。另一方面 3T MRI 比 1.5T 设备发射的电磁波长短，因而穿透人体较难，躯干的影像上会出现不均匀性。再者电磁效应会导致体温升高。现在的 MRI 设备制造商，随着技术进步逐渐突破这些障碍，3T 图像质量越来越好。但是这些革新的技术，在 1.5T 设备上同样适用。然而对于体内有金属、假体植入的患者核磁检查还是有限制的。低场强设备 T1 对比度非常好，被检者体内外磁场不均

匀性也下降了。低场强永磁体 MRI 都能降低噪声的话，那么高级别的设备也能做到。这是因为有这样一个事实，细微的变化只有在场强足够小的情况下才能检测到。从低场强到高场强设备，能发挥各自的长处是最好的。

价格昂贵的扫描设备并不一定代表好的医疗水平。对于一家只能购买一台 MRI 设备的普通医院，推荐购买几乎对所有患者都适用的、各个部位都能进行扫描的 1.5T MRI 或者永磁体 MRI 设备。

* 曾经使用最广泛的，已经退出了世界舞台的 0.5T MRI 就是日本产的永磁体设备。那是日本人非常自豪的事情。

*3T 设备对比度不佳，T1 加权序列采集图像张数有限，不是很方便。压脂 T2 加权序列对肩关节病变检出敏感度很高，T1 加权序列只需要进行一个方向扫描即可。

* 无论是价格昂贵的 3T 设备还是 1.5T 设备，扫描费用是相同的。永磁体 MRI 扫描费用最便宜。

专栏

Parsonage-Turner 综合征（Parsonage-Turner syndrome）或臂丛神经炎 (brachial neuritis)

1948 年，Parsonage 和 Turner 首次报告神经痛性肌萎缩（neuralgic amyotrophy），当时认为是原因不明的臂丛神经病变。表现为突然出现的从肩前部波及整个上肢的剧烈疼痛，随后出现以肩关节为中心的肌力低下和肌肉萎缩的临床症状。疼痛在早期即可消失，故进行 MRI 检查时可能疼痛已经消失。

由多条神经支配并跨越整个肩部的肌肉，在压脂 T2 加权像上呈高信号，这种表现可能是 Parsonage-Turner 综合征。再者，看到肩部 MRI 上肌萎缩或肌肉缺损时，患者也有可能患有该种疾病。虽然是少见疾病，但由于一直没有被确诊，随着肩关节 MRI 普及而被诊断出来的病例不断增多。

随笔感想· · · ·

关于笔者

笔者想成为一名医师。刚做医师时受到的最大的冲击是学术会议，这和笔者想象中医师的工作完全不同。第一次去参加的地方学术会议真的很无聊。也可能是笔者什么都不了解的原因。但即使那样笔者那时也认为参加学会是没有什么用处的事情。第二次参加是因为被吩咐要投稿发言。参加学术会议的准备工作简直像地狱一样煎熬。不想麻烦恩师玉川先生帮我修改讲稿，但是又没有办法。过后想起自己是错的，但当时是不知道的。发表结束后就离开那儿去喝点酒。每年参加数次的学术会议后渐渐也知道自己会变得聪明一些。

对影像诊断进行发言的时候，需要反复看病例图像，反复地阅片。相关文献当然也要读。这当然是谎话，收集了大量文献的结果就是读不下去（笑）。遇到井樋荣二先生以后，我在学会的发言内容都变成了肩关节 MRI。对于放射科医师很麻烦的事情就是，收集具有术前、术后资料对比的患者病例。在加入井樋先生的"肩部小组"之后，我也获得了所有这些手术前后患者的资料。发言内容井樋先生帮助

我修改、润色。简直是上菜，装盘，一条龙服务。在放射线地方会、肩关节学会，我总会不断积累病例资料同时不断发言，自己阅片能力也明显得到提升。在北美放射学年会（RSNA）发言超过十几次后自己对肩关节 MRI 诊断能力明显提高了。在杜克大学（Duke University）留学期间，每天专心研究骨/关节影像诊断，编写初版的"肩关节 MRI"时突然有很多感悟认识。那个时候真是阅读了很多教科书。在"肩关节 MRI"出版和被邀请发言时，准备演讲内容时自身知识储备也进一步提升。现在仍不断有新的感悟。受到东京医学广播站八重洲诊所（现在的八重洲诊所）拜托，进行肩关节 MRI 的远程阅片。最开始写一份报告需要 1 小时，现在 30 分钟就可以完成。因为笔者对肩部 MRI 很有兴趣，所以时间过得非常快。晴天也好，雨天也好，宿醉日也好，每天都坚持。当书写报告超过 1000 份的时候，感觉自己较过去阅片能力又有很大提高。非常喜欢肩关节，也非常喜欢影像诊断，并以此为生。这就是笔者的情况。

3 MRI 的基础知识

3.1 MRI 的基础知识

MRI基础成像原理

● 不了解的不可思议的魅力

MRI 原理太难让人难以理解了。MRI 现在已经成为临床上不可或缺的检查手段之一，但理解 MRI 的原理仍让人感觉有些吃力。虽然也有人不在意，但是也有人会至少想知道 T1 和 T2 之间的差异吧。MRI 有一种神秘的吸引力，让你想知道它的原理。笔者只要遇到与 MRI 原理相关的教育演说就去听，与之相关的很多教科书也看过很多遍，但是笔者依然不是很清楚 MRI 的原理。最后得出的结论，MRI 的原理就是被讲得不清楚，描述得不明白。我们不能理解是正常的，弄懂了才是奇怪的事情。为什么这么说，因为无论是演说还是书本中，都是在用一些我们不知道的术语对我们不清楚的概念进行不充分地解释。

● 三个选项

关于 MRI 原理，有"不在意""我明白了""开始花费时间认真学习"三个选项。从简单易懂的教科书中得到"我明白了"，但并不推荐给喜欢理论的人。为什么呢，因为版面受限这些教科书会从中间开始解说。无论是手机还是电脑，不了解原理的话就没法操作，同样的，为了进行 MRI 的扫描和阅片诊断，需要"完整地"理解 MRI 的原理。但是，不了解原理的话认为 MRI "没有意思""让人感到有些遗憾"等，笔者在这里介绍 MRI 的基础知识，努力让大家有"我明白了"的感觉。若是再能感受到一点"MRI 原理真是不可思议，太有魅力了"的话，那实在是太好不过了。

● 三个"我不知道"

"我不知道"的 MRI 概念大致有三种：①核磁共振现象；②信号采集方法；③图像构建方法。自己"不知道"的内容按照上面①～③进行分类，在头脑中清晰地列出来。上述内容在义务教育课程中都没有涉及。

（1）实现 MRI 的物理现象——核磁共振现象

氢原子核的质子在一定静磁场中与一定频率的电磁波产生共振的现象。

（2）MRI 信号采集方法包括自旋回波法和梯度回波法

这是把利用核磁共振现象收集的能量有效地作为信号收集的方法。仅仅产生核磁共振现象的话是形成不了断层图像的。

（3）从患者处收集信号并将获取的信息转化成 MRI 图像，是利用了二次元傅里叶转换法

MRI 生成的信号是电磁波，利用数学的方法——傅里叶转换法构建图像，非常简单有效。

（1）的过程中进行了"写入"这样的编码操作，以提供信号强度的位置信息，便于（3）的顺利进行。（2）的过程中包括调整 TR（重复时间）、TE（回波时间）、突出纵向弛豫（T1）或横向弛豫（T2）等。

MRI观察的内容

● 氢质子：氢原子核−只有质子

X 线成像利用的是 X 线对物质的穿透性。CT 是利用 X 线和计算机构建断层图像。"吸口气憋住……啪"这样的 X 线拍片经历大家应该都有过。超声波检查利用的是声波穿透物质时反射回来的声波从而判断反映物质的均一性或不均一性，就像鱼群探查器一样。无论 CT 还是超声波的原理你是否都感觉自己理解了？当然仅仅是"感觉理解"了。

MRI 是 magnetic resonance imaging 的缩写，日语翻译为"磁气共鸣画像法"。"画像法"暂且不说，"磁气共鸣"这实在是超出想象的范围。

人体大部分（60% 以上）是由水和脂肪构成的。水是 H_2O，由氢和氧构成。氢元素的原子核中只有一个"质子"，没有中子。MRI 所观察到的内容，主要就是水和脂肪中的氢质子来源的信号。因而，去除脂肪又没有水成分的地方，是没有信号的。例如，肺、肠道内的空气成分、骨皮质（钙）中基本没有水，故在 MRI 上没有信号。这样说的话水分含量少（比较干）的地方，在 MRI 图像上也呈现"低信号"。顺便提一下，肩关节肌腱也是低信号。氢质子多的地方是"高信号"，反之则为"低信号"。MRI 图像上信号完全是由活体内氢质子密度决定的。MRI 所观察的首先是氢质子。

相关术语

氢质子：质子由希腊语中有"最初"意思的 protos 一词演变而来。最初被发现时，氢质子作为最小原子，原子核只有一个质子。

原子：原子是由质子、中子以及电子构成的。

● 核自旋

氢质子进行自转并具有磁化矢量。后者是由核磁共振现象引起的。能够自转的具有磁化矢量特性的氢质子被称为"核自旋"。磁化矢量经过大量的核自旋聚合后变成宏观可以观察到的磁化矢量。如果产生核磁共振现象的话，"宏观的磁化矢量"在发生进动（图 3.1.1）。这种"进动"的转动次数被称为"共振频率"，由静磁场强度和核自旋决定。"进动"就是在自身发生转动的同时还在"围绕其他轴或中心转动"。

氢质子虽然自转同时还具有磁化矢量，但是这个自转的转动次数并不是共振频率。它是根据普朗克常数——量子力学的物理常数推导出来的。

自旋回波法中的"自旋"是源自"核自旋"中的概念。

普朗克常数
$h = 4.135\ 667\ 33\ (10)\ \times 10^{-15}\ eV \cdot s$

● 利用质子回波现象的MRI设备
（图3.1.2）

MRI 图像是利用"电磁波照射人体内氢质子后的回波现象"进行构建的。电磁波会从什么样的氢质子中获取？

MRI 图像形成分为下面四个步骤。

（1）患者置于时间、空间均一性磁场（静磁场）中。氢质子的磁化矢量与静磁场方向

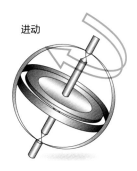

进动

图3.1.1　陀螺的进动

相一致，稳定存在。

（2）施加与静磁场强度成比例的特定频率的电磁波，会与体内的氢质子产生共鸣，氢质子吸收能量（激发）。

（3）氢质子吸收的能量以电磁波形式释放出来，并恢复到原来的能量状态（弛豫）。

（4）收集上述释放的电磁波，构建 MRI 图像（合成 MRI 图像）。

氢质子所处静磁场强度和可以吸收的电磁波存在正比关系，如下方 Larmor 公式所示。

静磁场强度 = 比例常数 × 吸收电磁波频率

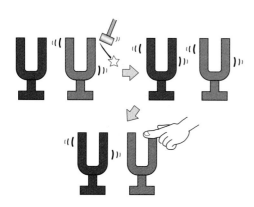

图3.1.2　共鸣现象

例如，1.5T 的 MRI 共鸣频率大概是 63MHz。像这样对处于一定的均一性的磁场内的氢质子，采用特定频率电磁波进行照射而出现吸收能量的现象被称为"核磁共振现象"。这就类似从广播站发出的电磁波通过收音机选择频道接收信号（图 3.1.3）。选择频道其实就是选择共鸣的频率。MRI 上也常常进行这个选择频率的操作。MRI 就是利用上述这样的核磁共振现象构建图像的。这并不是什么原理或道理，而是首先存在这样的现象，对这样的现象加以利用就获得了 MRI 图像，这样考虑的话会比较容易接受。当然这种现象的本质是存在一定原理的。

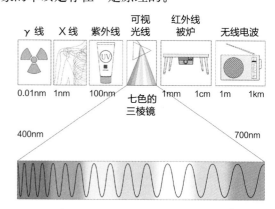

图3.1.3　电磁波

专栏

电磁波是什么？

　　电磁波即使在真空中也能进行振动，以波的形式传递能量。电磁波具有相互垂直振荡的电场和磁场，其传播方向垂直于电场与磁场构成的平面，传播速度为光速（约 30 万 km/s）。电磁波也具有波长、振幅（强度），相位等性质。短波长的波包括 X 线、紫外线、可视光线（人眼所能看到的）、红外线、电磁波。MRI 所使用的电磁波被称为射频波（radiorfrequency，RF）。

能够吸起重的氧气罐

　　从人体内获得的信号与静磁场强度大致成一定比例。高场强 MRI 相对有利于诊断，但现在临床中使用的 MRI 静磁场强度为 0.2 ～ 3.0T 不等。那种磁场强度有多大呢？它的磁力能够将重的氧气罐吸起来。医院的推床常常配有氧气罐，所以发生事故的概率很大。也有导致婴儿死亡的事故报告。在没有患者的 MRI 室内，用手紧紧抓住听诊器等带有磁性的器械进入其内，请试着感受一下磁场对器械的吸引力。骨科患者常常带有金属固定物，在进入检查室之前一定要注意。进行急诊 MRI 检查时发生事故概率也会升高，一定要仔细检查患者体内外是否存在金属物质。笔者的朋友，某骨科医师虽然信誓旦旦地保证说"肯定没问题！"，结果创伤固定用金属与患者膝关节一起被猛烈的吸到了核磁设备上，让笔者记忆犹新。

● 超导磁体

与是否进行扫描无关，MRI 装置内 1 年 365 天全天候存在强大的静磁场。超导 MRI 的静磁场线圈放于液氦槽中，温度接近于绝对零度（−273.15℃），不存在电阻。超导线圈形成一个闭环，电流多被封闭在其内。电流在该闭环内不断循环流动，从而产生 1.5T 或者 3.0T 的磁场。由于线圈没有电阻，所以不需要花费电量就可以维持这个静磁场。将液氦放于保温瓶的真空层中，再把线圈放于液氦之中，就会呈这样一个状态。进入 MRI 的扫描间，即使没有进行扫描，也有"砰砰"的声音。这个声音是冷冻机的活塞在运动的声音，冷冻机利用绝热膨胀原理进行运转。这是将外部吸收的热量冷却至绝对零度的声音。

磁贴或者耳机在磁体表面也具有很强的磁性，但磁场强度与距离三次方成反比。随着距离增加，磁场强度明显减弱。MRI 需要在篮球场大小的空间内制造一个强大的磁场。要形成一个具有充分扫描空间的静磁场的话需要有强大的磁体。要维系一个较强的，空间均一性良好且长时间稳定的静磁场，普通的磁体是很难做到的，0.2 ~ 0.4T 的 MRI 是使用永磁体，1.5T 或 3.0T 的 MRI 是使用超导磁体。

● 4个线圈

提到线圈的话，大家应该都有过在铁芯外面缠绕漆包线制作电磁铁的经历，那个就是线圈。只是，MRI 使用的线圈并不是用铁芯制作的。

MRI 上重要的线圈有 4 个。由于都被称为线圈，就算是笔者，即使了解它们各自的功能也经常出现混乱。这 4 个线圈依次是静磁场线圈、发射线圈、梯度磁场线圈、接收线圈。

除上述 4 种线圈外，还有能够提高静磁场线圈均一性的匀场线圈（shim coil）。

像扫描肩关节时那样扫描范围有限的情况下，提高该空间内静磁场均一性的局部匀场技术的进步，使得压脂 T2 加权像也能顺利进行。

再者，由于施加于氢质子的电磁波和氢质子产生的电磁波两者频率相同，也有将发射线圈和接收线圈合并而成的发射 / 接收线圈。

相关术语

T（Tesla）：Tesla 是来源于在克罗地亚出生的美国电气工学家 Nikola Tesla 的磁场单位。顺便说一下大地的磁场强度大概是 0.05mT。1T 等于 10000 高斯。

氦：在所有的物质中，氦的沸点最低，为 −267.9℃。

绝热膨胀：不加热的情况下气体膨胀的话会发生气体温度下降的现象。晴朗的早晨身体感觉到很冷也是绝热膨胀造成的一种情况。

超导线圈：有些金属（钛等）接近绝对零度（−273.15℃）时会发生电阻消失，利用这些金属做成的线圈称为超导线圈。

垫片（Shim）：说到垫片，其本来的意思是，像桌子等出现一只桌腿短的时候，在那里垫上点什么会使桌子达到平稳。

静磁场线圈如前所述，构成了"核磁共振现象"所必要的强大的均一性磁场（0.2 ~ 3.0T），即使不进行扫描时也一直存在。"不进行扫描就没有磁场"这样错误的认识常常导致事故。

发射线圈是产生"核磁共振现象"必要的电磁波，对患者进行均一性照射。该电磁波包括构成信号源的激励脉冲和能够获取很强信号的反转脉冲。自旋回波法中包括可以使氢质子生成核磁共振现象的"90° 激励脉冲"，以及可以进行信号采集的"180° 反转脉冲"。梯度回波法的激励脉冲角度要小于自旋回波法（多采用 90° 以下角度），表示为翻转角度（flip angle，FA）60° 等。

梯度磁场线圈主要用于决定从氢质子获得的信号的位置信息。即使静磁场线圈构建的磁场或者发射线圈发射的电磁波在空间上是均一性的，产生了核磁共振现象，但是信号来源并不清楚。因而梯度磁场线圈构建的磁场在"水平的"静磁场基础上形成一个"斜坡"，由核磁共振现象产生的电磁波的位置差异就能表现出来了。这就是磁场梯度的作用。虽然 MRI 内静磁场是均一性的，但是梯度磁场线圈能够在 X、Y、Z 任意平面上施加梯度磁场（参照图 3.1.13，3.1.14）。

再者，梯度磁场线圈在梯度回波法（T2*）中还用于信号采集的电磁波。后者是与自旋回波法中"180°反转脉冲"作用类似的电磁波。梯度磁场线圈在磁场发射电磁波时，受到较强的脉冲，故机器在扫描过程中发出"哒哒哒"样很大的声音。MRI 扫描过程中发出的很吵的声音，是梯度磁场线圈自身受到强大冲击力而发出的撞击样的声音。电磁波受到很短的脉冲照射的话，也会发出很尖锐的像"击打"一样的声音。

接收线圈是用于接收氢质子发出的信号的线圈，就像人的耳朵，可以听到广播信号一样。MRI 内置的较大的接收线圈是靠近体表放置的表面线圈。由于 MRI 是要利用体内氢原子核发出的信号构建图像，接收线圈距离想要观察的脏器越近的话，获得的信号越强噪声越少（信噪比佳）。想要观察肩部的话，如果能够充分接收来自肩部的信号是再好不过的。而肩部以外信号都算是噪声，所以这种情况下线圈越小越好。

MRI 具有类似广播站的用于发射信号（Kw）的发射线圈和接收微细电磁波（μV）的接收线圈，两者的并存也是非常有技术难度的。接收线圈如果直接接收来自发射线圈或者梯度磁场线圈的强大电磁波的话，很容易被损坏，故采取了一定保护措施。

自旋回波法

● 恐怖的T1、T2（T1、T2加权像）

到现在为止所叙述的 MRI 知识即使不了解的话，读者大概也不会感到困惑，但是如果不知道 T1、T2 的话会怎么样呢？扫描、诊断、术前确认等频繁使用的 MRI 图像的 T1、T2 到底是什么都不知道的话，应该感觉不会太好。正如一直所强调的那样，构成 MRI 图像的主要是体内水分中氢原子核的质子（阳子）。将这个氢质子放于一定的静磁场中，会吸收一定频率的电磁波的能量变成高能状态，然后，再将这个能量释放出来（再次变成低能状态）。对于氢质子，通过核磁共振现象获取能量的来源有两处，即"氢质子之间"和"氢质子与静磁场之间"。依靠氢质子之间生成的能量失去的话是横向弛豫，静磁场与氢质子之间生成的能量失去的话是纵向弛豫。在上述能量完全失去之前，也就是达到平衡状态之前的变化可以用"指数函数"表示。纵轴表示能量状态，横轴表示时间，熟悉的纵向弛豫见 T1 曲线，横向弛豫见 T2 曲线（图 3.1.4，3.1.5）。

发生纵向弛豫现象、横向弛豫现象的速度差，对最后获取的信号有很大影响，这构成了图像的对比度。这个弛豫现象的速度是以指数函数形式变化，就能用"时间常数"表示出来。时间常数类似机动车的"时速"，或者放射性同位素的"半衰期"那样的概念。

时间常数 T2 定义为横向磁化矢量逐渐消失过程中达到原来最大值的 1/e（36.8%）的时间（e 是指数函数的自然对数的底，使用 e 的话就能很简单地运用微积分）。另一方面，时间常数 T1 是纵向磁化向量恢复过程中达到最大值（1−1/e）（63.2%）的时间。

表示纵向弛豫的快慢的时间常数为 T1，而表示横向弛豫的快慢的时间常数为 T2。核磁共振现象后分别进行纵向弛豫和横向弛豫，但是纵向弛豫相对较慢，而横向弛豫进展较快（MRI 上能够观察到的信号，实际上都是横向磁化向量）。调整横向磁化向量信号的重复时间（TR）或回波时间（TE），从而构建 T1 或者 T2 加权像。

纵向磁化向量与强大的静磁场方向一致，观察不到。

MRI 图像虽然受到所有氢质子密度的影响，但调整了 TR、TE 时间，更容易受到纵向弛豫差影响的是 T1 加权像，更容易受到横向弛豫差影响的是 T2 加权像。因而，为了既不受纵向弛豫差影响，也不受横向弛豫差影响，调整 TR、TE 时间获取的图像为质子密度加权图像。临床上经常将"加权图像"省略，称为"T1""T2""PD"。"T1"或"T2"加上"加权图像"也不是什么很高明的叫法。

各正常组织和病变组织都有不同质子密度值、T1 值、T2 值，因而在 MRI 上能够形成不同表现（图 3.1.4 ~ 3.1.6）。

顺便说一下，纵向弛豫图表现为右上升型，而横向弛豫表现为右下降型吗？患者在 MRI 的强磁场内是横向位置，静磁场方向（Z 轴）上存在氢质子的纵向磁化向量。发射线圈发出 90° 脉冲序列后，这个纵向磁化向量发生 90° 翻转消失。纵向磁化向量恢复到照射前的状态的过程，就是纵向弛豫，表现为右上升型。而横向弛豫的过程是从最初 90° 脉冲照射的时间开始在 XY 平面横向磁化向量生成，这是一个"逐渐消失的过程"，故表现为右下降型。二者分别将时间常数定义为（1−1/e），1/e。纵向磁化是因具有核自旋的磁化矢量大量聚集形成的宏观的纵向磁化向量而存在。横向磁化是激励脉冲照射后瞬间，各氢质子的进动相位聚集表现，也就是因同相位的宏观的磁化矢量而存在。这个横向磁化向量在转动的同时消失，瞬间产生电磁波。

● TR（重复时间）和 TE（回波时间）

为了重建断层图像需要收集某个层面氢质子的信号，多次利用核磁共振现象来收集信息。发射线圈发出的"90° 激励脉冲"是产生核磁共振现象信号的基础。它是使静磁场方向（Z 轴）纵向磁化的氢质子向 XY 轴方向翻转的电磁波。纵向磁化向量发生 90° 翻转时纵向磁化消失，横向磁化生成。这个 90° 脉冲间隔一定时间进行照射，这个间隔时间就是 TR（重复时间）。

这个 90° 脉冲照射之后，信号返回接收线圈前的时间成为回波时间（TE）。将从患者获取的信号称为"回波"，对于难以理解的 MRI 原理而言，是容易接受的。顺便说一下，自旋回波法中，90° 脉冲照射后 1/2 TE 时间时，以能量高出 90° 脉冲一倍的 180° 脉冲进行照射的话，能够在 TE 时间后产生很强的信号（回波）。发现这种现象并加以利用的扫描方法称为自旋回波法。自旋回波法发生的原因在后文进行说明。

观察 T1（纵向弛豫）图像（图 3.1.4）的

话，TE 时间越短纵向磁化的差异越大。因而缩短 TE 时间会获得较大的 T1 弛豫差。因而，如果设定为长 TR 的话，纵向弛豫有差异的组织在这期间都完成了弛豫，T1（约 300～2000ms）的差就不会影响图像质量。观察 T2（横向弛豫）图像（图 3.1.5）的话，TE 越长，越容易出现横向弛豫的速度差（T2 值；约 30～150ms）。

短 TR、TE 为 T1 加权像，长 TR、TE 为 T2 加权像。长 TR 时 T1（纵向弛豫）影响小，短 TE 时 T2（横向弛豫）影响小。T1 和 T2 都不受影响的话，就得到质子密度加权像。无论哪个厂家的 MRI 设备，TR 和 TE 的值都以 ms 为单位进行表示，这点请明确（图 3.1.6）。

● T2*是什么序列?

当井樋先生问笔者，"佐志先生，T2* 是什么意思？"时，笔者当时查了一下资料，回答他说"* 代表'相似，类似'的意思"。而当时，肩关节学会正在就 T2* 像对肩袖撕裂"没有作用"进行讨论。现在想来，这是一个"毫无用处"的回答。笔者想到自己刚

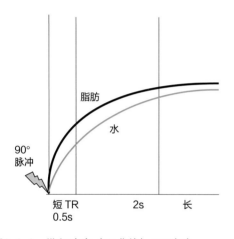

图3.1.4　纵向弛豫（T1曲线）90°脉冲

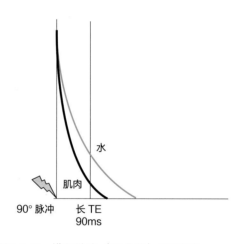

图3.1.5　横向弛豫（T2曲线）90°脉冲

专栏

龟兔赛跑的寓言

推测一下为什么会产生这样的信号。

请看一下兔子和乌龟赛跑的画面。以 90° 脉冲为起跑信号，兔子和乌龟跑了 1/2 TE 时间时，180° 脉冲的哨声使得他们倒回然后重新开始。TE 时间后龟兔站在同样的底线，产生信号（相位重聚），这就是自旋回波。兔子和乌龟无论跑在什么路上，在各自往返时如果经过相同道路的话，那么所经的道路带来的影响就不存在了。也就是说，外磁场的不均匀性被抵消掉了。这样的话，就可以测量出材料本身的 T1、T2 值。

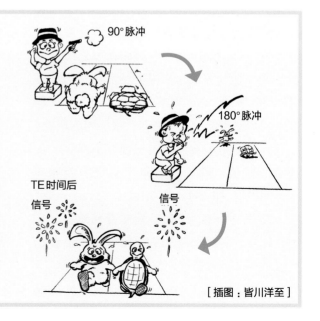

[插图：皆川洋至]

开始接触 MRI 时，不知道 T2* 像是怎么回事，向师兄新滕先生请教"T2* 是什么意思"，他当时这样回答我"能够很快获取的像 T2 那样的图像，就是类似 T2 图像"。即使是放弃理解"MRI 原理"的人，也会认为 T2* 这个名称多少有些不可思议。

首先，"*"是 asterisk（星号），T2* 读作"T two star"。从事热力学工作的人们通常采用此标记，表示"次要的东西""类似"的意思。这样的话就很容易理解了。但是，为了弄懂 T2*，很抱歉还需要从核自旋开始说起。提到自旋（spin），就是"咕噜咕噜转动"的意思。MRI 图像的本质就是氢质子，实际上氢质子一直处于自旋状态。正是由于氢质子自旋，产生了磁场向量。后者沿着静磁场方向状态稳定。不断自旋的氢质子，受到来自发射线圈的共振频率的电磁波照射的话，不断进动，同时，吸收能量向 X–Y 平面翻转。含有能够使氢质子翻转 90° 能量的脉冲被称为 90° 脉冲，含有翻转 180° 能量的脉冲则被称为 180° 脉冲。这个脉冲的能量，在扫描时需要进行校正调节。此外，这个进动的旋转次数和共鸣频率是一致的。氢质子

受到 90° 脉冲照射翻转，氢质子翻转同时产生电磁波，后者可被接收线圈接收到。这时产生的电磁波，会经历图 3.1.7 那样的过程，被称为自由衰减信号（free induction decay, FID）（图 3.1.7，3.1.8）。

再者，这个被称为"T2*"的横向磁化矢量较"T2"时间常缩短，消失地快。90° 脉冲照射后产生的横向磁化，由于各质子相位的分散而消失。若是反过来，在施加 90° 脉冲时各氢质子处于同相位的话，会由于进动产生横向磁化矢量。各个氢质子进动的相位杂乱无章的原因是氢质子本身所处的环境不均一性造成。后者是由想要观察的"对象 ≈ 组织"自身的不均一性和被检体所存在的外磁场不均一性共同决定的。很早之前就有利用 NMR（核磁共振现象）进行材料分析时，受到外磁场影响 T2* 像有伪影的存在。T2* 需要与材料本身的 T2 值进行区别。顺便提一下，90° 脉冲照射后，例如 10ms（1/2TE）后进行 180° 脉冲照射的话，后一个 10ms 会产生很强的信号。这是"自旋回波"。这种情况下 TE 为 20ms。请先记住有这种"现象"的存在。

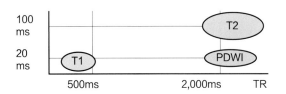

图3.1.6　各加权图像TR、TE值的分布图

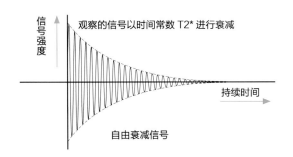

图3.1.7　自由衰减信号

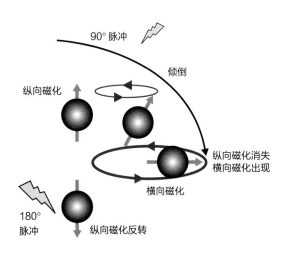

图3.1.8　90°脉冲和180°脉冲和宏观的磁化向量

● 梯度磁场法

顺便说一下，这里不采用 180° 脉冲，在 90° 脉冲后，1/2 TE（例如，3ms 间隔）施加梯度磁场，下一个 1/2 TE（3ms 间隔）施加反向梯度磁场，能获得更强的信号（echo）。

这个方法强行使用梯度磁场（gradient field），使氢质子的相位分散或重聚。纵向磁化矢量的翻转角度（flip angle，FA）也小于 90°，例如 20°。不使用 180° 脉冲的话，可以设定较短的 TR 时间（例如，100ms），从而缩短检查时间。这个方法无法消除静磁场（外磁场）的影响。在 T2* 上衰减的横向磁化矢量就这样直接使用。梯度磁场回波法获得的"类似 T2 的加权像"被称为"T2*"，可以缩短 TR、TE，从而被各种快速扫描法所使用。过去采用自旋回波法 T2 加权像扫描时间需要 8 ~ 16 分钟，时间很长，因而能够明显缩短扫描时间的 T2* 加权像显得十分可贵。现在 T1 加权像上很多也使用梯度磁场进行快速扫描，但是并不用"T1* 加权像"来称呼。

与材料的测试不同，在观测活体以获取图像的过程中，无论从何处都无法判定出"外"磁场。对人体进行扫描的情况下，无论 T1、T2 或者 T2*，或者其他什么图像都好，凭借经验获取图像，并且影像的表现可以凭借经验给出临床意义。但正是为了凭经验赋予图像临床意义，有必要了解自己为了何种目的，正在使用何种脉冲序列。顺便提一下，T2* 不适用于肩袖撕裂、关节盂唇损伤评价。

● 概括T2*

T2* 受到外磁场（静磁场）的影响，是较 T2 衰减更快的自由衰减信号的时间常数。

检查时间虽然短，但采用梯度磁场回波法进行扫描，不去除外磁场影响，获得类似 T2 加权像的 MRI 图像以 T2* 命名。

整形外科医师也想知道的断层影像的基础知识

普通的申请 MRI 检查的临床医师对于下面要讲述的知识并不清楚。整形外科医师如果对下面的知识都很清楚的话，大概也就不存在不擅长手术的医师了。庆幸现在还没碰到这样的整形外科医师。下面要描述的术语缩写或数值也出现在接触到的胶片上的某个地方。平时，对胶片上标记内容不了解的医师这次可以查看一下。"事到如今更不好意思去请教"，像这样想的放射科医师也很多。

● 扫描视野（field of view，FOV）

FOV 就是扫描的一个具有一定边长的方框。根据要观察的扫描范围 FOV 大小发生变化。扫描时调整 FOV 的话，与不同的扫描日期间或者与其他患者间比较都很难。不同的扫描部位都有各自的规定。

为了仔细观察肩袖部分撕裂等小病变，尽可能使用小 FOV 图像进行评估。缩小 FOV 的能力是由梯度磁场线圈或接收线圈决定的。FOV 缩小的话，"画质"会变得粗糙。这是每个 pixel 所包含的信息减少所致。也就是图像的 S/N 比（signal to noise ratio），即信噪比降低了。

● 信号卷褶伪影

接收线圈（天线）感知范围大于 FOV 的话，就会出现"信号卷褶伪影"。因而，FOV 缩小的话，当然也会出现这种伪影。信号卷褶伪影是和"公历 2000 年问题"相同的现象。例如，使用 10cm 的尺子对 10cm 以上长度进行测量的话，就要重复使用这个 10cm 的尺子。道理是类似的，FOV 外（编码范围以外）的结构变成伪影，从图像的一端再次进入图像。

"卷褶"如果很容易被识别出来还好，但

有时会表现如病变一样。

图像的一个方向是频率编码，另一个方向是相位编码，根据这两个方向可以确定位置信息。

频率编码方向上可以很轻松地超过 10cm 的长度。即使 FOV 大于 10cm，只要设置频率编码的长度超过接收线圈的感知范围就可以。频率方向即使设定较长的范围也不会影响扫描时间。

由于相位编码数和检查时间成正比，相位编码方向不容易过长。相位编码长度也就是相位编码数，即使它增加也可以采用增加激励次数、平行采集技术等缩短检查时间。这个技术被称为去相位卷褶 "no phase wrap"。

● **矩阵**（图3.1.9）

矩阵（matrix）是 FOV 内分割的棋盘样格目数。MRI 基本都是纵横为 256×256 的矩阵，但是也有不同的情况。矩阵上的单位结构称为像素（pixel）。

Pixel 大小 = FOV 长度 ÷matrix 数

256mm×256mm 的 FOV 上 matrix 是 256×256 的话，一个 pixel 的一边大小为 1mm。这个 pixel 就像车站或者棒球场等地方的灯光展示板上的一个一个的小灯泡。大量的小灯泡连起来就能显示出展示板上的字。但是，一般灯泡过小的话，展示板会显得比较暗。matrix 数越大的话图像表现的越精细。但是 pixel 太小的话，容易导致图像信息量低下，降低图像质量，也就是降低信噪比（S/N 比）。再者 matrix 增加的话，检查时间、数据量增大导致图像处理时间延长。一般而言，"S/N 比""空间分辨力"以及"检查时间"之间，满足了一方就要牺牲另一方，存在着 trade-off 需要权衡取舍。实际上，如果扫描条件严格受限的话，出来的图像会没法看。图像质量就像从山崖跌落一样，一落千丈。如何制订适当的扫描协议，使扫描能够在给定时间内完成，面对患者在扫描现场如何随机应变改变扫描条件，这是考验扫描技师知识和能力的时刻。能够描绘出突出海面冰山的边缘，这样的图像才是理想扫描结果。

灯光展示板上灯泡有亮的也有熄灭的，而 MRI 或 CT 图像上也能改变"灯泡"的亮度。

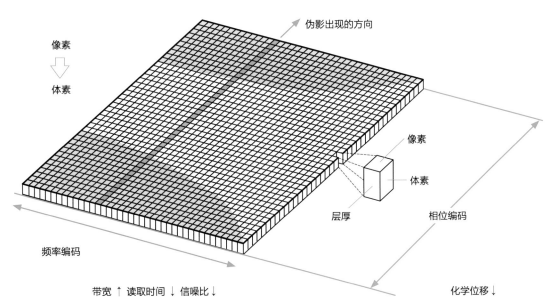

图3.1.9　FOV/matrix

也就是说，pixel 的信号强度可以用从白到黑的灰阶（gray scale）进行变化调节，通常有 256 个水平（图 3.1.10）。

● 层厚，层间距（gap）

图像肯定是有一定厚度的（图 3.1.9）。MRI 基本上都是断层扫描，但并不是说像切开的萝卜那样的断面。MRI 也好，CT 也好，为了从患者那获取信号，必定需要在一定厚度（体积：volume）的基础上。断层图像也是存在一定厚度的。从一定厚度的正方形或长方形的区域（空间：横长 × 纵长 × 层厚）获取信息。因而，大家看到的图像是，一定厚度层面获取信号"平均化"之后的产物。由于这个厚度的存在而产生的现象称为"部分容积效应（partial volume phenomenon/effect）"。

这个效应给图像带来了一些不好的影响。放射科医师从头至尾一直在接触学习这方面内容。

在层面内，如果观察的病变信号明显高于周围正常结构信号的话，部分容积效应问题不大。反过来，如果病变信号较低，受周围信号强烈影响的话，病变就会显示不清。正常结构的高信号部分进入邻近信号较低的层面时，常常会造成病变假象。虽说层厚薄

点会更好，但是层厚变薄的话图像 S/N 比就会下降。Pixel（面积）× 层厚（长度）被称为 voxel（体积），是断层图像的最小单位。虽然比 voxel 小的结构在图像上无法分辨，但 voxel 变小的话 S/N 比也会变小。

● Crosstalk 层间干扰

CT 上扫描层面可以重叠扫描（overlap），但是 MRI 上如果两个扫描层面太近的话，就会出现"Crosstalk"这样的伪影，因而 MRI 扫描层面间一般设置层厚为 10% ~ 20% 的层间距。如果要进行无间距扫描的话需要使用三次元的傅里叶转换。简而言之，运用频率编码难以进行细密的层面选择，会出现影响邻近层面的伪影，被称为 Crosstalk。

● MRI值

温度是以水的冰点（0℃）和沸点（100℃）为参照定义的。CT 值是以水为 0 Hu，空气为 −1024 Hu 作为参照定义的。那么，与 CT 值相对应的 MRI 值是如何进行定义的？虽然没有明确的参照物，但是至少每个立方体素应该具有和信号量成比例的数值。

MRI 在正式扫描之前都会进行数种校正扫描。例如，在校正扫描时以没有被检体的空间信号，即噪声水平（noise level）为 0。被检体最大的信号值为 1024，如此为基础定义正式扫描时的 MRI 值。每个序列扫描的值都存在差异，因而不存在像 CT 值那样的绝对值。MRI 值是一个相对值。MRI 信号从体内产生，信号强度与距离平方成反比，因而被检体不同部位的 MRI 值是没有可比性的。

> **相关术语**
>
> 收益和衰减：有对电磁波的反应敏感的人，也有相对不敏感的人。这和麦克风音量设定类似。

MR 图像≒灯光展示板

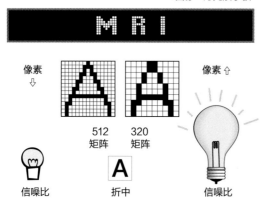

图3.1.10 整形外科医师也想了解的MRI基础知识

● window-center（图3.1.11）

MRI 与 CT 类似，也有 window-center 这样的概念。MRI 等图像在操作台上虽然以黑白表示，当划分灰阶水平（gray scale）时，可以进行 window-center 调节。

window 表示图像范围内 MRI 值的最高值与最低值之间范围的幅度。

幅度 = 最高值 − 最低值

center 是 window 的最高值和最低值的平均值

平均值 =（最高值 + 最低值）÷ 2

center 有时也被称为 level。

也就是说，window 就是图像上 MRI 值的范围，center 是 window 所在的位置。想要观察的病变的 MRI 值必须要在 window 的范围内。要增加图像对比度可以将 window 调窄，要得到更明亮的图像就把 center 值向下调。这和操作台的对比度、亮度改变类似，可以调节数值来进行改变。

利用激光打印机可以一遍又一遍地刻录窗宽 − 窗位经过调整的扫描图像。

● 感兴趣区（region of interest，ROI）

在图像任何位置，采用○或者□进行勾画，就可以获取其范围内的面积、整体信号强度平均值、信号强度标准差。这个被勾画的范围就是 ROI。

190　纵隔条件

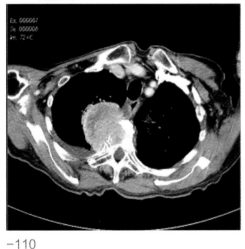

−110

window: 300
center: 40

400　肺野条件

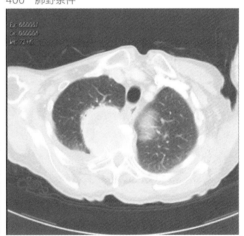

−1000（−1600）

window: 2000
center: −600

图3.1.11　窗宽−窗位（window-center）

窗宽−窗位的概念在 CT 上比较容易理解，而且对影像诊断也很重要，采用胸部 CT 病例进行说明。胸部 CT 上分为纵隔窗条件、肺野窗条件。

window 300，center 40 是纵膈窗条件。这种条件下 CT 值 190 以上的像素显示为白色，−110 以下的像素显示为黑色。

window：190 − (−110) = 300

center：[190 + (−110)]/2 = 40

window 2000，center−600 是肺野窗条件。这种条件下 CT 值 400 以上的像素显示为白色，−1600 以下的像素显示为黑色。

window：400 − (−1600) = 2000

center：[400 + (−1600)]/2 = −600

但是，CT 值在 −1000 以下的值是不存在的。该病例上部胸椎右侧骨转移，右侧胸水。顺便提一下，笔者比较喜欢的骨窗条件是 window 1200，center 300

● MRI检查时间

通常 MRI 一个序列的扫描时间大概是
3 ~ 5 分钟。扫描中间如果患者体位变动的话，
整个序列的图像就都毁了。一次扫描必要的
检查时间是如何计算的呢？通常检查时间的
计算是按照下面的公式进行的。

检查时间＝重复时间 × 相位编码数 ×
激励次数

重复时间（time of repetition，TR）是激
励脉冲重复进行的时间间隔。通常 T1 加权像
上 TR 是 400 ~ 600ms（0.4 ~ 0.6s），T2 加
权像上大概是 2000ms（2s）。

● 相位编码数

表示"Matrix 的一边"，通常是 128 ~
256 之间的数字。MRI 上利用简单的"三维
元傅里叶转换法"，通常能知道信号的来源。
这个三维元傅里叶转换法，根据图像的频率
编码方向和相位编码方向来决定信号的位置。
频率编码很简单，患者体内信号出现时（TE
时间后），从某个频率到某个频率具有一定带

宽（band width）的电磁波接收的瞬间，相应
位置信息也被采集到。因为瞬间就能获取相
应的信息，所以在这个方向上，发生运动伪
影（motion artifact）的情况很少。因为在此
方向上进行信号读取，所以该方向也被称为
读取（read out）方向。在这个方向上增加矩
阵数目很简单，故 512 矩阵也能被使用。

像这样在平面的一个方向上很容易获取
位置信息，但在另一个方向上则非常难，如
果矩阵数目为 256 的话，则需要进行 256 次
脉冲激励。这个方向被称为"相位编码"。相
位编码数与检查时间成正比，使用长方形的
构造的扫描范围时，将短轴设为相位编码方
向，检查时间会变短。伪影也多在相位编码
方向上出现（图 3.1.9）。

快速扫描法利用的三维元傅里叶转换法中
一个方向为频率编码，剩下两个方向为相位编
码。这种情况下可获取无层间隔的层面图像。
当采用小体素进行采集信息时，可以重建任意
断面，也可以进行立体的重建（图 3.1.12）。

健侧（右肩） 患侧（左肩）

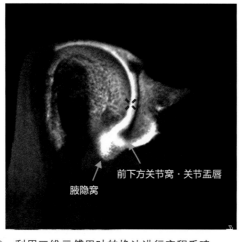
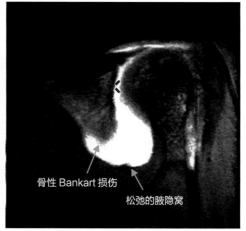

腋隐窝 前下方关节窝·关节盂唇
骨性 Bankart 损伤 松弛的腋隐窝

图3.1.12 利用三维元傅里叶转换法进行容积重建

左肩反复性脱位患者，MR-关节造影。
3D-SPGR扫描，冠状位断面，容积重建（volume rendering）处理。
骨性Bankart损伤，前下方关节盂唇损伤，腋隐窝松弛。
实际中在操作台上进行动画播放能更直接地发现病变

● 快速Fast spin echo法，Turbo spin echo法

Fast 或者 Turbo 采集方法是在单次的 TR 中重复多次激励脉冲，重复次数被称为 ETL（echo train length）。通过这种多次脉冲激励获得相位方向的位置信息。ETL 为 8 的话单次检查时间为 8 分钟。这种情况下 T2 加权像的 TR 即使在 4000ms 以上，该序列的检查时间也能大幅度缩减。过去 T2 加权像扫描时间很长，现在扫描速度接近 T1 加权像。

● 聪明的并行采集技术

两枚接收线圈平行放置，将被检体放于两者中间。相位编码设置为 256 的话一枚接收线圈接收 128 相位编码，另一枚也接收 128 相位编码，这样同时进行数据采集，检查时间减半。这需要高敏感度校正技术。笔者真心感觉设备十分智能。使用这种并行采集技术的话还能够消除信号折返伪影。

● 激励次数

通常，一次采集的图像信噪比（S/N 比）并不是很好，故相同的采集会进行数次，图像信息进行叠加计算，以获取较好的 S/N 比。将激励次数（number of excitation，NEX）用 N 表示的话，扫描的时间就是 N 倍。据说 S/N 比与 $\sqrt{N}$ 成比例的。

例如，TR 为 2000 ms, Matrix 为 256, N 为 2 的 T2 加权像的检查时间，就是 2 秒 × 256×2，接近 16 分钟，S/N 比为之前的 $\sqrt{2}$ 倍。但是和 CT 不同，在这个 16 分钟的检查时间内还可以对其他层面同时进行扫描。

像这样 MRI 并不是一层一层地采集数据，而是对被检查范围进行整体的数据采集。这也是检查期间如果患者发生体位变动会影响到所有的图像质量的原因。

放射科医师头疼的"K空间"

● 图像构成方法（这个信号是从何处产生的？）

这是在北美放射学年会（RSNA）上"MRI 原理"讨论会上发生的小插曲。某位发言者说"放射科医师最害怕的三个东西——K-space、love's channel，新泽西州"。当时全场爆笑，没有英语文化背景的笔者是什么反应？"K-space"的确让人很头疼，故也有玩笑说"MRI 原理"是让人敬而远之的东西。因为对于影像诊断专业的普通放射科医师而言，这部分内容实在是难以理解。虽然我对周围存在的其他放射科的设备原理也不是很清楚，但是为什么我想弄清楚 MRI 相关的原理？即使我不清楚，这也是个普遍存在的概念。如果多次看到"谁都知道○ × ○"这样的话，相信也会有不少读者感觉不舒服吧。

MRI 虽然是利用核磁共振现象产生的信号，但为了弄清楚信号是从选择层面何处发出的，采用了二次元傅里叶转换法。业界专家表示，作为商品的 MRI 设备的进步是二次元傅里叶转换法发展成熟后出现的结果，但是其真伪尚未被证实。X 线 CT 成像包含大量数学公式，利用计算机强大运算能力给出各像素的 CT 值。MRI 成像则依靠二次元傅里叶转换法这样超级简单的方法，计算各像素的信号强度从而构建断层图像。为什么在 MRI 中可以使用二次元傅里叶转换法这样的方法？

对于这个问题，最根本的答案是基于 Larmor 公式，即 $\omega = \gamma B$，其中 ω 是共鸣频率，γ 是磁旋比，B 是磁场强度。

也就是说，对一定的磁场，特定频率的电磁波会产生核磁共振现象。而且，此时体内的氢质子产生的信号也是相同频率的电磁波。核磁共振现象中，体内激发产生的信号

是电磁波且与磁场强度成比例，从而能够进行二次元傅里叶转换法。也就是说，体内产生的信号是电磁波（三角函数）的形式。通过向静磁场追加梯度磁场从而可以自由改变磁场强度。根据 Larmor 公式，可以利用梯度磁场自由地控制体内产生信号的位置，并同时收集该信号的位置信息。

● 复习上述的一些重要内容

MRI 的信号是由体内的氢质子产生的。

这个信号是电磁波形式（三角函数）。

这个信号产生的场所可以人为地施加梯度磁场。

● 对傅里叶转换的误解

一般傅里叶转换的过程是："真实空间上方程式 A 进行傅里叶转换，变成傅里叶空间上方程式 B（三角函数）。对 B 进行一定数学上的计算得到 B'。对 B' 再进行反向傅里叶转换得到 A'。若 A' 能比 A 获得更多有效信息的话，就认为施加傅里叶转换有价值"。

傅里叶转换流程

A（真实空间，人体）→ B-B'（傅里叶空间，K-space）→ A'（真实空间，图像）

◆ 误解 1

"傅里叶级数：傅里叶就是阐释说明所有函数都可以用三角函数的和表示"，具有这样基础知识的某些读者，可能会误认为傅里叶转换是将 MRI 信号变换成三角函数。MRI 上信号（电磁波）从开始就是"波：三角函数"。虽然人体内结构存在于真实空间内，但在 MRI 上产生信号，进行包含有傅里叶转换的收集过程，数据填充 K-space 时进行顺行的傅里叶转换处理，从而整个过程完成。也就

是说，MRI 自身扫描包含了上述傅里叶转换流程中的"至 B'"的过程。信号方面，一开始就是以电磁波这样的"波"的形式传递而来，不需要进行其他特别的准备。

◆ 误解 2

"encoding"与其说是容易误解，不如说是无法解释。"encoding"是将信息转换成单纯的物质的一种操作。采用某种"变换"，例如，手语就是将语言转换成各种手势的一种编码形式。看到手势的话就能理解对方想要说的话，这个过程就是解码。MRI 上由于共鸣频率与磁场强度成正比，故利用梯度磁场可以收集位置信息，这个过程就是编码。顺行的傅里叶转换随着 MRI 扫描结束而结束。位置信息以及相应信号强度也就包含在 K-space 所收集的数据（data）内。

对 K-space 的 data 进行数学的二次元反向傅里叶转换的话，就能构建我们眼睛可以识别的 MRI 图像，这个过程相当于解码。

● MRI中二次元傅里叶转换的过程

（1）激发氢质子。使用 90° 脉冲激发氢质子（生成信号）

（2）层面选择。激发氢质子同时进行层面选择（图 3.1.13）。层面选择十分简单。层面（Z 轴上的 XY 平面）选择的方法是，梯度磁场使用特定的共鸣频率，仅使某个平面与之产生核磁共振现象就可以。如果没有的话，在 Z 轴方向上继续施加梯度磁场就可以。这里能将 Z 轴坐标位置固定。

（3）频率编码：线的选择。同层面选择方法相同，频率编码也是沿 X 轴方向施加梯度磁场，利用 X 轴方向上共鸣频率的差异进行选择。这里就能选择特定的线（图 3.1.14），也就是说，可以知道在 X 轴的坐标位置。

顺便说一下，频率编码方向的 FOV 分

配的频率的幅度，经常被说成带宽（band width，BW；4～128kHz）。带宽很宽的话单个像素（pixel）对应的频率（BW÷matrix）就会很大，"化学位移伪影"（chemical shift artifact）造成的共鸣频率的偏移（3.5ppm = 3.5×10^{-6}）对图像影响就不会那么大。虽然频率编码这个名字很酷，但是并没有什么其他含义，只是指随着位置变动频率会发生变动。频率编码只是在梯度磁场施加时瞬间进行的，在这个方向上运动伪影（motion artifact）不易出现。图像矩阵（matrix）无论是 256 还是 512，频率编码都可以瞬间进行。

（4）相位编码：点的选择。相位编码很难解释。平面（Z 轴）已经确定，平面内 X 坐标轴也已经确定，那么剩下的 Y 坐标轴怎么办？已经不可以再使用频率编码。因为平面只能向一个方向倾斜。没有其他办法，Y 轴方向的位置信息，特别是 Y 轴方向也随着梯度磁场的施加相位发生变化的同时，重复进行 256 次"激励氢质子 - 选择层面 - 频率编码"的操作，来收集位置信息。这个重复操作的间隔就是 TR（time of repetition）。虽然每个采样（sampling）信息都包含 Y 轴方向

的位置信息，但是并不像 Z 轴、X 轴信息那样位置与频率一一对应。Y 轴的各位置信息是根据 256 次相位编码分散收集的。256 次信息通过傅里叶转换，首先将 Y 轴零点位置信息提取出来。这样说确实有点像解码的感觉。因而，不得不进行 TR（0.4～3.0 秒）间隔的 256 次相位编码，那么 MRI 检查的时间自然会变长。

（5）构建二维图像。根据"激励氢质子 - 选择层面 - 频率编码 - 相位编码"的操作，将数据存储于 K-space 内。然后利用反向傅里叶转换，将 K-space 的数据生成一幅二维断层图像。

◆ 误解 3

虽然也有书籍将这个"反向傅里叶转换"写成"二维傅里叶转换"，但是"二维傅里叶转换"仅仅是数学上的理论操作。另外，还与"二维傅里叶转换'法'"相近，容易出现混淆。二维傅里叶转换法是包含"激发氢质子 - 选择层面 - 频率编码 - 相位编码 - 构建二维图像"整个过程，利用核磁共振现象从人体获取断层图像的方法（图 3.1.15）。

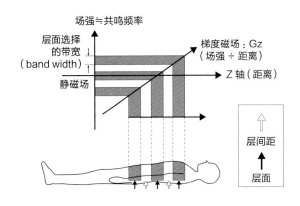

图3.1.13　层面的选择

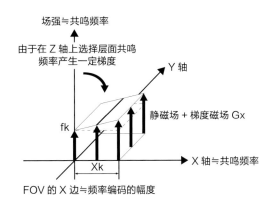

图3.1.14　线的选择

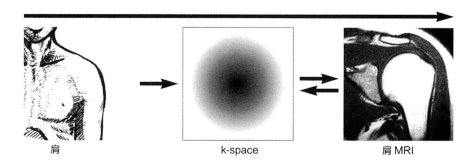

肩　　　　　　k-space　　　　　　肩 MRI

作为物理现象进行傅里叶转换－顺方向　　　数学上的二次元傅里叶转换－
利用核磁共振现象和梯度磁场　　　　　　逆向－电脑处理
（1）～（4）操作　　　　　　　　　（5）操作

图3.1.15　MRI的二次元傅里叶转换法

◆ 误解 4

K-space 可怕吗？由于 K-space 带有 space（空间）这一词让人感觉可怕。首先，K-space 中的"K"是进行傅里叶转换时表示使用系数的记号，像 {K=1, 2, 3, …K …} 这样使用，这是傅里叶转换的象征。因此"K-space"是"傅里叶空间"的意思。相位编码的同时，重复进行 256 次"激励氢质子－选择层面－频率编码"这样的操作，采集数据填充于 K-space。CT 的话就是采集原始数据。我们能够识别的位置和信号强度信息，是通过编码（傅里叶变换），在 K-space 上采集的。

K-space 根据频率编码、相位编码表现平面内的位置信息，信号强度用格子的浓淡或者高低来表示。各个格子信息在频率编码方向顺着频率进行排列，在相位编码方向上按照特定采集时间进行排列。虽然相位编码方向和我们所认识的空间不同，但如果进行反向傅里叶转化解码的话，就会得到我们所熟悉的 MRI 图像。收集储存数据的地方也是具有长宽高的空间结构，故称为"K-space"。1 个"K-space"包含的信息与一幅 MRI 断层图像相对应。但是，如果说 K-space 内无论何处信号对图像意义都一样的话，并不正确。相位中心的信号（零点位置）对图像影响最大。

5 分钟的 MRI 扫描，接近扫描结束时患者体位即使稍微挪动，对图像影响也不大。但是在检查中间时即使"打个喷嚏"，图像也会被毁了。我想这样的情况大家应该遇到过很多次。

● 复习

（1）氢质子被激励。

（2）Z 轴上选择层面。

（3）X 轴上频率编码。

（4）Y 轴上阶段性相位编码，采集信号。

（5）反向傅里叶转换，生成图像。

从（3）到（4）的信号收集于傅里叶空间，该空间被称为 K-space。与（3）X 轴垂直的线和（4）Y 轴垂直的线，两者在傅里叶空间上交叉的点，也就是对应的格子，以 K-space 进行表示。以上概念比较难于理解，计算的话简单地用"K-space"进行说明。

● 多层面

MRI 设备 TR 时间间隔较长，故这个间隔可以进行其他层面图像的采集。

因此 MRI 上"much-slice"是指在一次的扫描中可以同时进行多个层面的信息采集。虽然单个层面扫描大概要 3 ～ 4 分钟，但这个时间内可以同时进行大概 18 个层面的采集。

● **附注**

读二次元傅里叶转换的解说时，可能会有读者突然想到："T1、T2、TR、TE 跑到哪里去了？"体内氢质子产生的信号会随着时间呈指数衰减。对这个信号强度或消失方式有影响的体内的一些因素包括，氢质子密度、纵向弛豫时间、横向弛豫时间等。信号是如何产生，再者在什么时间采集是受 MRI 方面的 TR、TE 等因素影响。它们决定了各个像素的信号强度，也就是图像的对比度（contrast）。

与之相对，二次元傅里叶转换是用于构建图像，赋予核磁共振现象位置信息的方法。

● **致谢**

感谢 GE 横河医疗系统的椛沢宏之先生在技术、原理方面的诸多指点和帮助。秋田大学工学资源部五十岚隆治先生在数学的二次元傅里叶转换方面的指点。感谢秋田县立脑血管研究中心田村元先生和富士电机株式会社中峠史朗先生在 MRI 的二次元傅里叶转换方面的指点。

专栏

"K-space"——被嫌弃的"我"

"我"是存在于傅里叶空间（Fourier space）的数据（data）存储区域。"我"被称为傅里叶空间，而诸位眼中的具有长度（mm、cm、m）的世界被称为真实空间（X，Y，Z<0，0，0>）。箱子中间是空的，就因为是空的所以成为空间。"我"存在于 MRI 的电脑系统内。医师总是想观察患者身体内的情况。人体内存在氢质子，后者在磁场中受到 90° 电磁波脉冲冲击，就会"咕噜咕噜"地翻倒。但是一旦停止电磁波脉冲的话，氢质子很快就会立起来。也有在氢质子立起时给予电磁波冲击的情况。发射这个 90° 脉冲的是发射线圈。电磁波脉冲的频率与磁场强度之间肯定是正比的（频率＝比例常数 × 磁场强度）。而我所在的是 MRI 接收线圈的玄关处。接收线圈的地方，体内氢质子发出的电磁信号混杂地存放在一起。这些信号如果来源不清楚的话，就不能形成医师们喜欢的图像，故所有的信号都自带住所（位置信息）。而处理这件事情的是 MRI 出口处的"梯度磁场线圈"。由于"频率＝比例常数 × 磁场强度"这个关系，梯度磁场线圈能够使信号附带上各自的住所信息。它一边发出"哒哒哒"的声音一边努力工作。首先从众多信号中利索地切取一个平面。这个平面作为"我"的存在。一层图像也就被称为一个"K-space"。但是"我"并不是一个人。"我"是一个立体的箱样空间，具有长宽高。纵向 256 列，横向 256 行，格子数共计 256×256 个。"我"内部含有的格子都带有氢质子信号的位置信息。高低（浓淡）用来表示信号的强度信息。此外，由于信号分 256 次获取，发射线圈也分 256 次发射电磁波。

那么，首先接收的信号在"我"的内部最下面一行存储。获取这一行信号的时候，梯度磁场线圈在真实空间的 X 轴方向施加梯度磁场。这样的话，由于"频率＝比例常数 × 磁场强度"，在 X 轴方向上电磁波就发散开来。因而，在"我"的"横行"中会存在频率大小不一的信号。由于在信号读取时施加梯度磁场，故被称为"read out"。像这样赋予 X 轴方向的信号位置信息的行为被称为频率解码。随后由于知道信号的出处，可进行编码。在一行中某个格子内包含身体某个平面上某个坐标的质子信号。换种说法的话，每个格子包含 Y 轴一列氢质子的信号。这样身体内 Z 轴、X 轴坐标确定后，Y 轴的坐标也不得不带有氢质子的位置信号。"我"的最下面含有 1 行信号，在 TR 时间后自下而上第 2 行信号到达。因而梯度磁场线圈也在 Y 轴方向施加梯度磁场。施加大量梯度磁场并进行多次旋转，频率会发生变化，导致频率编码方向"移位"的话会出现混乱，因而会稍微变换一下。旋转在 2π 以下的频率移位被称为相位变换。这个 Y 轴方向通过轻度的"移位"赋予信号位置信息的行为，被称为"相位编码"。

像这样进行 256 次后，"K-space"最上层位置也被填充上。这样的话"我"就被填满了。此外，一个格子内含有 Y 轴方向上某一列的氢质子的所有信号，但是信号之间存在相位不同会相互干扰，导致信号低下。但是，相位变化

是从负向向正向移动的检查中某个时间产生的信号，由于相位相对一致而产生较强的信号。分布于 256 个网格点的 Y 轴方向的位置信息如果也进行傅里叶转换的话，就可以知道原来的 Y 轴坐标。这样的话由信号的坐标（X，Y，Z）构建的一枚 MRI 断层图像也就形成了。"明白了吗"，"我"是一个不被大家理解而被嫌弃的家伙。

专栏

各种人为因素

Artifact 这个词是学生实习阶段练习心电图操作，有干扰噪声进入时，指导教师说过的术语。一直被大家广泛使用，是 artificial factor 的简写，指因人为因素干扰了试验，或者测量结果。在影像诊断方面提到人为因素的话，是指因为影像技术上的问题，与体内的信息混杂，从而出现的多余的伪影或者降低图像质量的主要因素。

SAT

1.5T 或者 3.0T 高场强 MRI 装置，很强的信号出现伪影导致图像劣化。因而，什么是"SAT"，"SAT"是信号压制的意思。"SAT"就是被饱和（saturate）从而信号被压制的意思。质子首次受到电磁波冲击时，会出现很强的信号导致图像质量劣化。因而在正式扫描前，施加"预扫描脉冲"，质子信号就不会再干扰图像。就好像说被敲打数次后，变得麻木感觉不到疼痛一样。当然，并不是加扫了预扫描会改变舒适度。

流动（flow）

扫描空间外未被预脉冲激励的血液，流入扫描范围内的话，会出现强烈的干扰信号。这种现象被说成"原始血液之光"，一般是被嫌弃的干扰信号，在扫描范围外的头尾两侧分别施加"SAT"脉冲去除这种干扰信号，从而保证良好的图像质量。但是，也有人不断追求"原始血液"的信号改变，也就是 MRI 血管成像。本来 MRI 是要对静止的结构进行扫描。扫描

时间较长的 MRI 获取信号的速度，远比 CT 要迟缓。施加激励脉冲后，虽然组建了脉冲序列在 TE 时间后获取信号，但在等待 TE 时间期间，血液或者脑脊液内质子发生位置移动，信号也就消失了。这被称为"流空现象"（flow void）。像静脉那样中途流入产生"反向强化"的情况也有。"流空"现象会降低图像质量，也会造成误诊。脊髓周围的脑脊液（CSF）就是很好的例子。那样的情况下，要结合 T2* 图像进行诊断，T2* 图像上流动的液体都表现为明亮高信号。

脂肪

说到"SAT"的话，就会想到压制脂肪信号的有名的 fat SAT 序列。人体主要是由"水"构成的，但是也有的人，体内"脂肪"组织会占优势。"脂肪"中也含有大量的氢元素（氢质子和电子），故信号很强，与"水"中氢质子的共鸣频率存在微妙的差异，故两种组织的位置信息就会存在偏移。这被称为"化学位移伪影"（chemical shift artifact）。利用这种共鸣频率的差异，可以压制脂肪信号，也就是所谓的 fat SAT。共鸣频率的差异非常细微，一般在静磁场均一性很高的 1.5T MRI 装置上能够体现。骨内脂肪含量较高的话，T1 和 T2 加权像均表现为高信号。表现为 T2 高信号（T2 high signal）的骨病变在 T2 加权像上很难被检出。表现为 T1 低信号（T1 low signal）的病变采用造影剂进行增强检查，有时反而容易遮掩

病变的存在。这时合用压脂扫描的话，反而容易发现异常信号改变的骨病变。

另外，紧邻表面线圈的皮下脂肪也会出现很强的信号，表现为明显的运动伪影（motion artifact）。合用 fat SAT 的话，也能压制皮下脂肪造成的运动伪影。整形外科领域病变，基本上都不欢迎脂肪信号，因而都会选择 fat SAT 序列进行扫描。

一个肿瘤内部如果存在化学位移伪影的话，肯定含有脂肪组织。而这个伪影在 T2 加权像上很明显。

> **相关术语**
>
> 化学位移伪影（chemical shift artifact）
>
> 水氢质子和脂肪氢质子的共鸣频率差异是 3.5ppm：3.5÷1000000
>
> 共鸣频率：42.6MHz/T
>
> 1.5T MRI 的共鸣频率：63.9MHz/T
>
> 1.5T MRI 上脂肪的化学位移 = 63.9MHz × 3.5ppm ≒ 220Hz
>
> ppm=10^{-6} M=10^{6}

专栏

重症感

笔者在八重洲诊所主要是负责周六日的工作。但在秋田的自己家中也可以进行远程阅片。原则上仅负责肩关节 MRI。周日到神田分院出诊。笔者非常享受这样的工作安排。白天，不只专注影像诊断，和患者的沟通也很开心。医院这种地方都是患有疾病的不幸患者才来，虽然谈不上享受，但是到影像中心来的患者，至少都是能够自己走着过来的，一般没有挂着输液袋过来的患者，患者性格算是比较开朗。当然也有一些发生肿瘤远处转移或肿瘤复发治疗中的患者。大多数患者都表现得很坚强开朗。我们当然也要注意不能表现得很阴郁不开心，谦虚地向患者问诊。如果是整形外科领域的患者前来就诊的话，可以从中学到许多东西，特别是进行肩关节 MRI 检查的患者。想着那个患者的具体情况写报告的话，会写的特别用心。

笔者诊所的问诊表做得非常好，甚至英文版都有，真不愧是东京。从申请医师处获得的临床信息有简略的也有非常详细的。个人觉得非常忙碌的门诊期间为患者写一份详细的检查申请单不是件容易的事情。笔者做放射治疗医师的时候也为申请单的填写感到头痛。肩关节导致疼痛的病变位置较深，用手是无法触及的。因此，肩关节的门诊诊断较手关节、足关节要难。申请单上信息也写得比较简略。

笔者经常参加整形外科的学习会。与影像诊断相关的结论就是，比起影像检查，临床信息更重要一些。申请单信息不详虽然没有办法，也希望放射科医师对于这不利条件给予理解。但也有一些申请医师，想知道没有"提示"的情况下放射线科医师是如何进行阅片的。临床工作并不是游戏，临床医师与影像科医师应该共同合作，从影像中获取更多有效的信息才对。

护士 M 告诉笔者"患者病情较重，请到处理室的病床前问诊"。患者是个 10 岁的男孩，由母亲陪同前来。一周前进行了胸椎、腰椎的 MRI 检查。最近几日肩部发生剧烈的疼痛。这个孩子沉默不语，当问及病情虽然在努力回答，但给笔者的感觉他非常痛苦不安，充满恐惧感。笔者感觉"病情很重"，当时想到重症胶原病或者白血病的可能。笔者立刻与患者母亲商量，在进行肩关节 MRI 之前先考虑在这里入院就诊。肩关节 MRI 上骨头全是 T1 低信号（T1 low signal）。在影像诊断上看到异常与正常表现的差异时，我们才会注意到异常。如果完全表现为异常，反而意外地不知道是怎么回事。第三天，笔者向主治医师询问结果，是急性白血病。

3.2 扫描方法

检查目的

● 想观察什么？

这不是仅指 MRI，而是笔者在刚成为放射科诊断医师时面对的问题。笔者翻阅整形外科的月刊。虽然那一期是 CT 扫描的专辑，但是看到"只有整形外科医师知道想要观察什么，所以做出 CT 扫描指示的只能是整形外科医师"这样的报道，内心受到了极大的冲击。笔者所在的医局，在血管造影、CT 等放射学诊断的决定权方面付出了极大努力。自己接受的教育观念中，对于申请医师给出 CT 扫描指示这样的事情是无法容忍的。但是，笔者也会感慨"这样说也是对的"。只是，想将上面的话修改一下，即不止整形外科医师，"申请医师自己想要观察什么，有义务向放射科医师或技师准确地传达"。

无论是 CT 还是 MRI，为了给出正确的扫描指令，需要对扫描装置相关知识有相应的了解。为了可以正确进行扫描，更好地保养设备，上述的知识是必要的。放射科技师不能只专注于单一的扫描操作，诊断医师不能仅注重阅片，这是不允许的。放射科医师如果没有具备超越申请医师的影像相关知识和技术的话，自身也就没有存在的价值。放射科医师要有这样的自觉。

● 申请检查和扫描者的心意

不止 MRI，更不止肩关节，所有的影像检查，如果用心扫描的话都会获得更好的图像。扫描者、放射科医师、检查申请医师要

充分认识到这一点，这十分重要。MRI 检查既可以无限度地随意扫描，也可以非常耐心地仔细扫描。但是这个事实竟然未被大家理解。实际上，MRI 从设备到扫描、设备保养都在另一个平等空间内进行，不为常人所熟知。就像手工的陶器一样的制作，成品之间存在差异。既是幸运也是不幸。这并不是可以轻易解决的事情。

● 针对申请医师（检查申请单的书写）

怎样才能使扫描技师用心进行扫描？这是笔者希望申请医师考虑的事情。"不要废话，赶快扫描"这不是扫描者夸耀的事情。虽然扫描者本着"不可以给患者造成麻烦"这样的良心准则进行扫描工作，但无论谁都是别人家的孩子，如果被这样过于蛮横的态度要求检查的话，这项检查也就沦为一项例行公事。

患者处于整个医疗的诊疗程序中，扫描者需要理解这项 MRI 检查对于患者具有什么意义，这十分重要。

在繁重的临床工作中，很难耐心详细地书写检查申请单是能够理解的。但是，至少用可以识别的字迹写上基本的患者病情。无论多难的医学术语查字典就可以知道，但是看不懂的字实在是没有办法。再者，在写给别的科室的文书中，请不要使用医学缩写词典中没有记载的缩写用法。

忙碌的整形外科医师对于大多数的摄影参数或者放射科的事情，是很难理解的。但至少对希望扫描的事情需要加以了解。如果检查目

的不明确有可能就成为一次失败的检查（poor study）。患者基本的临床信息是必需的。

申请医师和扫描者间制定的常规扫描协议，能够使大半的病例达到最低限度的检查目的。如果有详细的临床信息的话，能够更加耐心地完成合适的扫描。

检查申请医师和放射科医师，不要在对方不在的情况下相互埋怨，一定要找到一起交流的机会。这也是为患者着想。整形外科领域外科医师知道，如果没有临床信息的话，是没法进行影像诊断的。

出现简单的信息不全的检查申请单，有以下三点原因。

（1）对 MRI 装置及扫描基础知识不清楚。

（2）认为自己能够阅片诊断。没有有效发挥放射科技师、放射科医师的作用。如果有效利用放射科的话，会给患者、申请医师带来很大的益处。

（3）没有时间问诊（图 3.2.1），体检、书写申请单。也就是没有临床诊断能力。

● 检查的目的

检查申请医师“应该”知道检查的目的。一般而言影像检查结果对治疗有帮助，或者对治疗方针有影响。“若表现为 A 的话，采用 B 治疗方法，否则的话采用 C 治疗方法”医师应具有像这样的心理预期。特别是急诊检查的情况下，需要将这样的心理预期告诉给放射科医师。一方面，放射科医师了解 MRI 设备、扫描能力和极限，能够为了获取更多的影像信息而努力。另一方面，为了评估医疗行为也会进行一定的检查。就算不是对患者有直接的帮助，医疗行为的评估也是医疗从业者的义务。

现在的医疗制度下，医师申请影像检查非常简单。患者如果说“想吃 178 元的高级寿司”，医师肯定是没法帮忙下单的。但如果是 1600 元的 MRI 检查的话，只要填一张检查申请单，就能轻松地进行预约，当然要进行影像检查，也需要一定的正当性的原因。

肩关节　问诊表

1. 肩部是否疼痛？（无、有）
   ○ 如果“有”的话，是何种疼痛？
   □静息痛（即使肩部不动也会疼）　□运动痛（肩部一动就会痛）
   □夜间痛（睡眠时出现疼痛）
   ○ 出现“运动痛”的话，具体是做何种动作会出现疼痛？
   □手伸向头后方　□手向后背
   □投球动作（拍照时）　□投球动作（摄影点动开关时）
   □上臂水平上举
   ○ 疼痛的部位请标记出来

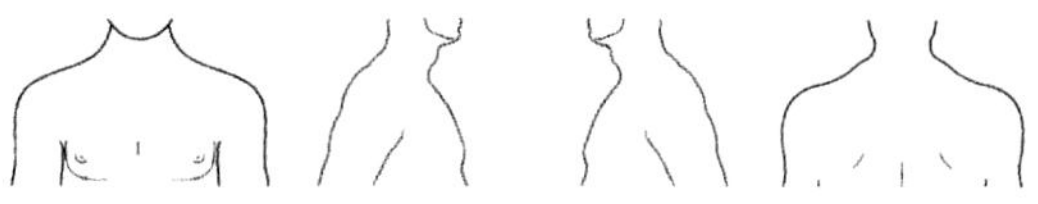

   什么时候开始出现的？（　　年　月　日开始；记不清楚）
   是否有什么具体的原因？（如：摔倒时手扶地、交通事故等）＿＿＿＿
   ○ 除了疼痛外，是否还有其他症状？（无、有）
   □肿胀　□牵拉感觉　□肩不稳定感　□肩活动时有“吱吱”的声响
   □其他＿＿＿＿
2. 是否有体育运动史？（无、有）有的话，＿＿年（如：在中学踢过三年的足球等）
3. 优势手是哪一侧？（右、左）
4. 既往是否有造成问题的劳作历史？（无、有）有的话，＿＿年
5. 手或腕部是否做过手术？（无、有）手术名称＿＿＿＿
6. 对侧肩是什么状态？（无异常、异常）具体异常为＿＿＿＿
7. 肩关节是否发生过脱臼？（无、有）
   ○ 第一次发生脱臼大概是什么时候？（　年　月　日）
   ○ 之后发生脱臼的频率大概是多少？（　　）
   ○ 如何复位的？（　　）
   ○ 是否对日常生活或体育运动等造成困扰？（　　）
8. 现在是否服用药物？（是、无）
   * 什么药物？如止疼药等，如果知道药物名字，请记录下来＿＿＿＿。
9. 如果还有其他让您感觉不适的地方，请写在下面（如接诊人员的态度、就诊环境等）

身高（　　）cm　体重（　　）kg

姓名：＿＿＿＿　记录日期：　年　月　日

图3.2.1　问诊表

检查前，患者填写了问诊表的话会使检查很便利（提供：八重洲诊所）

● 针对放射科技师（阅读检查申请单）

首先要知道检查是为了"观察什么"。因而，扫描者对于肩关节解剖、可疑病变的概况要有所了解。虽然前提条件是检查申请单包含了必要的临床信息，扫描者也需要好好地阅读并理解检查申请单内容。检查申请单上涉及的医学英文词是有限定的，即使背诵下来也不是很难。总之，即使困难也最好背诵下来。可以在当天扫描结束后，与放射科技师一起阅读第二天预约的检查申请单。CT、MRI 的检查申请单用 3 个月的时间练习，大概都能读懂。放射科技师是一生的工作，3 个月时间的努力很短暂，很快就能抓住重点。虽然仔细阅读检查申请单是为了正确扫描，但它也使工作具有做的意义、存在的意义。从这一点上讲，如果投入自己的心思和精力，图像质量会变得更好。

关于下面三项，非常希望"您能知道"。

扫描部位的解剖：如果自己不了解扫描部位的解剖，就无法选择合适的扫描部位，以及评估图像。

病名、主诉、异常所见：连基本的疾病英文和日文名称都不知道的话一点都不好笑！检查的时候，常常碰到没有写疾病名称的情况。那种情况下，"右肩疼""偶然在骨 X 线片上发现异常"诸如此类主诉或临床症状都很重要。

状况、状态：出现症状时间、疾病轻重程度、门诊、入院、术前、术后等各种状况、状态都有。

扫描的方法

● 想早点下班回去

为了用于会议发言，或者论文书写，T1、T2、压脂像、造影（轴位，冠状位，矢状位）等所有的序列图像都想要。说起来在学会上发言，或是书写论文的人，不能作为正常的医师看待。为了展示图像的有用性，当然也需要扫描对比图像。

当天预约患者加上少量的紧急检查患者，不必超过正常的上班时间很多，就能完成检查。因而，当天为了保证一天工作分配平衡，需要对扫描的方法有所选择。既有常规需要丝毫不差的必须完成的扫描情况，也有用于研究、学会发表的扫描，也有非研究类的用于确认各设备最佳扫描序列的试行扫描。当然，每天的预约量、紧急检查病例数、MRI 室内等待患者状态等也需要考虑。对于"今天因头痛就诊的患者非常多，扫描很轻松"这样的日子，要有"享受扫描"的稍微积极的心态。如果一心只想"早点下班回去"，图像质量会一下子降低很多。

● 重要性和优先顺序

检查间内给予单个患者的扫描时间是有限的，患者保持身体不动状态的时间也是有限的，因而首先要了解需要完成的最低限度的检查。但有患者在检查中途可能会提出拒绝继续检查。因而需要完成的检查应按扫描序列的优先顺序排序。从获取图像张数较多、情报比较丰富的自旋回波（spin echo）的 T2 加权像开始扫描比较明智。

扫描方向的确定

● 轴位断面、斜冠状位断面、斜矢状位断面

扫描平面包括：轴位（axial）（Ax.），斜冠状位（oblique coronal）（Cor.），斜矢状位（oblique sagittal）（Sag.）（图 3.2.2）。

动物学上以脊柱为轴（axis），与之对应的横断面（transverse plane）被称为轴位断

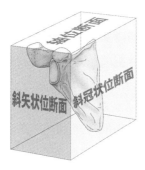

图3.2.2　轴位断面、斜冠状位断面、斜矢状位断面

面。这里插一句，脑实质外的颅内病变（例如，脑膜肿瘤），为什么被称为"extra-axial lesion"？可能是"前辈的老师"这样使用，大家就不由自主的也这样用。

以从头到足的方向为躯干的轴，进行断面分割的话就是轴位（axial）断面。考虑到CT对连续旋转的轴进行垂直扫描，那么CT图像基本都是axial断面。但是从头开始进行轴位扫描的话，到足部（足部与躯干垂直），体轴就发生了90°的变化，扫描图像在中途变成了冠状断面。为了避免误解，需要与当事人商议。另外冠状断面是前后排列，矢状断面是左右排列（coronal：frontal；sagittal：lateral）。

● 将axial像加入到常规检查序列中
（表3.1.1，图3.2.3，3.2.4）

MRI 检查与其他影像检查不同，虽然可以随意设定扫描平面，但常常也伴随着各种"烦恼"发生。MRI 是根据已经扫描出来的图像，对下一个扫描断面进行设定。这时，如果连续进行斜位像扫描的话（斜位→斜位：斜位连续），会出现图像的翻转或者旋转。而正交－斜位的组合扫描的话就不会出现这种现象。

MRI 扫描中扫描断面设定使人感到困惑，但实际上基本都是进行轴位像扫描，很少发生例外。但是，关节领域的 MRI 扫描就是例外，需要对可疑的病变仔细设定扫描断面。例如，

肩 MRI 检查目的多是为了评估是否有冈上、下肌腱断裂，故斜冠状位最合适。关节 MRI 上病变至少要在两个正交方向上进行评估。因而与上面的斜冠状位垂直正交的平面，即斜矢状位，也要进行扫描。肩关节 MRI 中，为了明确病变的位置所以轴位像也要加入常规的扫描序列中。

"轴位 T2 序列是怎么回事！"被上级医师这样愤怒地呵斥的话，就是把所有的地方都进行了扫描。自己不用功的话，就会给患者进行不合理的长时间扫描，从而给患者造成了困扰。

轴位对复发性肩关节脱位患者是最重要的诊断扫描方向。能够观察关节窝前方的 Bankart 损伤，肱骨头后外侧的 Hill-Sachs 损伤。怀疑骨软组织肿瘤、腱鞘囊肿等病变时，也最好以轴位平面为中心设置扫描序列。轴位还能对结节间沟内肱二头肌长头肌腱进行评估。轴位也可以是以躯干为轴的断面像。虽然最理想的是垂直关节窝、肩胛骨进行扫描，但对倾斜角度有所控制的话扫描很少会失败。

斜冠状位（oblique coronal）在肩关节，是对与肩胛骨平面平行的断面进行扫描。而斜矢状位（oblique sagittal）则是对与肩胛骨平面垂直的断面进行扫描。Cor. 与 Sag. 相垂直，也就是正交平面（orthogonal planes）。

顺便说一下，"矢状"在日语中应该读成"しじょう"。但笔者在学生时代读成"やじょう"，曾被护理系学生提醒过。从那之后，无论是检查申请单还是影像报告中，笔者常把"sagittal"错写成"sagital"。这就是所谓的大学附属医院 6 月—7 月综合征。

● 参数设定

MRI 扫描虽然具有层厚、层间距等各种参数，但基本上都是遵循各个设备的制造商推荐设定进行扫描。随便改变这些非常重要

的参数设定的话扫描肯定会失败。

T1、T2、T2*、压脂序列的选择方法（图3.2.5）

● T2压脂序列对病变的检出敏感度高于T2序列

无论是肩袖撕裂还是关节盂唇损伤都会造成缺损。不仅存在滑膜损伤，活动性病变还会伴有渗出改变。由于渗出液在T2压脂相上是呈明显高信号（very high）的，故病变处被渗出液填充的肩袖撕裂、关节盂唇损伤在T2压脂相上呈明显高信号（very high）而被检出。明显的变性改变、水肿在T2上也呈高信号（high），这时调整窗宽－窗位（window-center）可以与渗出改变（effusion）相鉴别。

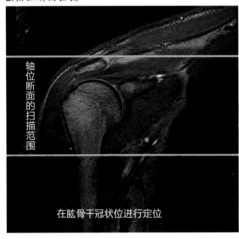
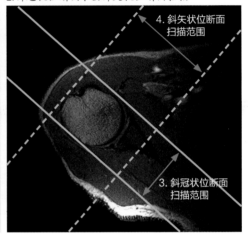

2.轴位断面扫描

2.斜冠状位断面和3.斜矢状位断面扫描

4.斜矢状位断面扫描范围

轴位断面的扫描范围

在肱骨干冠状位进行定位

3.斜冠状位断面扫描范围

图3.2.3　根据单方向定位图确定扫描位置

定位（斜冠状位断面）。肩峰～关节窝下缘，多层面。
3.斜冠状位断面　用于轴位的定位，与肩胛平面平行，将肱骨头完全纳入。
4.斜矢状位断面　用于轴位的定位，与肩胛平面垂直，自关节窝尽可能向内深入。

表3.1.1　肩关节MRI的实际扫描情况——从决定扫描位置的图像开始

Ⅰ 根据单方向定位图确定扫描位置
1. 定位：决定扫描位置（躯干冠状位断面扫描）
2. 轴位扫描（Ax.）：定位根据冠状位肩峰～关节窝下缘，多层面
3. 冠状位扫描（Cor.）：根据2.轴位进行定位，与肩胛平面平行，将肱骨头完全纳入
4. 矢状位扫描（Sag.）：根据2.轴位进行定位，与关节窝平面平行
Ⅱ 根据三个方向定位图决定扫描位置的情况（位置决定：位置、角度、扫描层面的变换）
1. 三方向定位：躯干的轴位断面、冠状位断面、矢状位断面
2. 轴位（Ax.）定位：冠状位，矢状位决定位置、角度，轴位进行扫描层面的变换
3. 冠状位（Cor.）定位：矢状位，轴位（或2.轴位）决定位置、角度，冠状位进行扫描层面的变换
4. 矢状位（Sag.）定位：冠状位（或3.冠状位），轴位（或2.轴位），矢状位进行扫描层面的变换

2.轴位扫描

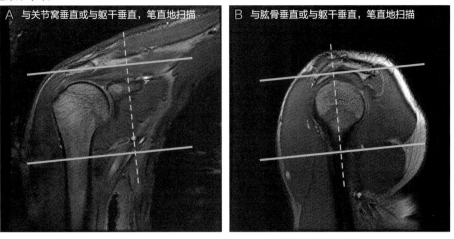

A 与关节窝垂直或与躯干垂直，笔直地扫描

B 与肱骨垂直或与躯干垂直，笔直地扫描

3.斜冠状位扫描

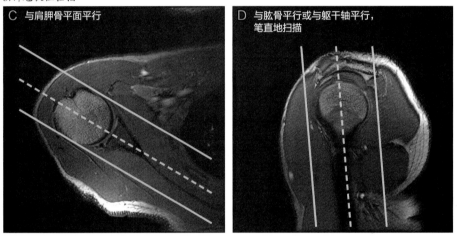

C 与肩胛骨平面平行

D 与肱骨平行或与躯干轴平行，
笔直地扫描

4.斜矢状位扫描

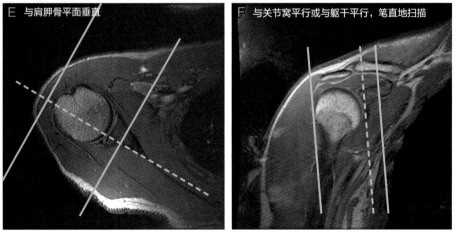

E 与肩胛骨平面垂直

F 与关节窝平行或与躯干平行，笔直地扫描

图3.2.4　根据三方向定位的不同选择，决定了两个不同的扫描范围

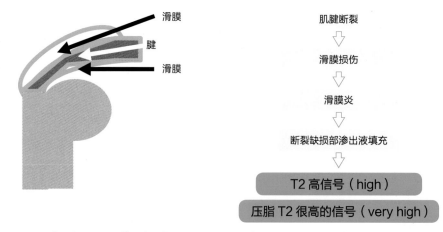

滑膜
腱
滑膜

肌腱断裂
⇩
滑膜损伤
⇩
滑膜炎
⇩
断裂缺损部渗出液填充
⇩
T2 高信号（high）
压脂 T2 很高的信号（very high）

※ 压脂 T2 高信号 high，T2 等信号的病变发生了明显变性（肌腱变性，tendinosis）

图3.2.5　能显示病变的对比信号

● 扫描的诀窍

　　T2 压脂序列的 TE（回波时间）比较短（60 ～ 70ms）。在普通的 T2 加权像上采用压脂技术的话就像在正常结构上加了黑色的滤镜。随着 TE 时间变短正常结构的影像逐渐显现出来。组织信号强度随着时间常数 T2 呈指数衰减。TE 时间变短的话整体图像信号变强，相应的压制效果就会减弱。笔者认为 TE 取65 ms 比较合适。

● 压脂的缺点

　　压脂序列可以消除皮下脂肪造成的伪影，缺点是脂肪信号也会消失。无论在 T1 还是 T2 脂肪都呈高信号，因而可以将正常结构的轮廓清晰勾勒出来。如果 TE 时间过短会受到魔角征象（magic angle phenomenon）的影响。

相关术语

　　magic angle phenomenon：是指纤维束与静磁场方向夹角成 55° 时，关节盂唇或是肌腱呈高信号的现象。

● 无论是病变还是正常结构都能显示良好的T2加权像

　　T2 图像上病变或是脂肪组织都呈高信号，故能够明确地显示肩关节的解剖构造轮廓，是评估肌萎缩最适合的扫描序列。但病变内高信号与脂肪信号有时分界不清，这是它的一个缺点。

● 包含任何一个方位均可的T1加权像

　　进行 MRI 扫描常常会碰到意料之外的异常改变。MRI 图像是综合 T1 和 T2 改变，来推测病变的性质。因而，扫描中包含 T1 加权像是必要的。T1 图像上渗出液和肌肉的信号几乎是等信号，因而有时会出现肌肉轮廓不清的情况。在 3T MRI 上 T1 序列的图像张数受限，故对层数较多的斜矢状位断面，进行T1 序列扫描时花费时间较长。

● T2*的优点

　　肩关节 MRI 中 T2* 序列对钙盐沉积、骨轮廓勾画、骨小梁结构以及出血后改变的观察和诊断很有帮助。如果检查时间富余，可以进行 T2* 序列轴位断面扫描的话就再好不过了。

接待患者

● 向患者做说明

这对获得好的扫描图像来说，是非常重要的一步。普通患者就算听主治医师、护士对检查项目进行多次解说，心里也会感到不安，老年人更是如此。当被患者问及"这是什么检查"时，要给出应有的明确的回答。等待了很长时间有点焦虑的患者，要用亲切的态度接待，认真向患者解释，尽可能地减少患者的不安。

向患者传达的信息中很重要的一点是，在检查中如果变动体位对患者而言是损失最大的。因人而异，有时告诉患者，检查费用是相同的，无论进行多少次这个检查，医师都会很仔细地进行扫描，也能减少患者的不安。第一点，作为医疗工作者需要亲切接待患者；第二点，作为专业人士要让患者检查时情绪稳定。

● 首先观察患者（参照病历记录和其他的照片资料）

在整形外科领域，观察患者是非常重要的事情。询问患者疼痛部位、症状也十分重要。根据上述观察和询问结果，有时需要改变扫描部位和扫描方法。MRI 图像上既往所见异常消失，当询问技师时，"已经治愈""据说肿瘤缩小了""据说现在是左肩痛"，有时会得到诸如此类回答。当然，病变快速进展恶化的情况也有发生。和患者、主治医师商谈后有时也会中止检查。优秀的技师，当确认"您是○○吗"后，会从患者向自己走过来时开始观察患者。MRI 扫描不仅仅是重复检查的工作，也常常需要随机应变。

在 X 线摄影、CT 检查中怀疑有病变的话，至少需要再次对病变进行确认。希望不

要在后面说"如果再仔细确认一下的话……"。病历中常常仅有简单病情记录的检查申请单。让人很遗憾，检查申请单上的记录不详往往与病历中病情记录不详是相关的。在临床诊断中没有偷懒作弊的说法。

● 将扫描部位固定于接收线圈范围内

迅速准确的固定是必要的。在这期间与患者进行沟通比较好。MRI 检查，通常是交给放射科技师进行扫描。在旁仔细观察的话会发现表面线圈的固定方法各有不同。如果谁扫描出了好的图像，其他的技师就会努力做出更好的图像来。虽然彼此之间不会相互隐瞒技术，但每个人都在不断地提升自己的方法、技术，也就是切磋琢磨。

静磁场均一性在扫描床中心是最好的。虽然想尽可能地将肩关节置于扫描床中心，不同的装置存在一定的差异。静磁场达不到均一性的话，压脂也做不到均一性。对侧肩触及检查床内壁会造成图像劣化，因而进入检查的孔径内，需要有装置将身体与内壁进行隔离。最近装置中使用的局部填隙片，即使在扫描部位很狭窄的范围内，也能提高静磁场的均一性。

呼吸运动是降低图像质量的最大原因，因而扫描者利用胸带等来减小呼吸运动幅度。固定关节，让患者在被动的体位中也能感觉比较轻松是很重要的。如果固定过程很痛苦，为了避免疼痛产生的回避性肢体运动也会破坏图像效果。对患者进行表面线圈固定的模式像极了柔道中的推压动作。被专业人士推压之后会毫无压力的保持不动。儿科的专业护士对儿童的推压就十分擅长。看起来很普通的动作，但是用心的人和不用心的人还是有很大差别的。

上肢中间位也就是手掌放于大腿旁的位

置，是理想体位。患者由于疼痛只能保持内旋位的情况下，将患者的手放于下腹部进行扫描。再者，胸廓前后径较大的患者，在其肘关节下方放入垫片的话，肱骨不要向下过度倾斜，以保证扫描断面能沿着本来的解剖构造（图3.2.6a）。

● 终极固定（牵引）

像图3.2.6b那样轻度牵拉扫描侧上肢的话，肩关节就被完全固定于中间位，患者也不会感到疼痛（会有例外发生！）。向患者询问的话患者也会说感觉很轻松。运动伪影（motion artifact）会消失。从"必须一动不动"的意识中将患者解放出来。人在正常站立时上肢会受到重力牵拉。单侧上肢占体重的1/16。一位体重48kg的患者，单侧手臂就有3kg。当该患者平躺时，3kg的牵引力就会消失，如果三角肌像站立那样继续收缩的话，肩袖就会上移突入肱骨头和喙肩弓之间，这也是夜间痛的原因之一。

● 很享受的事情

为了获取优质MRI图像，首先应该考虑让患者轻松应对检查，并随机应变。肩关节MRI检查位置与躯干相对，而且容易发生体位移动，所以比较难，这也是展现扫描者能力的时候。希望你们能集中精神认真扫描。

● 赞美/表扬

放射科、整形外科的医师看到信息丰富、画质优异的图像时，会想问扫描者："这是怎么扫描出来的？"他/她应该会很高兴。不断地进行改善，并表扬优质的扫描图像很重要。

● 在患者检查中注意观察，并进行对话

检查过程中注意观察患者十分重要，特

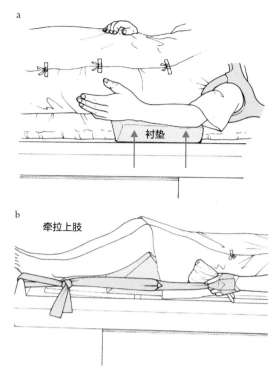

图3.2.6 固定

患者位于检查床中间，患肢肘下垫上衬垫，上肢置于躯干旁，拇指冲上。舒适的体位能够很大程度减少运动伪影，减轻疼痛，使患者在该位置保持不动。

别是使用造影剂的情况下。注意患者状况是技师、护士和医师的法定义务。无论是为了患者着想，还是为了自身考虑都十分重要。MRI中屏蔽金属磁性物质、电流，患者的状态很难观察。然而患者在MRI检查室中检查30分钟是很常见的事情。没有发生体位变动采集图像很漂亮，此时希望你降下检查床，检查一下患者皮肤有没有发生发绀、淤血症状。由于不存在像CT那样被辐射的情况，在MRI室中无论谁陪在患者身边都是没有问题的。

仅进行一个脉冲序列扫描，如果进行调整的话最低也需要4～5分钟，应多和患者进行声音上的沟通。患者进行回应的话，是患者稳定的证据，患者喉头水肿时声音会比

较沙哑。一旦进入 MRI 装置中，患者会失去对空间、时间的感觉。所以应定时告诉患者下一项检查的时间，会减轻患者的不安。患者比较配合，以放松状态进行检查是获取优质图像的重要条件。

扫描时的注意事项

● 安全性

人类在 X 线方面犯过很大的过失，发生过比医疗辐射严重很多的损失。大概是"一朝被蛇咬十年怕井绳"，超声波刚出现的时候大家都尽可能地小心使用，但现在估计没有人在意了。MRI 最初对于体内外有金属的患者来说是检查禁忌，最近出现了许多适用 MRI 检查的医疗金属，有必要具体情况具体分析。在 MRI 进行扫描时，对无法进行安全确认的病例不进行扫描这是大原则。要认识到"不触犯规则就不会闯祸"。

金属物质会受到 MRI 扫描影响有以下三方面：①磁场下发生活动；②磁场变化下产生电流而发热；③干扰静磁场使图像质量劣化。再者，心脏起搏器等电子机械可能会发生功能障碍。

磁场作用下由于金属物质活动导致的事故，如动脉瘤处放置的金属夹向外挪动导致患者死亡，眼睑后方小金属片挪动导致失明等已经被报道过。金属大概会受到多大程度的力是个问题。义齿等受到的力很小，一般是安全的，但也会造成图像质量劣化。关于图像劣化，梯度回波（field echo）法受到影响比较大，快速自旋回波（fast/turbo spin echo）法相对不受影响。

关于发热，表面线圈形成一个大的循环，发生热灼伤的事件也被报道过。倾斜的磁场引起的电磁力与线圈环路的有效面积和梯度磁场变化率呈比例。但是像戒指那样小的环路面积上，不会产生那么高的电力造成灼伤。当然，检查前去除可拆卸的假牙、戒指的原则没有变。

过去即使患者在别的医疗机构进行过 MRI 扫描，也不能安全放心。因为静磁场强度，施加倾斜磁场方法发生变化的话会出现什么状况谁都不敢保证。可怕的事情是，患者在还没有 MRI 的时代进行过手术，或者忘记自己做过手术。医疗金属以外的金属物质（炮弹、金属片）都是非常危险的。

单纯因为医疗上的原因，不可避免地需要进行 MRI 检查。但是，也有安全性不确定的体内 / 体表金属（纹身等）的情况。这种情况下，MRI 扫描过程中，申请医师在患者旁边，患者稍有不适的话立刻中止检查，是比较实际的对策。这时获取患者的同意也是很重要的。

即使申请医师的问诊病历上没有异常的情况，MRI 技师、护士也需要对患者进行问诊。在等候室摆放记载 MRI 检查禁忌的宣传手册也起到一定作用。对于没有意识的患者，或者进行夜间、周六日紧急 MRI 检查时需要小心。因为申请医师可能并不清楚患者体内、体表是否存在金属物质。在进行 MRI 检查前需要仔细确认。

检查前采用金属探测器，对于发卡等体表金属物进行严格检查是很有帮助的。这类金属物不仅影响图像质量，一旦带入设备可能会导致不明原因的图像质量劣化。还需要知道此时使用的便携式金属探测器也有一定的磁场强度，对心脏起搏器是一个禁忌。

令人担心的物品还包括氧气瓶、轮椅、担架，在整形外科放置的金属物。发生事故的频率很高。对于 MRI 不了解的医师或者护士搬运患者时需要非常注意。曾发生过氧气管飞进 MRI 装置里去的事情。越是重的东西越危险。

● 造影剂的不良反应

与 CT 等检查中使用的含碘造影剂相比，MRI 造影剂发生副作用的概率是极低的。CT 等检查发生的休克情况中，由于禁食出现脱水状态的患者，使用 100 ～ 150ml 高渗透压造影剂后出现循环动态障碍，这种情况占到大半。仅仅使用 10ml 的 MRI 造影剂自然很少发生副作用。有报道甚至说，MRI 造影剂发生副作用的概率和给予作为安慰剂的生理盐水发生副作用的概率一样低。众所周知，造影剂造成的副反应对精神造成很强的影响。

仅通过暗示就可以发生休克的情况，MRI 造影剂通过静脉推注有发生休克的可能性也是很自然的。在这个很注重患者知情同意的时代，越是告诉患者会发生副作用反而越容易出现副作用，真是一个具有讽刺意味的事实。在这种情况下，患者多数是将 MRI 造影剂和含碘造影剂相混淆了。精神上的影响不仅仅只针对患者，对于护士也是一样的。"如果发生休克了怎么办？我什么都做不了，今天的值班医师又是新手，指望不上……"等，护士如此考虑的话，会将自身的"不安"转嫁到患者身上。一定不要问患者"有没有想呕吐""有不舒服吗"等这些自己担心会发生的事情。面带明朗的笑容，向患者确认"没问题吧"，MRI 造影剂发生副作用的情况是很少发生的。但是，面对可能发生的副作用，需要"时刻准备着"。除此以外还有一些问题。MRI 造影剂与 CT 等检查的造影剂给予方式不同，对血管通道不进行确认；MRI 扫描中很难观察患者；将患者放置扫描时间过长；由于副作用很少发生而粗心大意；

而且，由于离子型含碘造影剂不再被频繁使用，有的年轻医师、护士都没有见过休克患者。对于存在喘息等高风险因素的患者需要进行 MRI 造影检查时，确保血管通道很重要。由于 MRI 没有辐射风险，在使患者放心的状态下，医师、护士在旁边观察。发生异常状况时数名医师、护士很快就能集合到 MRI 室，有这样的预备机制很重要。

● 使患者入睡

如果患者无法安静地完成检查，如婴儿、老人等，就需要让他们睡着以进行检查。申请医师误认为安稳状态就是患者不从检查床上掉下来。但 MRI 的安稳状态是指在极其嘈杂环境中蜷缩在管样空间内，保持 5 分钟一动不动。但是，有时序列重复扫描时，检查时间常常会超过 30 分钟。需要以睡眠状态进行检查的患者，一般约在下午最后时段进行检查。有的超过 7 岁的女孩子即使不进行催眠也可以完成检查。这种情况下，最好是咨询专业的儿科医师或者麻醉医师。

对于有意识障碍或者痴呆症状的成人患者催眠是必要的。但是催眠的药物会有导致呼吸停止等副作用，检查过程中要监测患者的生命体征。

● 幽闭恐惧症（clastrophobia）

MRI 检查失败的最大原因据说是幽闭恐惧症。幽闭恐惧症患者需要肌注 Horizon（一种镇定剂），检查期间在患者身边采取与其交谈或者与其有肢体接触等方法，最终完成检查。如果事先了解这一情况，幽闭恐惧症是可以控制的。但是患者不希望进行检查的话，完成 MRI 检查是非常困难的。

常规检查的扫描程序

● 经过磨砺的检查制度

制订常规检查的扫描程序是非常重要的，扫描时变化扫描方法是件很麻烦的事情。扫描执行者，申请医师在尽可能长的时间内不发生变化是最好的。扫描执行者不断更换的话，对于扫描成功不会有所改善。那么扫描图像不进步，MRI 部分会发生荒废。但是，现在让一个人固定于 MRI 工作，基于各种理由是不可能实现的，而且弊病也很多。因而这种情况下，只能求助于整个检查制度。虽然人的传承很难实现，但是经过各种考验的检查制度是可以传承的。这个制度的核心就是常规的扫描协议。好的扫描协议对人才培养也都有裨益。

● 谁做出指示，谁制订扫描协议？

脑外科医师中有些医师会给出"T1、T2 序列，3 方向都扫描"这样的不考虑整个医院运行实际的指示。另外整形外科医师中也有医师给出"全脊柱""脊椎 6 个方向都扫描"这样不切实际的要求。对于脑外科医师和整形外科医师而言，影像诊断就像木匠的图纸，如果不会阅片的话是无法交谈的。

扫描的方法医师们也要稍微懂一点。不懂的地方可以请教放射科的负责人。其他科的医师的检查申请一般多交由放射科自行处理。虽然说有"人多力量大"这样的谚语，但给出的指示系统只能有一个。因为是整个科室共同使用的 MRI，需要考虑全院的整体运行，应该是由对临床工作和 MRI 设备都很了解的人来制订扫描协议，并考虑到各科室的检查需求修订扫描协议。具备各科室的知识制订扫描协议的想法虽然有点奢求，还是需要各科室一些关键、热心的人和科室负责人来参与。当然扫描操作者，需要了解扫描程序的意图。负责人有义务对此进行说明解释。如果制订了常规的扫描程序，即使申请人不同，扫描执行者也能完成稳定如一的扫描。

● 失败较少的检查

脉冲序列，扫描方向是根据扫描部位、病变种类、检查目的进行认真研究后制订的，也可以与申请检查的科室共同商定。根据这样制订的扫描协议进行检查的话，会达到比较满意的结果。但是，根据脊髓反射的异常表现进行扫描的话，有时会发生 FOV（扫描野）内只有一半的病变。因而有必要在确认当前序列图像后，再进行下一个脉冲序列的扫描。为了减少检查失败，并获得比较好的图像，要选择曾进行多次扫描、可信度高的扫描参数。

● 不要以完美的检查为目标

提高效率是很重要的事情。常规的扫描协议中，缩短扫描时间也是协议制订时需要重视的方面。在完成检查目的同时进行最低限度的检查是很关键的。要完成无懈可击的 MRI 检查的话会花费非常长的时间。省略所有方向上 T1、T2 序列，以缩短扫描时间的方法也是存在的。有时还需要向扫描序列种类或者图像质量等问题妥协。也有的检查方式，使满意度达到 90%，但检查时间缩短一半。这样的话一天中进行的检查例数增多，患者预约等待时间会缩短。满意度 100% 检查需要等待三周，满意度 90% 的检查等待不超过一周，后者较前者会更受医师、患者欢迎，与各方面利益相关。

此外，对于要用于演示的特别的影像图像，单独花时间扫描比较好。

● 检查的演习

如果不需要考虑如何扫描的话，检查是十分轻松的。对个人来说没有重大责任的事情都是很轻松的。但如果后面被问及"为什么没有 T2 的轴位图像"，就会对个人心理是种煎熬。让我们对达成一致的扫描协议负起责任来。好的扫描协议，能够减少扫描执行者的压力，使其迅速完成工作。因而在患者已经前来就诊的情况下再去选择扫描协议就太迟了。一个技术娴熟的扫描者，会在给患者检查前，在自己脑海中进行操作预演。在患者到来之后，才跟主治医师联系说"患者体内有金属"，或者"上次患者因为幽闭恐惧症检查中止"等情况，就太过被动。即使有扫描协议存在也不要完全依赖它，对于需要的采集的图像仔细观察。必要时随机应变。

● 进行比较

如果没有统一的扫描协议，是很难进行各种病变对比观察的。观察同一名患者病变变化的时候，前次用轴位 T2，这次用冠状位 T2*，FOV 也不一样，是无法进行对比的。患者再次检查时，检查人员应当确认上一次的 MRI 扫描方法以及图像。

必要的对比不仅仅局限于单个患者的检查，评估实施的医疗行为也是医院的义务。因此，在相同的检查条件下完成的影像检查是需要一定数量的。当然，为了获得更好的扫描方法对比也是必要的。没有准则的话是没法进行影像评估的。只变化一个扫描参数图像之间是有望进行比较的。如果同时变化数个参数的话，真正影响图像质量的因素就不清楚了。再者，仅进行少数几次扫描的话，病变是好转还是恶化也无法得出结论。某种程度的数次扫描，就有必要进行比较。这样的观察结果用于学会，论文发表也是很好的

资料。科学就是与其他机构的人分享你的错误和成果。

● 改善扫描协议

如果已经有了扫描协议，则需要了解其必要性。如果有疑问的话，应该向负责人询问。扫描协议评价很重要，需要知道其长处和短处。需要不断改善图像质量，不断确认是否达到了检查目的。偶尔看到的论文或者报道不能随便就进行套用。必须要亲自确认是否有帮助。

● 扫描协议执行的难处

秋田大学医院在使用 S 的 1.5T MRI 设备的基础上，又引入了两台 H 的高级机型。H 是最新机型，具有快速切换的梯度线圈（gradient coil），轻巧的屏蔽功能（active shield），良好的静磁场线圈，检查床的口径也有所增大。肩部的检查，在哪一个装置都可以进行。虽然两种设备不能用完全相同的扫描条件采集图像，但如果根据扫描的协议进行层厚 3mm、层间距 1mm 的图像采集的话，哪个设备的图像更漂亮？实际上，旧 S 设备图像看起来更加圆润漂亮。能否提供有用的信息很重要，但是图像是否漂亮也很重要。为什么呢？H 设备也是采用层厚 3mm，而且梯度切换良好。旧 S 的梯度线圈（gradient coil）无法像新 H 设备那样激发出矩形的高脉冲波。这个梯度线圈的性能被称为转换速率（slew rate）。旧 S 对于选择层容积（slice volume）以外的信号进行舍弃，"有胜于无"因而信噪比（S/N）增高。严格地将旧 S 的扫描协议挪到新的 H 设备上的话，应该调整层厚为 3.2mm，层间距为 0.8mm。苦恼"扫描协议怎么执行"的同时，软件或硬件版本也在不断被更新，这确实是实情。但是非常庆幸的是，也有很多时候许多设备的进步赶不

上常规扫描协议更新的脚步。同时装有新旧扫描设备的医院制订常规扫描协议的确是非常难的事情。

而且检查床口径增大的话发射线圈向被检体发射 90°、180° 的脉冲时效果会变差。

虽然是玩笑话，转化速率很高的 H 设备 gradient coil 噪音很大。大多数患者虽然说非常吵，但是他们习惯了之后就能睡着。但有些患者实在无法忍受噪音，对他们而言旧的 S 可能是更好的检查设备。

> **相关术语**
>
> 转换速率（slew rate）：是指施加矩形脉冲波时脉冲上升能力。slew 是急速旋转的意思。

● 打印图像方法

图像打印方法如果与检查不一致的话，会让阅片人感到混乱，因而图像打印方法也需要规范化。图像打印的第一步，选择合适的窗宽 – 窗位（window-center）。假定存在 MRI 值，在操作台上显示图像的 MRI 值从最大值到最小值的范围为窗宽，最大值与最小值的中间值为窗位。病变的 MRI 值要在上述的窗范围内，这是基本要求。就像 CT 上纵隔、肺野的显示条件那样，MRI 上有时也需要制作不同窗宽 – 窗位的图像。需要对比度更强的图像时，需要缩小窗宽。想要看到更亮的图像时需要将窗位调低。图像打印第二步，让人感觉舒服的图像排列方式。由于我们从事的是服务类行业，做出让临床医师容易理解的图像是必须的。MRI 本来扫描参数就很多，扫描方法也只有操作者知道，所以至少打印的图像要以让别人容易看懂的方式进行排列。T1、T2 等图像分别整合用不同胶片打印，各自对照的 T1、T2、增强 T1 图像并排的话就非常有利于阅片。再者，

轴位图像自上往下排列（头部图像相反），冠状位图像从背侧向前侧排列，矢状位图像从右侧向左侧排列，如此这样的规定也很重要。此外，图像采集的方向如果很随意的话很难进行病变定位。所以打印的图像一定要加定位线。特别是在肩关节这样使用较多斜位平面扫描的部位，多张定位线图像有助于阅片。肿瘤性病变，加入有长度刻度的标尺会很便利。作者早期 MRI 研修是在"N"赤十字医院进行的，该医院技师长就曾非常自信地对作者说："我们能否做出正确的影像诊断取决于我们打印的图像。"虽然是酒后之语，但我还是被他们的自豪和精神深深打动。

● 常规扫描的"守护"

虽然扫描的程序已经制订好，但在实际扫描过程中，技师具有很大的应变空间。扫描参数的具体数值，应该是需要委托给各位技师负责的。随机应变也是一直都需要的。患者脉搏不齐，存在 Kussmaul 呼吸不能进行心电门控或呼吸门控的情况，也会经常地遇到。当然技师的应变处理也伴随着相应的责任。

这是在能代市的 S 医院进行头部 MRI 阅片时发生的事情。在患者脑中发现了 T1、T2 低信号（black）的病变，当时笔者特别想看 CT 图像，偶然看了一下胶片袋（film jacket）竟然发现里面有 CT 图像胶片。病变在 CT 图像上表现为高密度（high density）测量 CT 值后，多半是出血改变。进行 MRI 扫描的 M 技师也想看看病变在 CT 上的表现，所以与院长商量进行 CT 扫描。这种要求虽然一般是不可以的，但此次与患者病情有很大的利益关系。M 技师扫描的图像都很棒，经常让笔者感到诧异。M 技师是为了能够对病变进行诊断而扫描，获取图像。

虽然常规的扫描程序是必不可少的，阅读扫描的图像同时，采集方法、制作拷贝图像会随时变化，需要随机应变。另外依靠自己能力让常规检查发生变化也是很有乐趣的，MRI扫描也有其妙趣。为此扫描者也需要有阅片诊断能力。获得阅片诊断能力的首要方法是，仔细观察自己拍摄的图像。

病变在哪？（病变位置决定扫描）

● localizer

MRI 能够自由地在任意方向上进行扫描，这是 CT 所没有的特点。而且扫描从哪个断面图像开始设定都可以。以肩关节为例，通常以轴位定位图决定扫描位置。以该轴位定位图为基准，进行斜冠状位、斜矢状位扫描。最后再以斜冠状位为基准，进行诊断所需的轴位像（不加角度）扫描。决定扫描位置的图像由于厂家不同被冠以不同的称呼，如 localizer、scout view、pilot scan 等。虽然这些定位图像不用于影像诊断，多采用扫描时间较短的梯度回波（field echo）进行采集，但需要知道这一方法造成的空间扭曲较自旋回波（spin echo）明显。扫描定位并没有设定什么特定的序列，无论什么样的扫描序列如果用于定位的话，这就是 localizer 的扫描。

但是，扫描顺序有一些基本的原则要遵循。

（1）首先，对垂直于诊断所需图像平面的定位图进行扫描。

（2）检查随时都有可能中断，因此从最重要的部分开始扫描。

（3）T2 加权像比 T1 加权像显示信息要多，为了获取更多 T2 图像先进行 T2 加权扫描。增强检查前先进行 T2 加权像扫描。

（4）患者体位可能会稍有偏差，尽可能用刚扫描的图像进行定位。

（5）这里有一个很大的陷阱。以斜位扫描的图像作为定位图，并在该图像上进行斜位扫描计划设定的话，得到的是旋转的图像。因而不要进行连续的斜位扫描是原则之一。再一次进行垂直（orthogonal）平面的图像扫描的话，就不会出现图像的旋转。

原则终究是原则，应随机应变。

● 交互参考（cross reference）

打印图像时看到的影像中，显示扫描位置的标示线被称为定位参考线（cross referential line）。标记该定位线的图像尽可能选择带有病变信息的图像，而不是那些一开始扫描出来的图像质量不好的定位片。

此外，MRI 能够进行任意角度的断面扫描，这是它的一大优势。特别在整形外科领域，只有根据韧带、关节及病变选择适合的断面进行扫描，才能明确病变位置、范围以及性质，这种情况常常遇到。但是扫描的自由性，会给 MRI 成像和影像阅片带来困难，这也是 MRI 检查本身拒绝这种情况的原因之一。因此扫描部位及病变部位要能在技师脑中想象并进行立体的分析，这虽然是放射科医师的"技能"（即使是正确的），但为了写出的报告能让人信服，也让人容易理解，有可以更好发挥参考线作用的方法，这就是相互交叉参照（reciprocal cross reference）。这在影像诊断设备上可以进行操作。以图 3.2.7 为例进行说明，请大家最好记住。

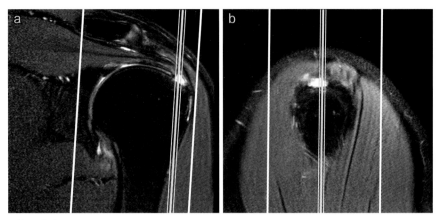

图3.2.7   相互交叉参考

压脂T2加权像

　a. 在斜冠状位上怀疑滑囊侧断裂。参考线（reference line，三条蓝线）表示将病变进行"横切"的斜矢状位断面（b）。

　b. 这里参考线（reference line，三条蓝线）是显示对应的斜冠状位（a）断面。a和b是垂直相交的图像，对同一病变进行"横切"，相互辅助性地辨识病变

MR-关节造影（MR-arthrography）(图3.2.8)

● MR-关节造影适应证

　　MR- 关节造影适应证随着 MRI 设备的性能提高在逐渐减少。MR- 关节造影检查的适应证，包括不稳定肩术前肩袖薄弱区、腋隐窝、关节囊整体松弛程度评价。特别是腋隐窝的肱骨颈附着处损伤（有时是先天缺损）时对除外盂肱韧带肱骨撕脱（humeral avulsion of the glenohumeral ligament，HAGL）很有帮助。当然，对于上、中、下盂肱韧带和关节盂唇的微小损伤评价也有帮助。

　　快速〔fast（Turbo）〕自旋回波技术的出现，使得 T2 加权像、压脂 T2 加权像检查时间和T1 加权像时间相等，也可以行生理盐水注射液。唯一的缺点就是当滑囊内积液时，积液与漏出的生理盐水无法区别。T2 加权像对于关节腔外滑囊侧部分撕裂、肌挫伤等腔外病变也能进行诊断。而且进行压脂扫描可以明确区分脂肪和生理盐水。

　　穿刺部位存在感染是操作禁忌，需要认识到细菌性关节炎是不可逆转的并发症。

● 肩关节造影的特殊性

　　关节腔是关节囊包裹形成的密闭空间，是一个防水（water tight）的结构。其内有潜在的空间，正常情况下仅有少量的关节液。肩袖撕裂造成关节腔出现破绽时，在关节腔内注入造影剂，造影剂从破裂处向肩峰下滑囊渗漏，在 X 线下透视观察关节腔破裂的存在、程度以及范围，并同时拍摄图像，这一检查过程就是 X 线肩关节造影。这个检查对初学者，或者说未进行实际操作过的人是很难理解的。至少对于笔者而言，这是无法理解的检查。包裹肩关节腔的关节囊外侧是肩袖，肩袖的外侧有肩峰下滑囊的滑膜。关节囊、肩袖及肩峰下滑囊都撕裂之后，关节腔内注入的造影剂才可能漏出至肩峰下滑囊内。完全断裂或者全层撕裂跟裂口大小没有关系。即使针眼大小的断裂，肩峰下滑囊内出现漏出造影剂，那也是全层撕裂。

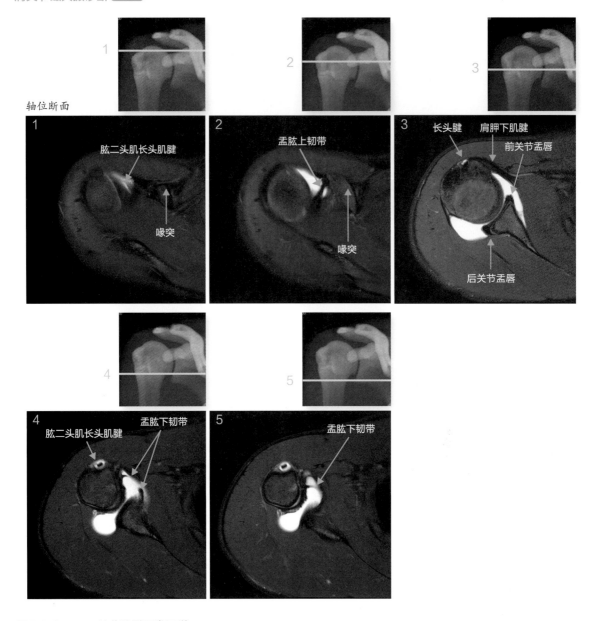

图3.2.8 MR-关节造影正常图谱

肩胛下滑囊看不到，肩袖薄弱区轻度松弛。

此处的关节造影适用于 MRI 设备，同时观察关节囊和软组织结构称为 MR 关节造影。由于具有良好的对比，对肩袖撕裂、SLAP 损伤、Bankart 损伤等关节盂唇损伤的诊断都有帮助。此外，脂肪、稀释造影剂或者生理盐水等信号叠加混淆时，采用压脂序列也能很好地进行分辨。至少进行 1 个方向上 T1、T2 配套扫描。为了观察渗出、骨挫伤、肌肉水肿等病变，至少在一个方向上应该加用压脂 T2 加权像。

● **MRI造影剂：Gd化合物**

虽然 MRI 出现的早期被标榜"不需要造影剂"，当便利的 MRI 造影剂被开发出来

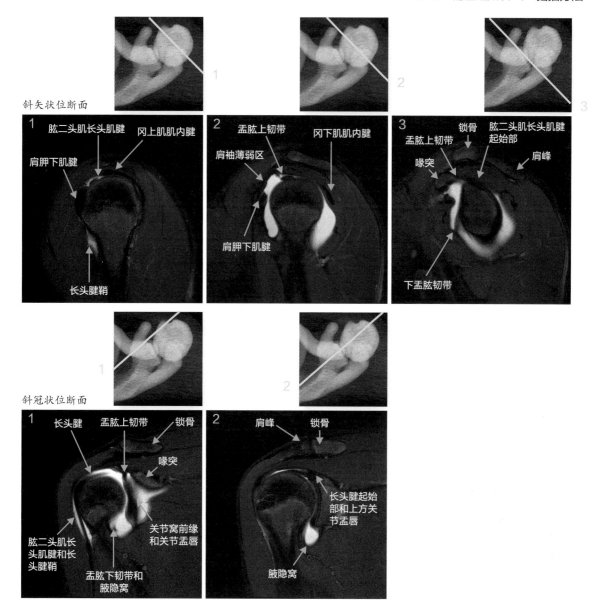

图3.2.8　MR-关节造影正常图谱（续）

后，"不需要造影剂"这样的说法逐渐消失了。MRI 造影剂的代表就是经静脉注入的 Gd 化合物（Manevist、Omniscan 等）。重要的一点是，Gd 化合物与 X 线造影剂不同，在 MRI 图像上该造影剂本身是不显影的。Gd 化合物是具有剧毒的 Gd 元素这一顺磁物质加以 DTPA 等配合基进行螯合，变成可以在人体内安全使用的造影剂（图 3.2.9）。Gd 化合物会使靠近造影剂的"氢质子"T1 时间缩短，从而加强其信号强度。造影剂缩短 T1 效果，就是促进纵向弛豫，使组织快速恢复到原来的能量状态的意思。因而在 T1 加权像上，造影剂周围存在的"氢质子"信号"明显强化"。增强效果在 3T MRI 上较 1.5T MRI 更明显。

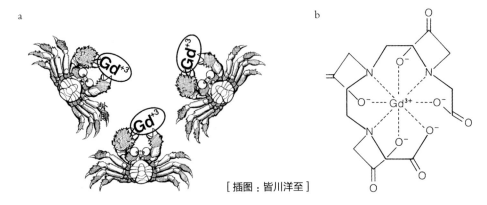

[插图：皆川洋至]

图3.2.9　Gd-DTPA的结构式

Gd^{+3}经DTPA螯合，成为安全的物质。"螯合"就是将螃蟹钳子等束缚在一起的意思

● 部分容积效应（partial volume effect）

CT、MRI 为了获取信息，必定需要一定的扫描容积，也就是扫描层厚。即使被称为断层影像，也不是像萝卜切块那样观察断面。从具有一定厚度的层面开始进行抽样来获得信息，图像是根据一定厚度的信息平均化之后构成的。就像 MRI 关节造影，使用阳性造影剂信号强度高于周边结构时，部分容积效应就带来问题。举一个很极端的例子，如果扫描层厚是 10mm，一个直径 1mm 的气泡只比同部位周围信号弱 10%，也很容易被漏掉。反过来，被观察结构信号明显高于周围结构信号，即使扫描层厚稍增厚，部分容积效应也可以不用太在意。表现为低信号（dark signal）的关节盂唇小的撕裂处进入高亮信号（bright signal）的造影剂，也不太受部分容积效应的影响。

整形外科医师的 疑问

部分容积效应到底是指什么？

放射科医师的 解说

部分容积效应可以简单定义为"将一定体积（voxel）内采集的信号像某个平面的信号一样表现出来，'实际解剖构造'与'图像'之间存在各种'差异'的现象"。如果 voxel 无限小的话，部分容积效应也能够无限缩小。但是，很遗憾 voxel 并不能无限缩小。此外，对于部分容积效应的理解是对断层影像准确阅片的奥秘之所在，所以新手和阅片达人之间对于部分容积效应的理解和应用存在很大的"差异"。

● 间接MR关节造影（indirect MR arthrography）

这里采用 MRI 造影剂 Gd 化合物原始的给药方式，通过静脉注入，更清晰地观察关节腔内构造。虽然费用要贵一些，但侵入性低于 MR 关节造影，而且此方法全身关节都适用。用药量是体重 50kg 的患者使用 10ml，静脉注入后稍等片刻后对比度会更好，但是如果轻微地活动目标关节的话，5 分钟左右就能达到足够的对比效果。

根据笔者的经验，发生疼痛的肩部进行

增强检查时强化特别明显。但如果是滑膜病变导致肩部疼痛的话，还需要考虑到局部炎症、造影剂透过性增加等因素对强化程度的影响。虽然最近无症状性肩袖撕裂等诊断成为难题，为了检出致病病变，笔者认为在关节不活动的情况下观察哪个部位有明显强化也是有帮助的。虽然注入造影剂关节腔积液也会被强化，但大量积液情况下普通的 T2 加权像就能进行诊断。

静脉造影的方法，无法评估关节囊附着位置和其膨胀程度，也无法详细观察盂肱韧带。根据关节腔向肩峰下滑囊渗出诊断肩袖完全撕裂，这种情况下也完全不适用。

但是反过来，静脉关节造影对关节侧部分撕裂、滑囊侧部分撕裂等普通的 MRI 或 MR 关节造影都很难诊断的部分撕裂或盂唇损伤，都能明确地检出。装有磁场均匀性较好的 1.5T、3T MRI 设备的医疗机构，联合应用化学脂肪抑制（chemical fat suppression）技术能获得更佳的图像，可以考虑尝试一下。

专栏

STIR 是什么？

STIR 是在静磁场均一性差的部位，或者局部静磁场均一性不好的部位，也可以进行脂肪抑制的一种反转恢复（inversion recovery，IR）法。IR 法使用的是 180° 激励脉冲。

各种组织经纵向弛豫后恢复到常态。在脂肪信号处于零点时采集信息是 STIR 序列，在水的信号处于零点时采集信息是 FLAIR 序列（右图）。这样的扫描方法很少受到磁场不均匀性影响。但是具有相同 T1 时间(纵向弛豫时间)的组织信号都会表现为低信号（low signal），因而 STIR 所压制的不仅是脂肪组织的信号。

注 1　患者在进入 MRI 设备后，根据扫描组织、形状，静磁场失去均一性。侧肋稍打开，躯干和手臂之间会有空气进入，该部位的扫描就变得不容易。

注 2　局部均场技术是患者进入扫描设备后仅提高扫描部位静磁场均一性的技术。

注 3　STIR：短 τ：时间 IR，FLAIR：fluid low attenuation IR

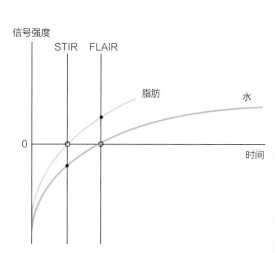

（佐志隆士：STIR が脂肪抑制に強い理由（わけ）.これだけおさえれば大丈夫 4 骨軟部画像診断の勘ドコロ，p.129，2006 年より.）

STIR—短反转时间反转恢复序列；FLAIR—液体抑制反转恢复序列

随笔感想·····

在医学影像中心工作

笔者现在所在的"八重洲诊所"只进行影像检查和诊断工作。诊所内有 3 台 1.5T MRI，2 台 3TMRI，1 台 CT。平时工作时间为早上九点至晚上九点，周六日也会进行影像检查。以前诊所名称为"医学卫星八重洲诊所"，后来将"医学卫星"去掉变成"八重洲诊所"。某位医师友人曾经揶揄诊所为"医学寄生虫"，现在名字改了感觉松了一口气。虽然感到很无奈，还曾被别的医师友人说诊所名字像"美容整形医院"。

2004 年在秋田大学工作时，同一个诊所内放射线技师就扫描的问题发过多封邮件进行咨询，虽然是完全不认识的技师，但都是特别诚挚的提问，所以都一一回复了。因为自己对肩关节 MRI 诊断驾轻就熟，所以受到某个影像中心的拜托进行远程阅片，一方面，因为自己面对挑战跃跃欲试；另一方面，正巧这时整形外科井樋教授转到东北大学工作，本院的肩关节 MRI 病例数减少也减轻了自己的一些工作量。所以笔者就说自己希望多写些肩关节

MRI 的报告，八重洲诊所就在东京站附近，小楼内有 8 ～ 9 层（现在是地下一层，地上 8 层的新建大楼）。虽然感觉有点奇怪，但是同笔者接触的负责人是一个很诚实的人，笔者就很快的签约了。虽然报告数有点少，但是自己每天都在不停的写报告，直到第二天早晨。因为这个诊所周六日也进行扫描检查。自己对于报告数增多很开心，好朋友新津先生（《膝关节 MRI》一书的作者）也很快成了远程阅片医师。八重洲诊所的老板 A 先生很快给了笔者常勤医师的职位，并且说希望笔者继续工作下去。借着秋田大学放射科渡会教授退休之际笔者开始成为八重洲诊所的常勤医师。此后，笔者主要负责周六日的影像工作。周末乘坐秋田新干线到东京去。并且希望努力将八重洲诊所变成最棒的影像中心。在 A 先生的正确方针领导和技师长的共同努力下，现在八重洲诊所聚集了一大批优秀技师。笔者自己也希望八重洲诊所成为优秀影像诊断医师的聚集地。

在此立志！

随笔感想·····

这世上什么都会发生

这是笔者在秋田日赤医院工作时候的事情。当时大家一起旅游；在滑雪地宿营，一起泡温泉。聚餐时，我受到某外科部长的特别宠爱，喝到了很多美酒。笔者当时喝酒喝到了失去意识，好像自己脱离了现实，完全丧失知觉没什么记忆。不过记得他问我"你又没做过手术，怎么会知道肚子里的事情"。这是变相表扬的话。与他一起共事十分愉快，他拜托的事情即使不睡觉也要完成。作为交换笔者也了解了临床外科的真实情况。"以为肯定是肝血管瘤的肿瘤竟然是肝癌""以为是肝癌的病变，切

除后竟然是血管瘤"。这位经验丰富的外科部长有句话让我记忆深刻。"这个世上什么都可能发生"。

笔者也经常会出现误诊。当一个医师取得专科医师资格时都会变得自负起来。但随着出现几次误判的情况后会渐渐变得谦虚起来。因此，一定不要把事情说得绝对。在医学上什么都有可能发生。我们要认识到教科书上所记载的最多适用于 90% 的病例，而不是全部。这本书也一样。

4 诊断要点

按照病变分类，影像及临床
诊断要点

肩袖断裂

①诊断名：冈上肌腱止点处剥离（滑囊侧部分撕裂）
②扫描序列：压脂T2加权像
③扫描方向：上段斜冠状位（Obl.Cor），下段斜矢状位（Obl.Sag）
④诊断层面：上段③，下段②，③

扫描断面指导

斜冠状位

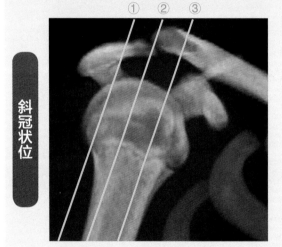

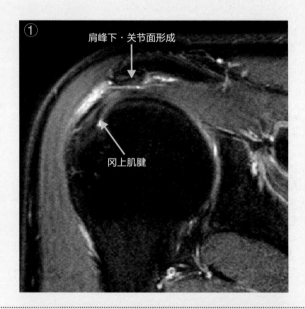

① 肩峰下·关节面形成

冈上肌腱

斜矢状位

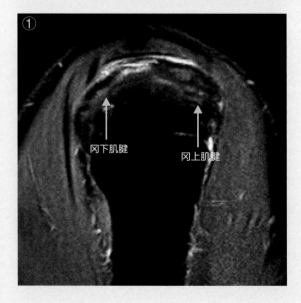

① 冈下肌腱　　冈上肌腱

影像·临床诊断要点：

- ○ 肩袖缺损处可见有渗出液填充
- ○ 大结节处无肩袖结构覆盖→断裂（有）
- ○ 断端肿胀（有）→活动性病变，有症状（有），疼痛强烈，治疗效果不明显，向挛缩肩进展可能（有）
- ○ 断端萎缩→症状似有似无，可存在或不存在陈旧性病变
- ○ 最佳影像诊断断面方向：冠状位＞矢状位＞＞轴位（Cor＞Sag＞＞Ax）
- ○ 运动时疼痛＞静息痛＞夜间痛

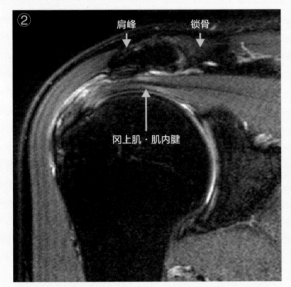

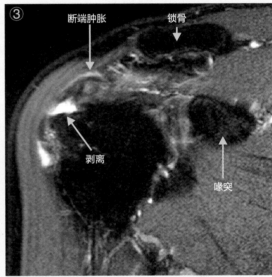

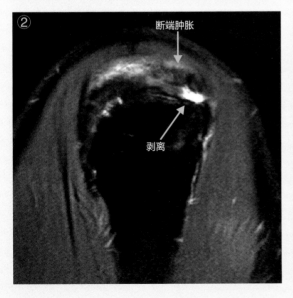

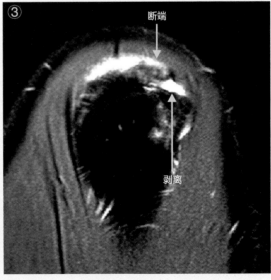

频度 4

①诊断名：冈上、冈下肌腱肩袖止点处剥离（肩袖全层撕裂）

②扫描序列：压脂T2加权像

③扫描方向：上段斜冠状位，下段斜矢状位

④诊断层面：上段②，下段②，③

扫描断面指导

斜冠状位

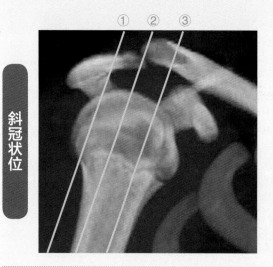

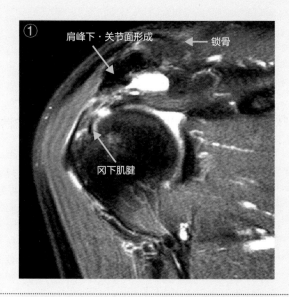

① 肩峰下·关节面形成　　锁骨

冈下肌腱

斜矢状位

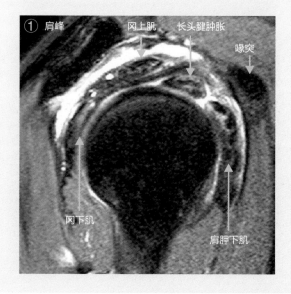

① 肩峰　　冈上肌　长头腱肿胀　　喙突

冈下肌

肩胛下肌

影像·临床诊断要点：

- 肩袖缺损处可见有渗出液填充，近端挛缩（有）
- 断端肿胀（有）→新鲜病例，有症状（有），疼痛强烈，治疗效果不明显
- 断端萎缩（有）→症状似有似无，陈旧性病变，有时无症状
- 最佳影像诊断断面方向：冠状位＞矢状位＞轴位
- 运动时疼痛＞静息痛＞夜间痛，可进展为挛缩肩（示例无）
- 长头腱肿胀（有）：下段①
- 冈上肌腱前方部分残留→预后良好，上段③，下段②，③

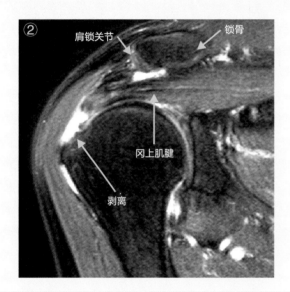

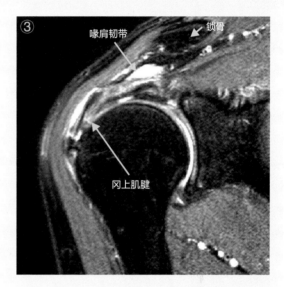

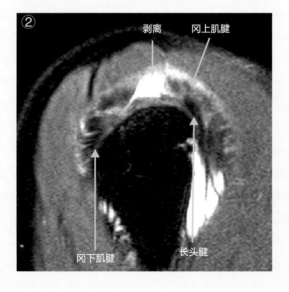

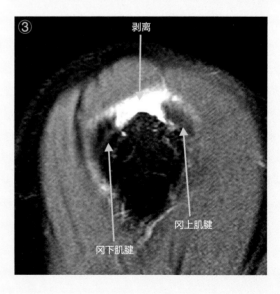

频度3

①诊断名：隐匿性损伤hidden lesion（舌部损伤），长头腱半脱位（有）
②扫描序列：压脂T2加权像
③扫描方向：上段轴位（Ax），下段斜矢状位
④诊断层面：轴位（Ax）①，②，斜矢状位①，②
舌部：肩胛下肌腱止点上缘（止于小结节上表面）

扫描断面指导

轴位

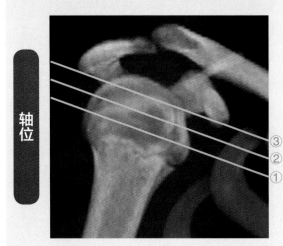

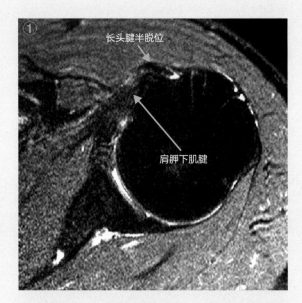

① 长头腱半脱位
肩胛下肌腱

斜矢状位

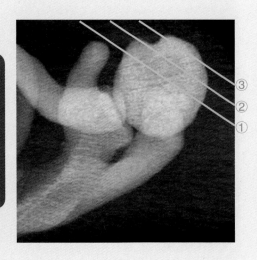

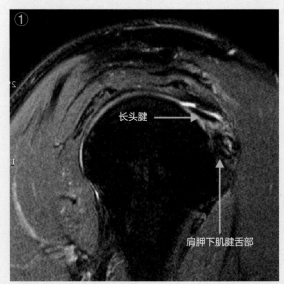

① 长头腱
肩胛下肌腱舌部

影像·临床诊断要点：

○ 长头腱：半脱位（无）→广义隐匿性损伤，半脱位（有）→狭义隐匿性损伤

○ 轴位：肩胛下肌腱止点处撕裂，撕裂处内有长头腱

○ 斜矢状位：从小结节发生舌部剥离，剥离处长头腱、舌部撕裂、肌挫伤

○ 小结节上表面无舌部结构的覆盖→肩胛下肌腱剥离（有）

○ 最佳影像诊断断面方向：轴位≒矢状位＞＞斜冠状位

○ 上举，外旋时疼痛，下垂位由于重力负荷，出现症状（有或者无），安静时感觉较轻快（有）

○ 常常合并冈上肌腱断裂

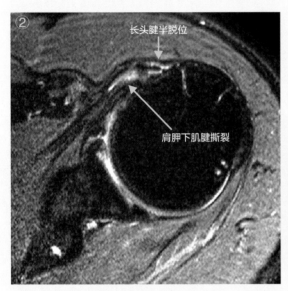

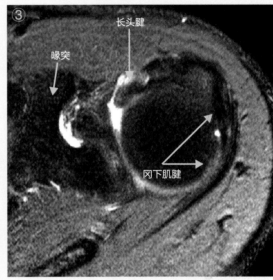

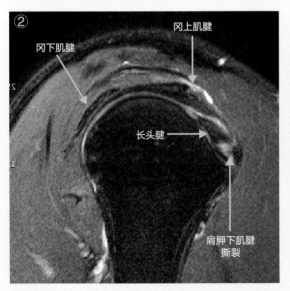

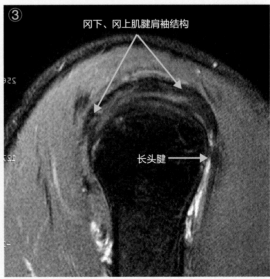

频度2

① 诊断名：冈上肌腱断裂（全层撕裂）
② 扫描序列：上段（压脂T2加权像），下段（T2加权像）
③ 扫描方向：上段斜冠状位，下段斜矢状位
④ 诊断层面：肩关节上段②，下段②

扫描断面指导

斜冠状位

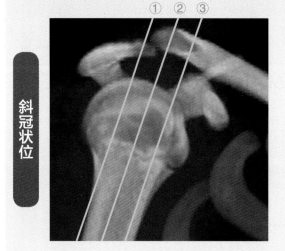

①

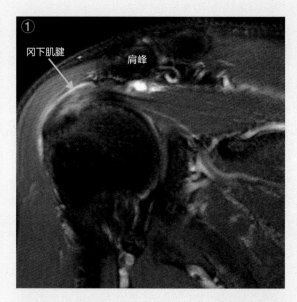

冈下肌腱　　肩峰

斜矢状位

①

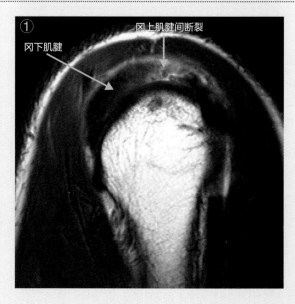

冈上肌腱间断裂
冈下肌腱

影像・临床诊断要点：

- 大结节处远侧断端残留（有）（断端会逐渐消失）
- 肌腱间断裂处有渗出液填充，近端挛缩（有）
- 断端肿胀（有）→新鲜病例，疼痛明显
- 最佳影像诊断断面方向：斜冠状位＞斜矢状位＞＞轴位
- 可进展为挛缩肩（无）
- 运动时疼痛＞静息痛＞夜间痛

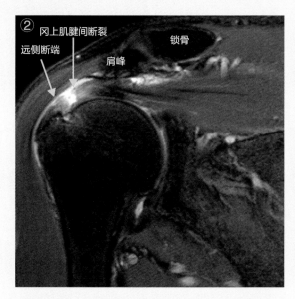
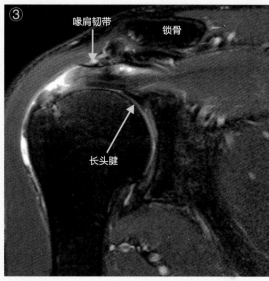
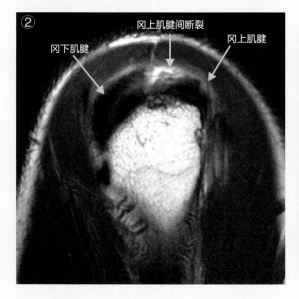
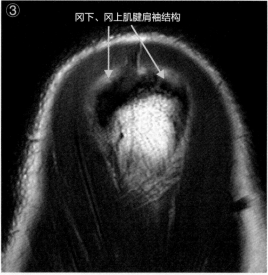

频度 1

①诊断名：冈下肌腱止点关节侧部分断裂
②扫描序列：上段（压脂T2加权像），下段（压脂T2加权像）
③扫描方向：上段斜冠状位，下段斜矢状位
④诊断层面：肩关节上段①，②，③，下段②，③

扫描断面指导

斜冠状位

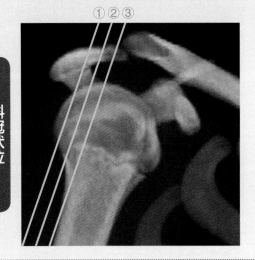

①②③

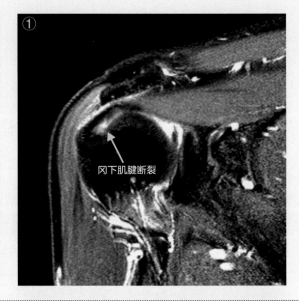

① 冈下肌腱断裂

斜矢状位

③ ② ①

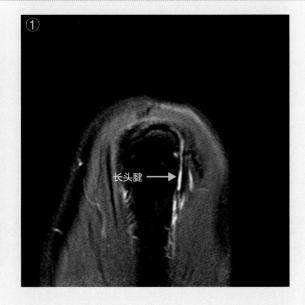

① 长头腱

影像・临床诊断要点：

- 冈下肌腱止点（大结节中面）关节侧，肌腱挫伤（压脂 T2 像高信号）至肌腱剥离（渗出液填充：压脂 T2 像明显高信号）
- 大半病例会先出现大结节背侧骨侵蚀
- 最佳影像诊断断面方向：斜冠状位＝斜矢状位＞轴位
- 进行用力挥臂的运动时（如投球、网球、排球）出现症状（关节内后上方撞击）
- 剧烈运动时疼痛，无静息痛，日常活动无疼痛

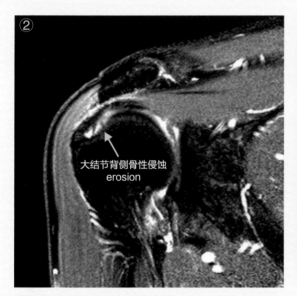

大结节背侧骨性侵蚀
erosion

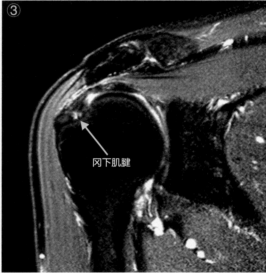

冈下肌腱

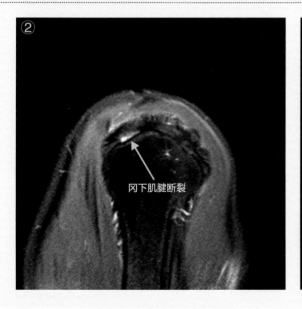

冈下肌腱断裂

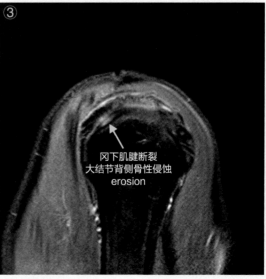

冈下肌腱断裂
大结节背侧骨性侵蚀
erosion

肩袖肌腱炎

①肩袖肌腱炎（撞击综合征）
②扫描序列：压脂T2加权像
③扫描方向：上段斜冠状位，下段斜矢状位
④诊断层面：肩关节上段①~③，下段①~③

扫描断面指导

斜冠状位

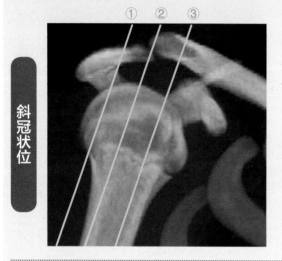

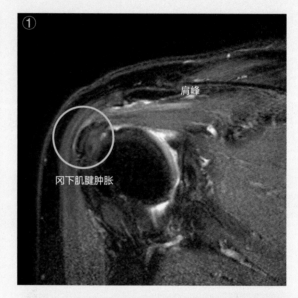

① 肩峰
冈下肌腱肿胀

斜矢状位

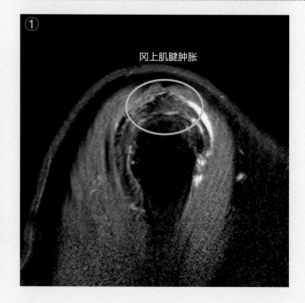

① 冈上肌腱肿胀

影像·临床诊断要点：

○ 冈上、冈下肌腱肿胀，常常表现为压脂 T2 像高信号，少数情况下肩胛下肌腱肿胀

○ 冈上、冈下肌腱肿胀←斜冠状位进行诊断，肩胛下肌腱肿胀←轴位进行诊断

○ 肌腱止点处剥离（无），肌腱间断裂（无）

○ 最佳影像诊断断面方向：斜冠状位＞斜矢状位＞＞轴位

○ 可发展为挛缩肩，或合并发生（有）

○ 运动时疼痛＞静息痛＞夜间痛，有时疼痛消失但关节活动范围受限

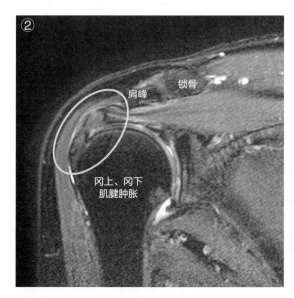

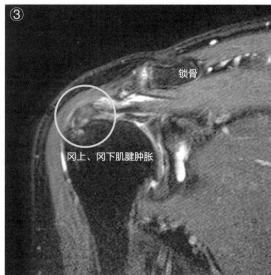

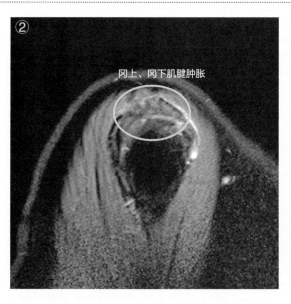

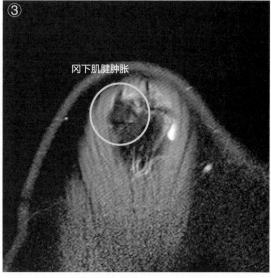

钙化性肩袖肌腱炎

①诊断名：钙化性肩袖肌腱炎

②扫描序列：肩关节上段（压脂T2加权像），下段（T2*）

③扫描方向：上段斜冠状位，下段轴位

④诊断层面：肩关节上段①～③，下段②～③

扫描断面指导

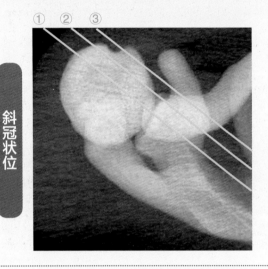

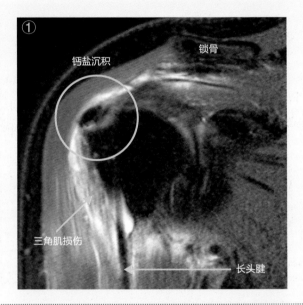

斜冠状位

① 钙盐沉积　锁骨　三角肌损伤　长头腱

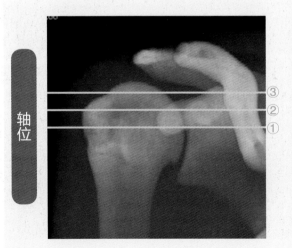

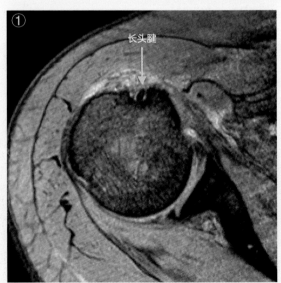

轴位

① 长头腱

影像·临床诊断要点:

○ 钙盐沉积:T1、T2 像呈 black signal,T2* 像很明显,高场强 MRI 设备上病变明显
○ 周围渗出改变→钙盐沉积灶急性碎裂,三角肌肌肉拉伤样改变→钙盐沉积灶急性碎裂
○ 常常多发,薄层 CT 上检出率高
○ 最佳影像诊断断面方向:斜矢状位>轴位>斜冠状位
○ 最适合的诊断序列:T2* >压脂 T2 > T1 ≒ T2
○ 突然出现剧烈的疼痛,肿胀伴发红←滑囊侧钙盐沉积灶破裂
○ 陈旧性病变(有)→与喙肩弓存在撞击(impingement)的原因
○ 肩胛下肌腱、冈下肌腱的钙盐沉积在 X 线图像上常漏掉
○ 少数情况下合并肩袖撕裂

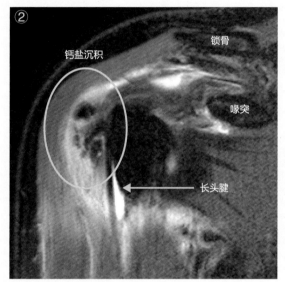

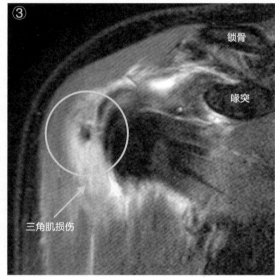

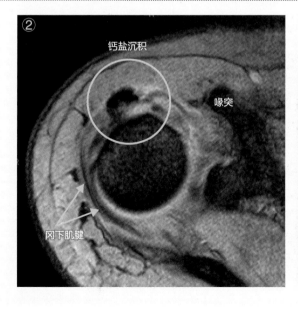

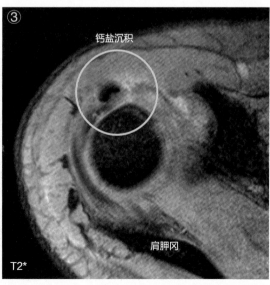

肱二头肌长头腱炎

①诊断名：肱二头肌长头腱炎（合并肩胛下肌腱舌部损伤）

②扫描序列：压脂T2加权像

③扫描方向：肩关节上段斜冠状位，下段斜矢状位

④诊断层面：肩关节上段②，下段③

扫描断面指导

斜冠状位

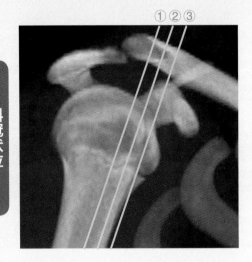

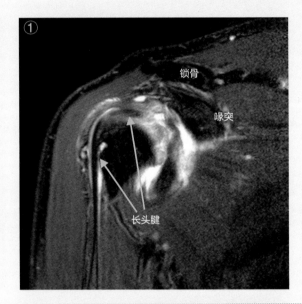

① 锁骨　喙突　长头腱

斜矢状位

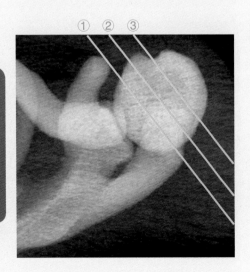

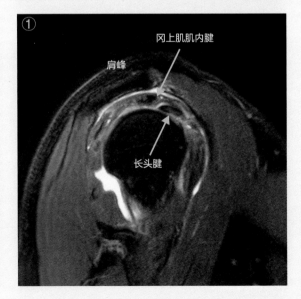

① 冈上肌肌内腱　肩峰　长头腱

影像·临床诊断要点:

○ 结节间沟前长头腱肿胀，压脂 T2 高信号，长头腱腱鞘积液，关节腔前方有渗出性改变

○ 常合并其他肌腱断裂，常合并肩胛下肌腱舌部损伤

○ 陈旧性肩袖全层大范围撕裂常常出现长头腱明显肿大（有）

○ 最佳影像诊断断面方向：斜矢状位＞＞斜冠状位≒轴位

○ 运动时出现疼痛，有时活动范围受限，滑囊侧利多卡因（Xylocaine）注射无效

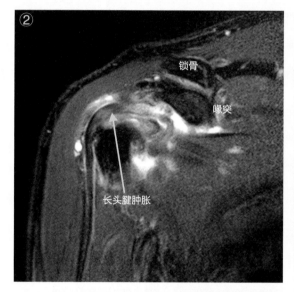

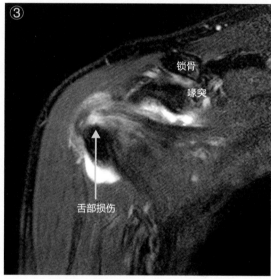

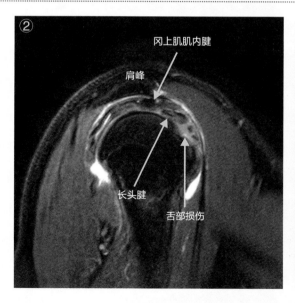

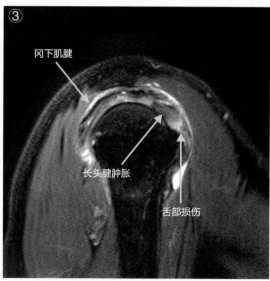

肱二头肌长头腱脱位和肩胛下肌腱断裂

①诊断名：长头腱脱位、肩胛下肌腱断裂

②扫描序列：压脂 T2 加权像

③扫描方向：肩关节上段轴位 2 张，下段斜冠状位 2 张，斜矢状位 1 张

④诊断层面：肩关节上段①~②，下段①~②，③

扫描断面指导

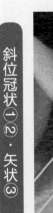
轴位

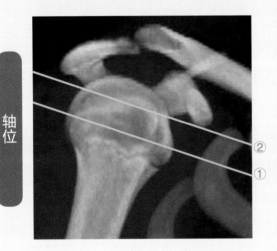

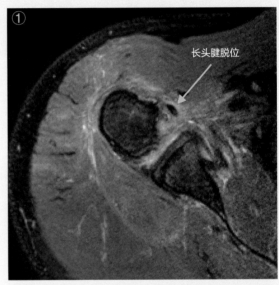

① 长头腱脱位

① 斜位冠状①②·矢状③

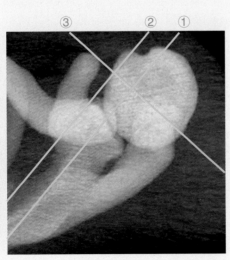

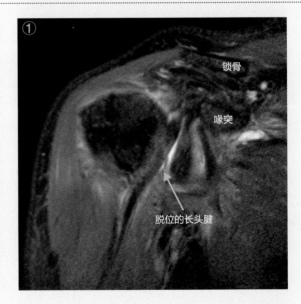

① 锁骨

喙突

脱位的长头腱

影像・临床诊断要点：

○ 长头腱脱位：结节间沟空虚
○ 肩胛下肌腱断裂←小结节上表面至前上表面剥离
○ 长头腱脱位：肩胛下肌前方、中部或内侧
○ 最佳影像诊断断面方向：轴位＞斜矢状位＞斜冠状位
○ 症状（有或者不明确）
○ 年轻人、中年人：症状（有）→严重（跌倒、滑落）
○ 老年人常常合并肩袖全层大范围撕裂，症状不明确

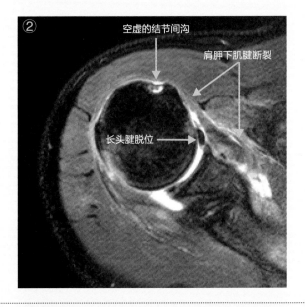

② 空虚的结节间沟
肩胛下肌腱断裂
长头腱脱位

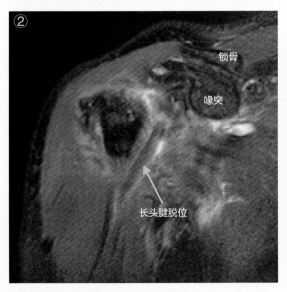

② 锁骨
喙突
长头腱脱位

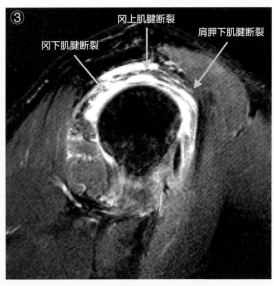

③ 冈上肌腱断裂
冈下肌腱断裂
肩胛下肌腱断裂

肌肉拉伤

①诊断名：肌肉拉伤
②扫描序列：压脂T2加权像
③扫描方向：肩关节上段轴位，下段斜矢状位
④诊断层面：肩关节上段①～③，下段①～③

扫描断面指导

轴位

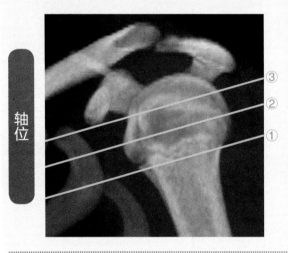

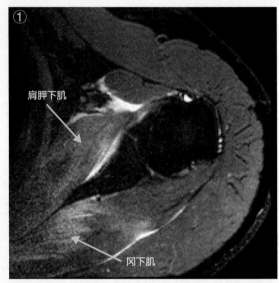

肩胛下肌

冈下肌

斜矢状位

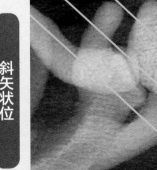

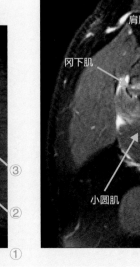

肩胛冈

冈下肌

肩胛下肌

小圆肌

影像·临床诊断要点：

○ 肌肉呈羽毛状 T2 高信号，采用可见沿着筋膜分布的积液

○ 肌肉起始部侧更常出现，压脂 T2 加权像（无）→很可能漏诊（全身肌肉情况类似）

○ 肌肉过度紧张，特别是过度伸展时会出现这种情况，肌腱断裂也属于广义的肌肉拉伤范畴，累及肌腱则算较重的肌肉拉伤

○ 最佳影像诊断断面方向：斜矢状位＞轴位≒斜冠状位

○ 通常会出现症状，患者自己会自行发现

○ 常常出现在挛缩肩的康复训练时

○ 直接外力下造成损伤→肌挫伤，与外侧三角肌相延续（按压时可出现症状）

○ 应先制动静养

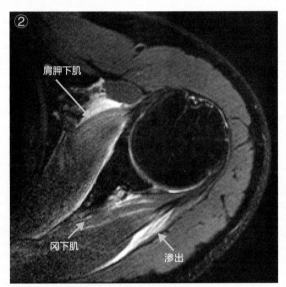

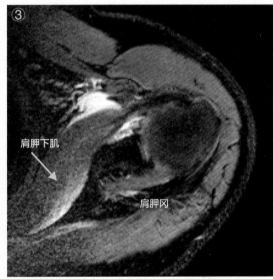

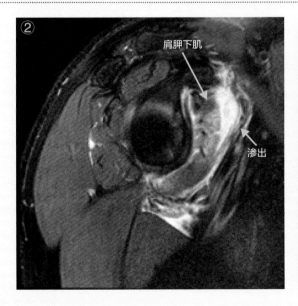

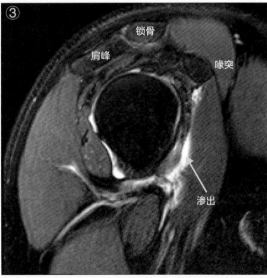

大结节骨折、骨挫伤

①诊断名：大结节骨折、骨挫伤
②扫描序列：上段T1加权像，下段压脂T2加权像
③扫描方向：肩关节上段斜冠状位，下段斜矢状位
④诊断层面：肩关节上段①~③，下段①~③

扫描断面指导

斜冠状位

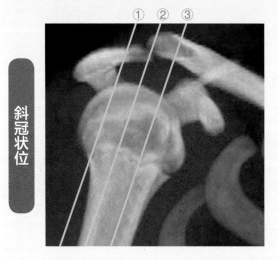

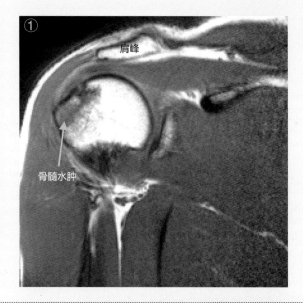

① 肩峰

骨髓水肿

斜矢状位

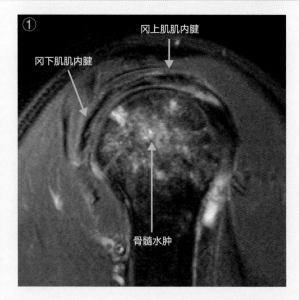

① 冈上肌肌内腱

冈下肌肌内腱

骨髓水肿

影像·临床诊断要点：

- 大多数病例 X 线影像无法明确诊断
- 大结节水肿：压脂 T2 高信号，T1 低信号
- 骨髓水肿在压脂 T2 加权像表现为高信号。骨轮廓在 T1、T2* 像显示清晰
- 好发部位：大结节前方＞后方
- 最佳影像诊断断面方向：斜冠状位＞斜矢状位＞轴位
- 最佳诊断序列：压脂 T2 ≒ T1 ＞＞ T2
- 大结节向上方移位（冈上肌腱牵拉），移位距离 5mm 以上算是继发改变？
- 少数情况下会合并肌腱断裂。通常间接外力作用下会发生骨折、骨挫伤。少数情况下会发生分离型骨折

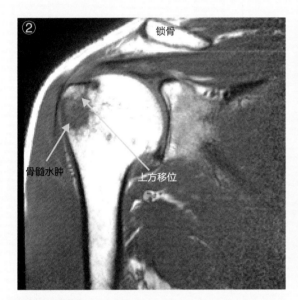

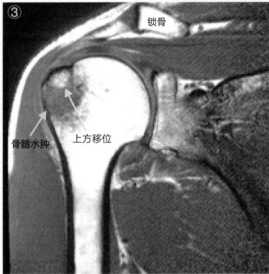

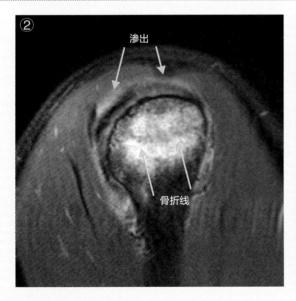

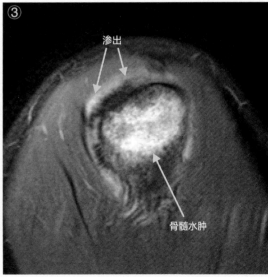

腋隐窝挛缩、肩袖薄弱区挛缩

①诊断名：腋隐窝挛缩、肩袖薄弱区挛缩
②扫描序列：压脂T2加权像
③扫描方向：肩关节上段斜矢状位，下段斜冠状位
④诊断层面：肩关节上段①～③，下段腋隐窝挛缩①～②，肩袖薄弱区挛缩②～③

扫描断面指导

斜矢状位

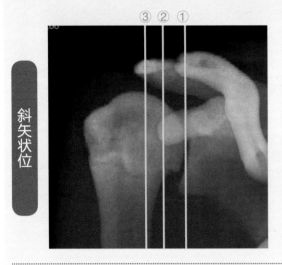

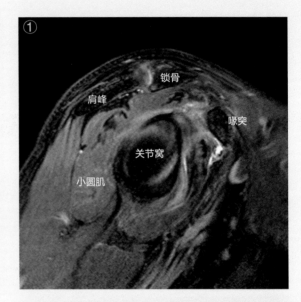

① 锁骨
肩峰
喙突
关节窝
小圆肌

斜冠状位

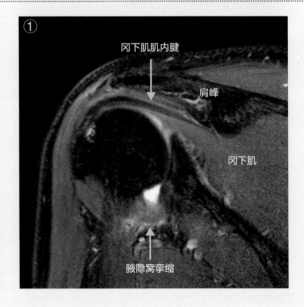

① 冈下肌肌内腱
肩峰
冈下肌
腋隐窝挛缩

影像·临床诊断要点：

- 全层撕裂（无），肩胛下滑囊开放（无或小）
- 肩袖薄弱区挛缩多半合并腋隐窝挛缩，严重程度不一
- 肩袖薄弱区挛缩：喙突基底部外侧滑膜纤维性肥厚（T2 gray，T1 低信号）
- 长头腱、盂肱上韧带、喙肩韧带受累
- 最佳影像诊断断面方向：斜矢状位＞轴位≒斜冠状位
- 外旋、上举受限
- 腋隐窝挛缩：腋隐窝肥厚（纤维性短缩肥厚），边缘压脂 T2 高信号
- 最佳影像诊断断面方向：斜冠状位＞轴位＞斜矢状位
- 上举、外旋受限
- 常见于肩部体操、理疗等常常发生肌肉拉伤
- 五十肩挛缩期
- 五十肩患者在自身可以疼痛耐受范围内，进行可活动范围内锻炼
- 虽然病变在关节腔，但是滑囊侧和关节腔侧注射治疗都有效

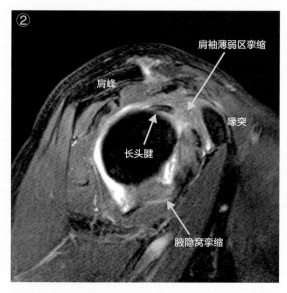

② 肩峰　肩袖薄弱区挛缩　喙突　长头腱　腋隐窝挛缩

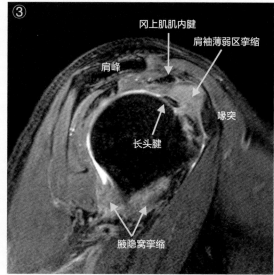

③ 冈上肌肌内腱　肩峰　肩袖薄弱区挛缩　喙突　长头腱　腋隐窝挛缩

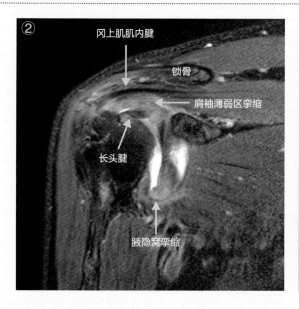

② 冈上肌肌内腱　锁骨　肩袖薄弱区挛缩　喙突　长头腱　腋隐窝挛缩

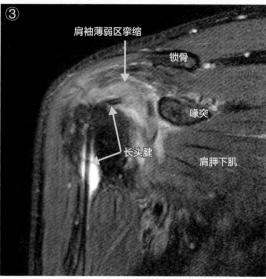

③ 肩袖薄弱区挛缩　锁骨　喙突　长头腱　肩胛下肌

投掷肩（上方~后上方关节盂唇损伤，关节内后上方撞击）

①诊断名：上方~后上方关节盂唇损伤（SLAP损伤），关节内后上方撞击
②扫描序列：压脂T2加权像
③扫描方向：肩关节上段轴位，下段斜冠状位
④诊断层面：肩关节上段①~③，下段①~③

扫描断面指导

轴位

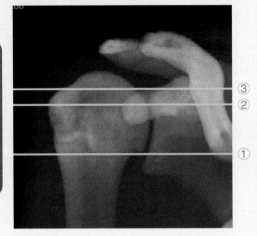

③
②
①

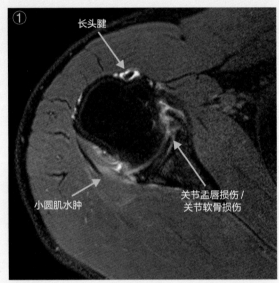

① 长头腱

小圆肌水肿

关节盂唇损伤 / 关节软骨损伤

斜冠状位

① ② ③

① 肩峰

小圆肌水肿

冈下肌肌内腱

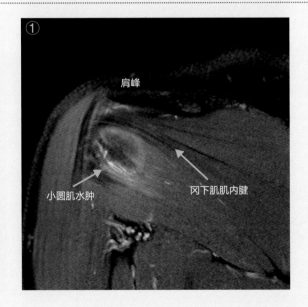

影像·临床诊断要点:

○ 投球运动造成后上方关节盂唇损伤

○ 关节盂唇缺损,压脂 T2 高信号,与关节软骨结合处垂直撕裂

○ 最佳影像诊断断面方向:冠状位≒轴位＞＞矢状位

○ 关节内后上方撞击

○ 大结节背侧侵蚀、骨髓水肿、囊肿形成

○ 冈下肌腱关节侧挫伤(压脂 T2 像高信号),剥离(压脂 T2 像明显高信号)

○ 最佳影像诊断断面方向:矢状位＞轴位≒冠状位

○ 静息痛(无)

○ 需要调整练习量,进行拉伸运动,投球姿势指导

○ 较少情况下合并小圆肌水肿(四边孔综合征或肱骨头 slipping)

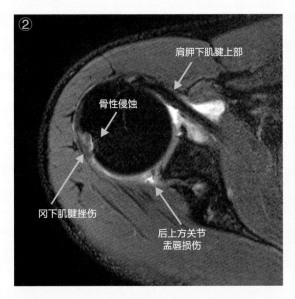

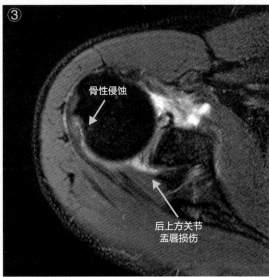

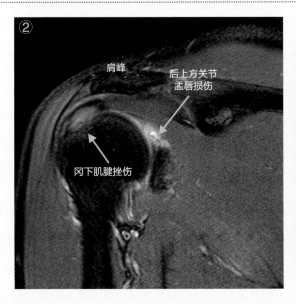

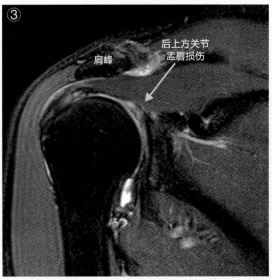

投掷肩（腱鞘囊肿：关节盂唇损伤和盂唇旁囊肿）

①诊断名：关节旁盂唇损伤（ganglion）

②扫描序列：压脂T2加权像

③扫描方向：肩关节上段轴位，下段斜矢状位

④诊断层面：肩关节上段①～③，下段①～③

扫描断面指导

轴位

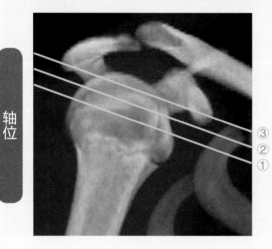

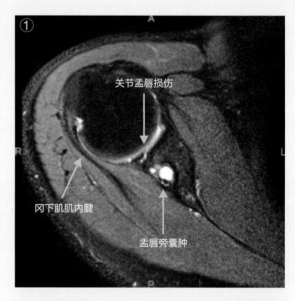

① 关节盂唇损伤

冈下肌肌内腱

盂唇旁囊肿

斜矢状位

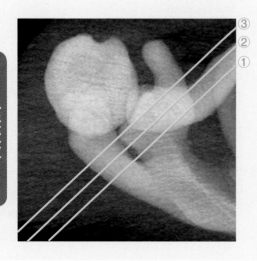

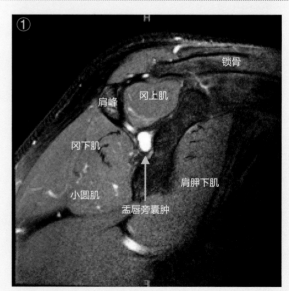

① 锁骨

肩峰　冈上肌

冈下肌

小圆肌

肩胛下肌

盂唇旁囊肿

影像·临床诊断要点:

○ 由于后上方关节盂唇损伤,慢慢沿着冈盂切迹延伸的囊肿

○ (关节腔外的关节盂唇损伤,很少发生)

○ 最佳影像诊断断面方向:轴位 = 矢状位 = 冠状位

○ 冈下肌萎缩,无收缩功能

○ 极少情况下冈下肌会发生神经源性水肿(压脂 T2 像高信号)

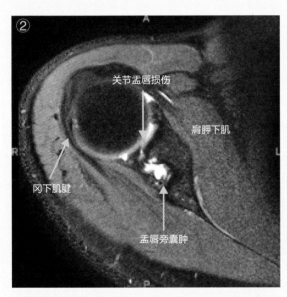

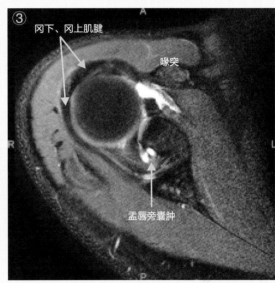

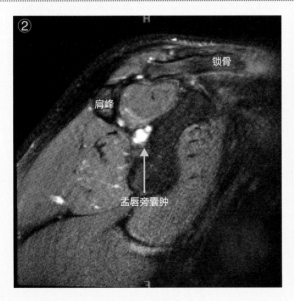

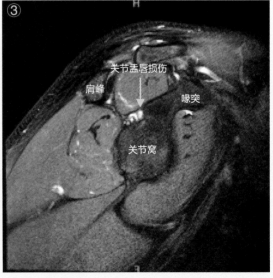

投掷肩（冈下肌腱，关节侧，部分撕裂、肌腱挫伤）

①诊断名：冈下肌腱关节侧肌腱损伤←关节内撞击
②扫描序列：压脂T2加权像
③扫描方向：肩关节上段斜冠状位，下段斜矢状位
④诊断层面：肩关节上段①～③，下段①～③

扫描断面指导

斜冠状位

① ② ③

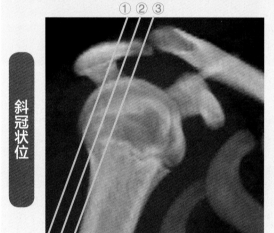

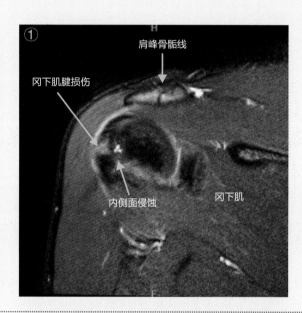

① 肩峰骨骺线

冈下肌腱损伤

内侧面侵蚀　　　冈下肌

斜矢状位

③ ② ①

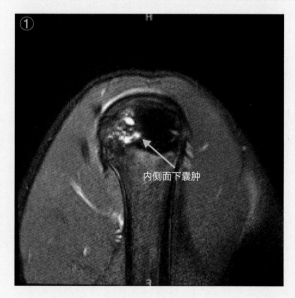

① 内侧面下囊肿

影像·临床诊断要点：

- 关节内后上方撞击
- 大结节背侧侵蚀、骨髓水肿、囊肿形成
- 冈下肌腱止点处关节侧肌腱损伤（压脂 T2 像高信号）肌腱剥离处渗出改变（压脂 T2 像上很高的信号）
- 最佳影像诊断断面方向：矢状位＞轴位≒冠状位
- 静息痛（无）
- 需要调整练习量，进行拉伸运动，投球姿势指导
- 肩峰骨髓水肿（压脂 T2 像高信号）
- 肩峰小骨（Os acrominale）：发生于成人的肩峰处骨骺愈合不全，15 岁以下者为正常改变
- 虽然肩峰骨被认为是正常变异，但存在骨髓水肿、骨关节炎属于异常
- 可能存在疼痛（有）

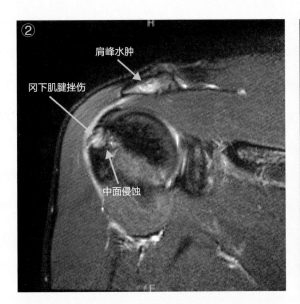

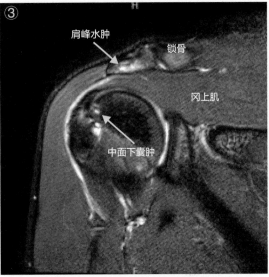

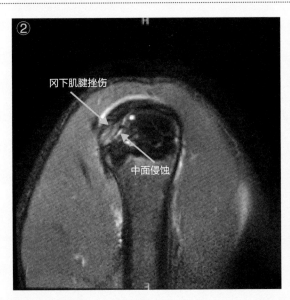

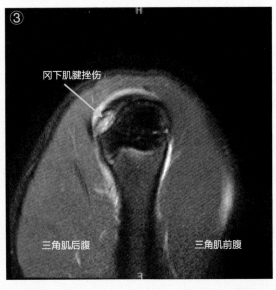

投掷肩（冈下肌腱，关节侧，剥离）

① 诊断名：冈下肌腱止点关节侧剥离（部分撕裂），关节内后上方撞击
② 扫描序列：压脂T2加权像
③ 扫描方向：肩关节上段轴位，下段矢状位
④ 诊断层面：肩关节上段③，下段①~②

扫描断面指导

轴位

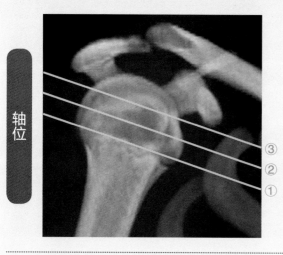

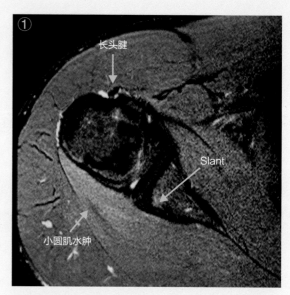

① 长头腱

Slant

小圆肌水肿

斜矢状位

③ ② ①

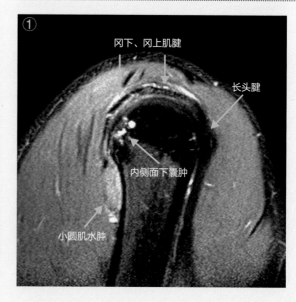

① 冈下、冈上肌腱

长头腱

内侧面下囊肿

小圆肌水肿

影像·临床诊断要点:

○ 剥离处渗出改变（压脂 T2 像上很高的信号）

○ 大结节背侧侵蚀、骨髓水肿、囊肿形成←关节内后上方撞击

○ 日常活动出现疼痛、运动痛、内旋时有肩关节不稳感

○ 最佳影像诊断断面方向：矢状位＞轴位≒冠状位

○ 静息痛（无）

○ 需要调整练习量，进行拉伸运动，投球姿势指导

○ 上段①，下段①：偶见合并小圆肌水肿（四边孔综合征或肱骨头滑脱）

○ 上段①～②：Slant 表现（关节窝后下方变形）←肱骨头滑脱

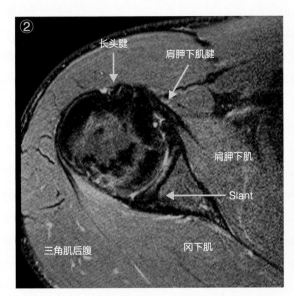

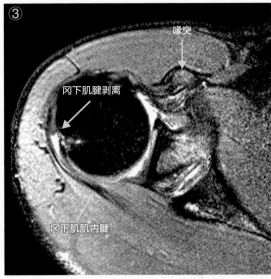

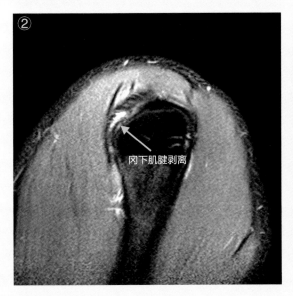

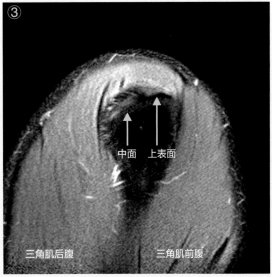

肩袖薄弱区炎

①诊断名：肩袖薄弱区炎

②扫描序列：压脂T2加权像

③扫描方向：肩关节上段斜矢状位，下段斜冠状位两张，轴位（Ax）一张

④诊断层面：肩关节上段①～③，下段②，③

扫描断面指导

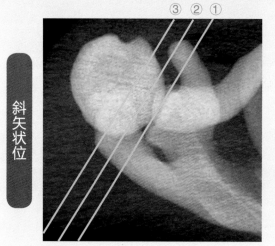

斜矢状位

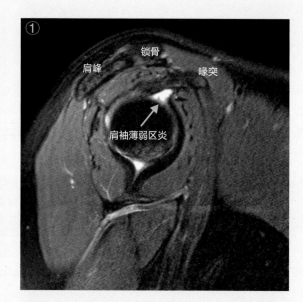

① 肩峰　锁骨　喙突

肩袖薄弱区炎

斜冠状位①②·轴位③

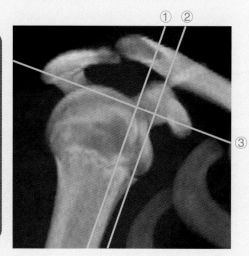

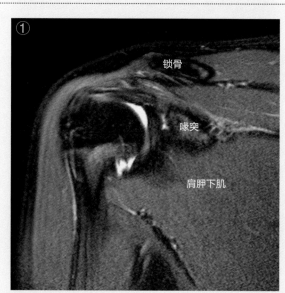

① 锁骨

喙突

肩胛下肌

影像·临床诊断要点：

○ 近喙突基底部渗出改变，平缓的肩袖薄弱区松弛改变

○ 肩袖全层撕裂（无），肩胛下滑囊开放（无）

○ 日常活动出现疼痛、运动痛，内旋时有肩关节不稳感

○ 最佳影像诊断断面方向：矢状位＞＞轴位≒冠状位

○ 虽然经常因为多次挥臂过顶的动作而出现，但是严重程度并不需要进行 MRI 检查

○ 如果需要注射治疗的话，需注入关节腔内

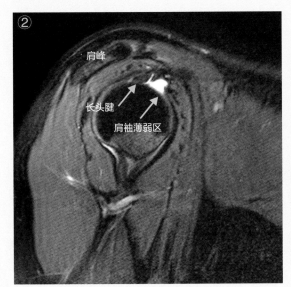

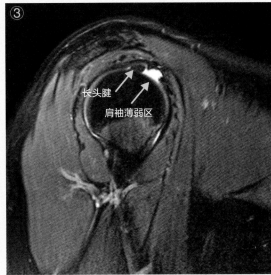

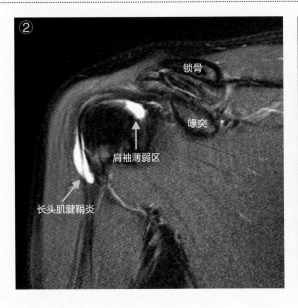

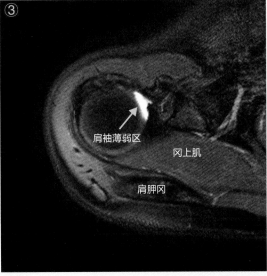

肩袖薄弱区损伤

①诊断名：肩袖薄弱区损伤

②扫描序列：压脂T2加权像

③扫描方向：肩关节上段斜矢状位，下段斜冠状位2张，轴位1张

④诊断层面：肩关节上段①~③，下段①~②，③

扫描断面指导

斜矢状位

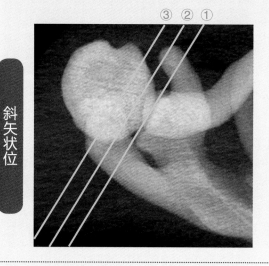

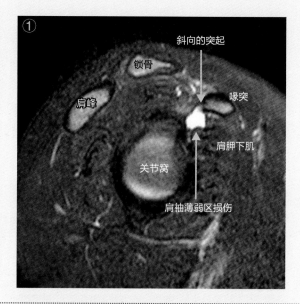

① 斜向的突起　锁骨　喙突　肩峰　肩胛下肌　关节窝　肩袖薄弱区损伤

斜冠状位①②·轴位③

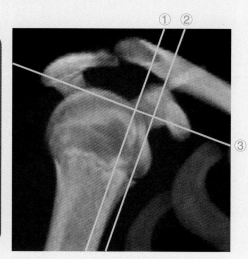

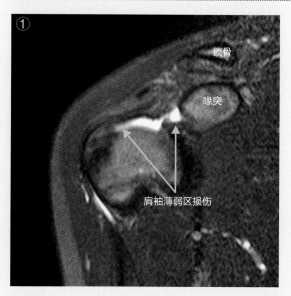

① 锁骨　喙突　肩袖薄弱区损伤

影像·临床诊断要点:

- 近喙突基底部渗出改变，肩袖间隙扭曲松弛
- 肩袖全层撕裂（无），肩胛下滑囊开放（无）
- 最佳影像诊断断面方向：矢状位＞＞轴位≒冠状位
- 日常活动出现疼痛，运动痛，内旋时有肩关节不稳感
- 影像改变具有特点，和临床症状相一致时能够进行诊断
- 易误诊，应注意

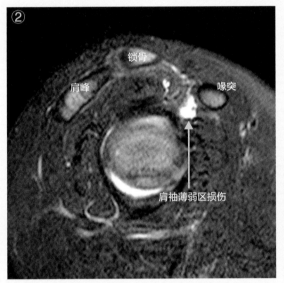

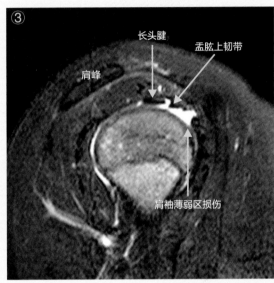

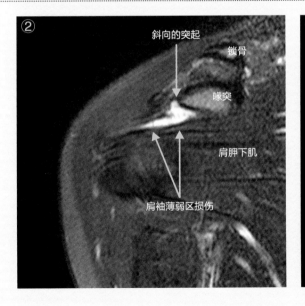

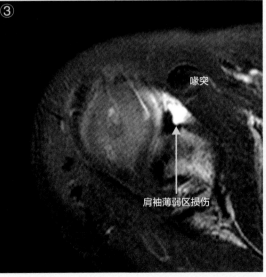

狭义 Bankart 损伤，Hill-Sachs 损伤

①诊断名：狭义Bankart损伤，Hill-Sachs损伤
②扫描序列：压脂T2加权像
③扫描方向：肩关节上段轴位，下段斜矢状位
④诊断层面：肩关节上段②~③，下段①，②

扫描断面指导

轴位

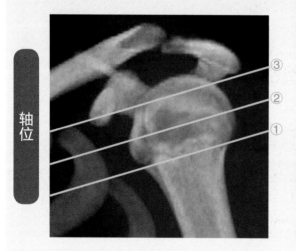

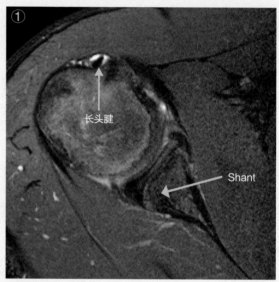

① 长头腱

Shant

斜矢状位

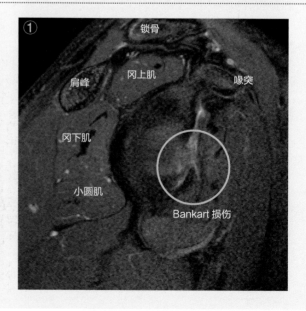

① 锁骨

冈上肌

肩峰

喙突

冈下肌

小圆肌

Bankart 损伤

影像·临床诊断要点：

- Bankart 损伤：前下方关节盂唇损伤或缺损，IGHL 损伤或消失，前下方关节软骨缺损
- Hill-Sachs 损伤：后上方肱骨头凹陷骨折
- 最佳影像诊断断面方向：轴位＞＞斜矢状位＞斜冠状位
- 需要手术治疗，让患者很困扰
- 术前核对影像改变十分重要
- 上段 1：Slant 表现（关节窝后下方变形）→棒球肩

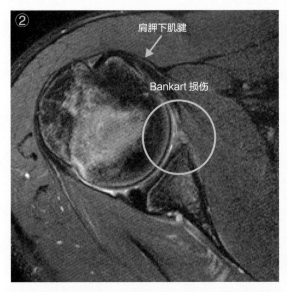

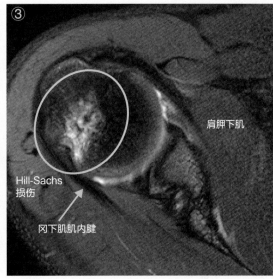

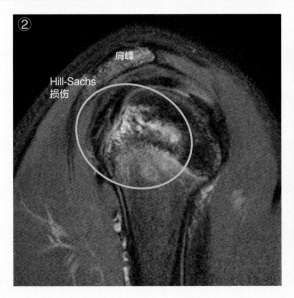

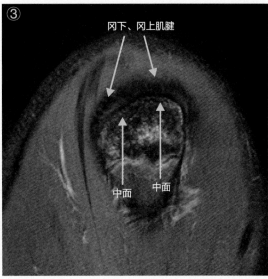

骨性 Bankart 损伤

①诊断名：骨性Bankart损伤
②扫描序列：压脂T2加权像（生理盐水注入，MR－关节造影）
③扫描方向：肩关节上段轴位，下段斜矢状位
④诊断层面：肩关节上段②～③，下段③

扫描断面指导

轴位

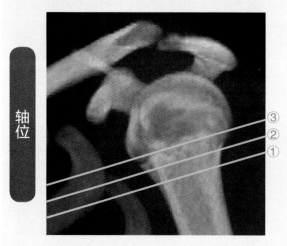

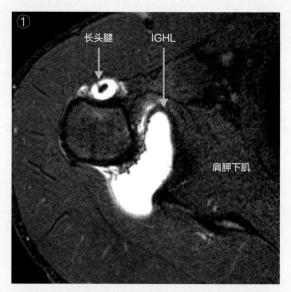

① 长头腱　IGHL　肩胛下肌

斜矢状位

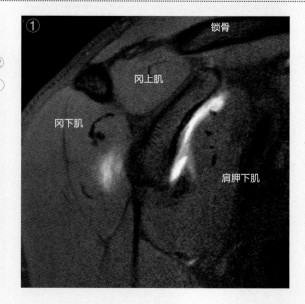

① 锁骨　冈上肌　冈下肌　肩胛下肌

影像·临床诊断要点：

○ 骨性 Bankart 损伤：前下方关节盂骨缺损，IGHL 损伤或消失，前下方关节软骨缺损

○ Hill-Sachs 损伤：后上方肱骨头凹陷骨折

○ 最佳影像诊断断面方向：轴位＞＞斜矢状位＞斜冠状位

○ 需要手术治疗，让患者十分困扰

○ 术前核对影像改变十分重要

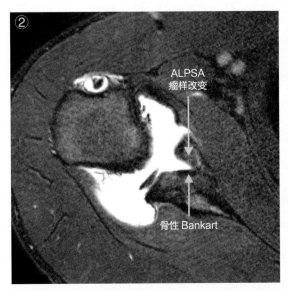

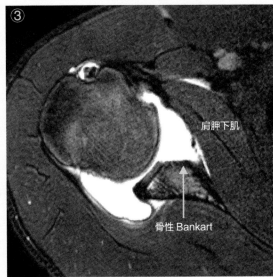

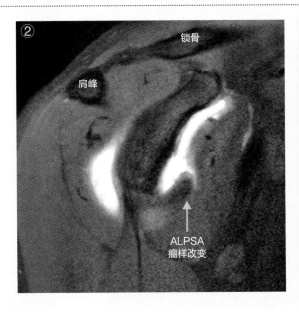

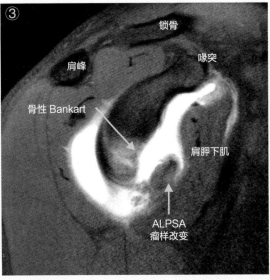

HAGL 损伤

①诊断名：HAGL 损伤，肱骨头侧腋隐窝破裂、盂肱韧带肱骨端剥离

②扫描序列：压脂 T1 加权像（稀释 Gd 造影剂注入，MR‑关节造影）

③扫描方向：肩关节上段斜冠状位，下段斜矢状位

④诊断层面：肩关节上段①～③，下段①～③

扫描断面指导

斜冠状位

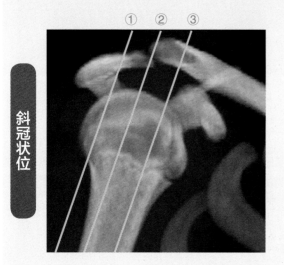

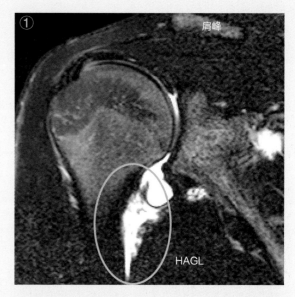

斜矢状位

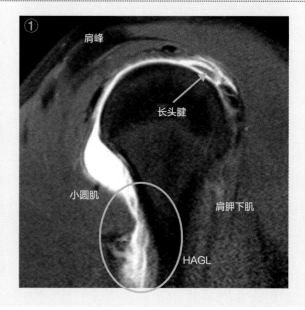

影像·临床诊断要点:

○ 腋隐窝肱骨解剖颈附着处剥离(造影剂漏出)

○ Hill-Sachs 损伤:无或者小;Bankart 损伤:无或者小

○ 存在先天性腋隐窝缺损,肩胛下肌腱小结节止点处剥离

○ Bony HAGL:肱骨解剖颈(分离)骨折

○ 最佳影像诊断断面方向:斜冠状位>斜矢状位≒轴位

○ 临床症状类似普通的复发性肩关节损伤病例

○ 一旦手术,会让肩外科医师十分头疼

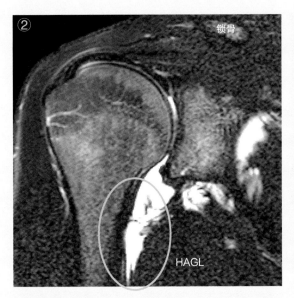

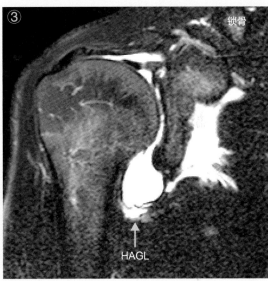

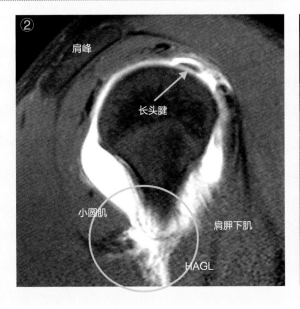

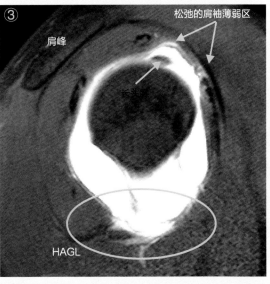

特发性肩关节不稳（动摇肩）

①诊断名：肩关节不稳（动摇肩）

②扫描序列：MR-关节造影，肩关节上段（压脂T1加权像），下段（T1加权像）

③扫描方向：肩关节上段轴位，下段斜矢状位

④诊断层面：肩关节上段①~③，下段①~③

扫描断面指导

轴位

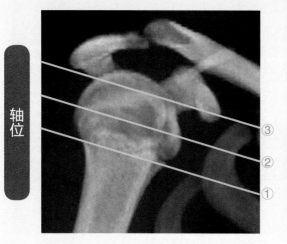

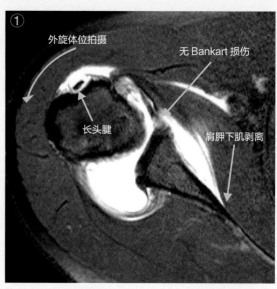

① 外旋体位拍摄　无Bankart损伤　长头腱　肩胛下肌剥离

斜矢状位

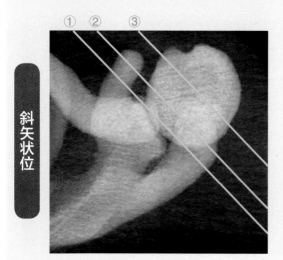

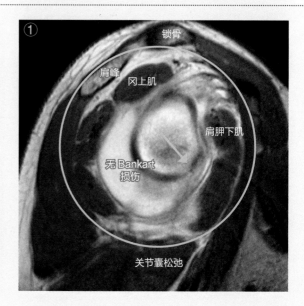

① 锁骨　肩峰　冈上肌　肩胛下肌　无Bankart损伤　关节囊松弛

影像·临床诊断要点：

- Hill-Sachs 损伤：无或者小；Bankart 损伤：无或者小
- 关节囊完全性松弛，采用正常外旋体位拍摄
- 肩胛下肌起始部剥离（脱位所致）
- 最佳影像诊断断面方向：轴位＞斜矢状位＞＞斜冠状位
- 年轻女性，双侧，问诊以及体检试验重要，很少适合手术治疗
- 不同程度肩关节不稳。有时因先天性腋隐窝缺损存在继发性肩关节不稳

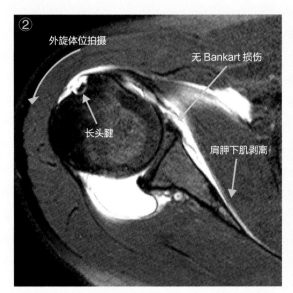

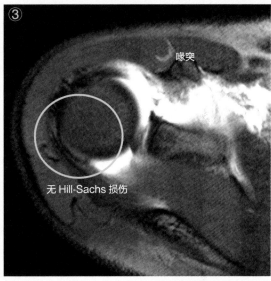

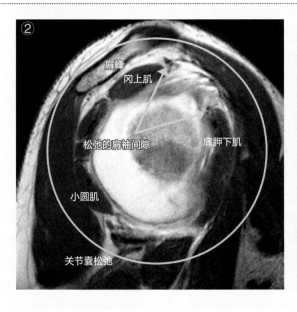

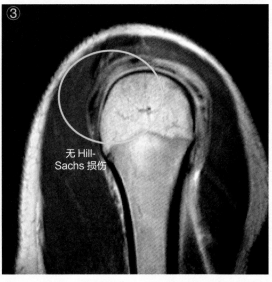

肩关节的骨科术语

ALPSA 损伤：anterior labroligamentous periosteal sleeve avulsion

Bankart lesion 的一种，复发性肩关节脱位情况下，陈旧性的前下方的肩胛骨骨膜剥离。下盂肱韧带和肩胛骨剥离骨膜间连续性保留。

Bankart 损伤

肩关节前方脱位伴有下盂肱韧带前下方关节窝附着处损伤的概称。

Bennett 损伤

指投掷肩的下后方关节窝的骨刺，与 Slant 表现合并出现。

Bony HAGL

缺损 HAGL 伴肱骨头剥离骨折。

Buford 复合体

肱二头肌长头肌腱起始部前下方的关节盂唇缺损，以及麻绳样粗大的中盂肱韧带。正常变异。

层间剥离

肌腱在大结节、小结节处部分撕脱，则会失去该处止点，发生挛缩。这时肌腱的深层与表层之间出现分离，称为层间剥离。

部分撕裂后进展为全层断裂的情况也时有发生。手术时没有注意到的话会造成肌腱重建不全。

GLAD 损伤：glenolabral articular disruption

前下方关节盂唇和关节软骨的剥离损伤，患者不存在关节前方不稳定。

GLOM 征：glenoid labral ovid mass sign

MRI 上关节腔前方低信号的卵圆形肿瘤样病变，是游离的前方关节盂唇。

HAGL 损伤：humeral avulsion of the glenohumeral ligament

盂肱韧带肱骨解剖颈附着处剥离。老年患者多见。

Hidden 损伤（隐匿性病变）

肱二头肌长头腱滑车部病变。由于肩胛下肌腱舌部勒压长头腱，后者从小结节上表面剥离，发生撕裂，被称为隐匿性损伤。可伴或不伴有长头腱半脱位。

这个病变通常在术野中观察不到故称为隐匿性病变。

Hill-Sachs 损伤

肱骨头前方脱位伴肱骨头后外侧上方凹陷骨折。

盂唇旁囊肿（腱鞘囊肿）

关节盂唇损伤造成的关节外囊肿（cyst）。

Perthes 损伤

虽然与 ALPSA 损伤类似，发生从肩胛骨剥离，同时不伴有下盂肱韧带断裂。但关节盂唇完整"intact"，不像 ALPSA lesion 那样剥离处形成肿瘤样病变。

SLAP 损伤：superior labral, anterior and posterior lesion

肱二头肌长头腱起始部关节盂唇损伤。实际上，后上方关节盂唇损伤。

盂唇下孔

肱二头肌长头腱起始部前下方存在的关节软骨与关节盂唇的分离。正常变异。

肩胛下肌腱舌部

肩胛下肌腱止点上缘止于小结节上表面，这部分称为舌部。舌部与肱二头肌长头腱滑车部融合成一体。

Trough 损伤

肱骨头后方脱位伴肱骨头前内侧的凹陷骨折。

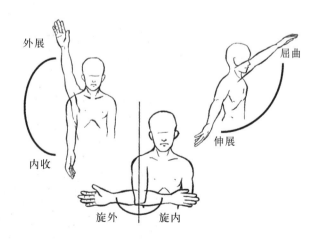